医 古 文

主　编　侯洪澜
副主编　李会平　王亚丽

兰州大学出版社

图书在版编目(CIP)数据

医古文 / 侯洪澜主编. —兰州:兰州大学出版社,
2008.6(2018 重印)
ISBN 978-7-311-03088-9

Ⅰ. 医… Ⅱ. 侯… Ⅲ. 医古文—高等学校—教材 Ⅳ. R2

中国版本图书馆 CIP 数据核字(2008)第 095165 号

责任编辑　高士荣　张宏发
封面设计　张友乾

书　　名　医古文
作　　者　侯洪澜　主编
出版发行　兰州大学出版社　（地址:兰州市天水南路 222 号　730000）
电　　话　0931-8912613(总编办公室)　0931-8617156(营销中心)
　　　　　0931-8914298(读者服务部)
网　　址　http://press.lzu.edu.cn
电子信箱　press@lzu.edu.cn
印　　刷　白银兴银贵印务有限公司
开　　本　787 mm×1092 mm　1/16
印　　张　15.75
字　　数　384 千
版　　次　2009 年 6 月第 1 版
印　　次　2018 年 8 月第 5 次印刷
书　　号　ISBN 978-7-311-03088-9
定　　价　28.00 元

(图书若有破损、缺页、掉页可随时与本社联系)

编写说明

"医古文"是学习中医药类专业的基础课程,也是研究中医药学的重要工具。学习医古文知识不仅能提高学生的语言文字能力,为研究古医籍扫除文理上的障碍,而且有助于中医药文化修养的提高,奠定学生学习中医药的思想文化基础。为了实现这一培养目标,我们在编写本教材的过程中注重将知识的传授、能力的培养和文化素质的提高相结合,突出医古文的语言学科特点,努力做到文、史、哲与医学学科的有机结合。因此,在选文和结构编排上既体现了传统的经典性特征,又突出了实践性和可操作性的特点。

本教材主要由文选和基础知识两大部分组成。文选部分由精读篇、泛读篇和实践篇组成。精读篇包括15篇范文,内容多与中医药相关,文理丰富,医理明确,是医古文的传统经典篇目,也是学习医古文知识的基础篇目。为了强化基础知识的学习和训练,每一篇目都做了详细注释,在课后练习中配有关于字、词、句的专项知识训练,同时还设置了配套的阅读实践资料,以便巩固语言基础知识,培养学生的自主阅读能力。泛读篇由15篇范文组成,主要是对精读篇在内容范围上的补充。为了便于自主阅读,每一篇目都做了较为详尽的注释,课后练习主要针对整体阅读技巧和能力的训练。实践篇由30篇范文组成,选文内容较为短小而浅近,实践性和可操作性强,使学生全面体验中医药古籍文献的总体语言风范,扩展阅读视野,提高阅读能力。基础知识部分由8章组成,内容包括工具书、汉字、词汇、语法、句读、注释、修辞和今译,是阅读古籍必备的语言文化基础知识,具有较强的指导性作用。此外,书后还附有《简化字与繁体字对照表》和《异体字整理表》。

本教材在编写过程中对全国各兄弟院校的医古文资料多有借鉴,在此谨致谢意!

由于编者水平所限,本教材可能存在不少问题,希望同行、专家和读者批评指正。

侯洪澜

2008 年 6 月

目 录

上编 文选

下编　基础知识

附　录

上编 文选

第一章 精读篇

一、扁鹊传

【说明】本文节选自1959年中华书局校点本《史记·扁鹊仓公列传》。作者司马迁(公元前145~前86年?),字子长,西汉夏阳(今陕西韩城)人,杰出的历史学家和文学家。

《史记》是我国第一部纪传体通史,记载上自黄帝、下至汉武帝长达3000多年的历史。全书共130篇,分"十二本纪、十表、八书、三十世家、七十列传"。其文善以简练生动的语言塑造人物形象,刻画人物性格,鲁迅评价它为"史家之绝唱,无韵之离骚"。

本文记述了东周名医秦越人的生平事迹,同时也反映了2000多年前我国医学的发展状况。

扁鹊①者,勃海郡鄭人也②,姓秦氏,名越人。少時爲人舍長③。舍客長桑君過,扁鹊獨奇之,常謹遇④之。長桑君亦知扁鹊非常人也。出入十餘年,乃呼扁鹊私坐⑤,間⑥與語曰:"我有禁方,年老,欲傳與公,公毋泄。"扁鹊曰:"敬諾。"乃出其懷中藥予扁鹊:"飲是以上池之水⑦三十日,當知物矣。"乃悉取其禁方書盡與扁鹊。忽然不見,殆非人也。扁鹊以其言飲藥三十日,視見垣一方人。以此視病,盡見五藏癥結,特以診脈爲名耳。爲醫或在齊,或在趙。在趙者名扁鹊。

①扁鹊:东周名医秦越人。
②"勃海"句:关于此句,历代有分歧。晋代徐广曰:"郑当为鄚。鄚,县名,今属河间。"清代张文虎《史记札记》云:"据下文乃齐人而家于郑。郑字非误。"汉代扬雄《法言》云:"扁鹊,卢人也。"卢地在今山东长清境内。
③舍长:旅社的主管人。
④遇:接待。
⑤私坐:避开众人而坐。
⑥間:秘密地,悄悄地。
⑦上池之水:未沾到地面的水。

當晉昭公^①時,諸大夫彊而公族弱,趙簡子^②爲大夫,專國事。簡子疾,五日不知人,大夫皆懼,於是召扁鵲。扁鵲入,視病,出,董安于^③問扁鵲,扁鵲曰:"血脈治也,而何怪! 昔秦穆公嘗如此,七日而寤。今主君之病與之同,不出三日必閒。"居二日半,簡子寤。

①晋昭公:春秋时晋国国君,姓姬名夷,在位6年(公元前531~前526年)。

②赵简子:即赵鞅,又名孟。本姓嬴,因封于赵地,故以赵为姓。简子为其谥号。

③董安于:又作"董安阏",赵简子的家臣。

其後扁鵲過虢^①。虢太子死,扁鵲至虢宮門下,問中庶子^②喜方者曰:"太子何病,國中治穰^③過於衆事?"中庶子曰:"太子病血氣不時^④,交錯而不得泄,暴發於外,則爲中害。精神不能止邪氣,邪氣畜積而不得泄,是以陽緩而陰急,故暴蹶^⑤而死。"扁鵲曰:"其死何如時?"曰:"雞鳴至今。"曰:"收乎?"曰:"未也,其死未能半日也。""言臣齊勃海秦越人也,家在於鄭,未嘗得望精光,侍謁於前也。聞太子不幸而死,臣能生之。"中庶子曰:"先生得無誕^⑥之乎? 何以言太子可生也! 臣聞上古之時,醫有俞跗^⑦,治病不以湯液醴灑、鑱石撟引、案扤毒熨,一撥^⑧見病之應,因五藏之輸^⑨,乃割皮解肌,訣脈結筋,搦^⑩髓腦,揲荒爪幕^⑪,湔浣^⑫腸胃,漱滌五藏,練精易形。先生之方能若是,則太子可生也;不能若是,而欲生之,曾不可以告咳嬰^⑬之兒!"終日^⑭,扁鵲仰天嘆曰:"夫子之爲方也,若以管窺天,以郄視文^⑮。越人之爲方也,不待切脈、望色、聽聲、寫形,言病之所在。聞病之陽,論得其陰;聞病之陰,論得其陽。病應見於大表,不出千里,決者至衆,不可曲止也。子以吾言爲不誠,試入診太子,當聞其耳鳴而鼻張,循其兩股,以至於陰,當尚溫也。"中庶子聞扁鵲言,目眩然而不瞚,舌撟然而不下,乃以扁鵲言入報虢君。

①虢:古国名。

②中庶子:官名,负责诸侯卿大夫的庶子的教育管理。汉代以后为太子属官。

③治穰:举行祈祷。穰,通"禳",祛邪除恶的祭祀名。

④不时:不按时(运行)。

⑤蹶:通"厥",昏厥。

⑥诞:欺骗。

⑦俞跗:传说为黄帝时的名医。

⑧拨:诊察。

⑨因:依循。输:同"腧",腧穴。

⑩搦：按治。

⑪揲荒爪幕：荒，通"肓"，膏肓。爪，通"抓"。幕，通"膜"。

⑫湔浣：洗涤。

⑬咳婴：刚会笑的婴儿。

⑭终日：很久。

⑮以郄视文：从缝隙中看图纹。

　　虢君闻之大驚，出見扁鵲於中闕①，曰："竊聞高義之日久矣，然未嘗得拜謁於前也。先生過小國，幸而舉之，偏國寡臣幸甚，有先生則活，無先生則棄捐填溝壑②，長終而不得反。"言未卒，因噓唏服臆，魂精泄横，流涕長潸③，忽忽承眹，悲不能自止，容貌變更。扁鵲曰："若太子病，所謂尸蹷者也。太子未死也。"扁鵲乃使弟子子陽屬鍼砥石，以取外三陽五會。有閒，太子蘇。乃使子豹爲五分之熨④，以八減之齊⑤和煑之，以更熨兩脅下。太子起坐。更適陰陽，但服湯二旬而復故。故天下盡以扁鵲爲能生死人。扁鵲曰："越人非能生死人也，此自當生者，越人能使之起耳。"

①中闕：宫廷的中门。

②弃捐填沟壑："死"的婉言。

③长潸：长时间流泪。

④五分之熨：使药力深入体内五分的熨法。

⑤八减之齐：古方名。齐，同"剂"，药剂。

　　扁鵲過齊，齊桓侯客之①。入朝見，曰："君有疾在腠理②，不治將深。"桓侯曰："寡人無疾。"扁鵲出，桓侯謂左右曰："醫之好利也，欲以不疾者爲功。"後五日，扁鵲復見，曰："君有疾在血脈，不治恐深。"桓侯曰："寡人無疾。"扁鵲出，桓侯不悅。後五日，扁鵲復見，曰："君有疾在腸胃閒，不治將深。"桓侯不應，扁鵲出，桓侯不悅。後五日，扁鵲復見，望見桓侯而退走。桓侯使人問其故。扁鵲曰："疾之居腠理也，湯熨之所及也；在血脈，鍼石之所及也；其在腸胃，酒醪之所及也；其在骨髓，雖司命③無奈之何！今在骨髓，臣是以無請也。"後五日，桓侯體病，使人召扁鵲，扁鵲已逃去。桓侯遂死。

①齐桓侯：据裴骃《集解》解释，是战国时的齐桓公田午，公元前375～前367年在位。但上距赵简子已一百余年，距虢太子时间更长，疑记载有误。《韩非子·喻老》作"蔡桓公"。客之：把他当作客人。

②腠理：指皮肤、脏腑的纹理。

③司命：古代传说中掌握生命的天神。

使聖人預知微,能使良醫得蚤從事,則疾可已,身可活也。人之所病,病疾多;而醫之所病,病道少。故病有六不治:驕恣不論於理,一不治也;輕身重財,二不治也;衣食不能適,三不治也;陰陽并①,藏氣不定,四不治也;形羸不能服藥,五不治也;信巫不信醫,六不治也。有此一者,則重②難治也。

扁鵲名聞天下。過邯鄲,聞貴婦人,即爲帶下醫③;過雒陽④,聞周人愛老人,即爲耳目痹醫;來入咸陽,聞秦人愛小兒,即爲小兒醫:隨俗爲變。秦太醫令李醯自知伎⑤不如扁鵲也,使人刺殺之。至今天下言脈者,由⑥扁鵲也。

①阴阳并:阴阳分离。
②重:很。
③带下医:妇科医生。
④雒阳:即洛阳。东周王都所在地,故下文言"周人"。
⑤伎:通"技",医技。
⑥由:遵循。

【思考与练习】

一、词语注释。

1.（扁鹊独奇之）奇 2.（常谨遇之）遇 3.（长桑君亦知扁鹊非常人也）非常 4.（乃呼扁鹊私坐）坐 5.（闲与语曰）闲 6.（视见垣一方人）一 7.（专国事）专 8.（血脉治也）治 9.（居二日半）居 10.（国中治穰过于众事）穰 11.（臣能生之）生 12.（先生得无诞之乎）之 13.（因五藏之输）输 14.（搦髓脑）搦 15.（揲荒爪幕）爪 16.（湔浣肠胃）湔 17.（练精易形）练 18.（曾不可以告咳婴之儿）咳 19.（以郄视文）文 20.（不待切脉、望色、听声、写形）写 21.（目眩然而不瞚）瞚 22.（窃闻高义之日久矣）窃 23.（长终而不得反）反 24.（因嘘唏服臆）服 25.（齐桓侯客之）客 26.（桓侯谓左右曰）左右 27.（望见桓侯而退走）走 28.（能使良医得蚤从事）蚤 29.（骄恣不论于理）恣 30.（一不治也）一 31.（阴阳并）并 32.（形羸不能服药）羸 33.（闻贵妇人）贵 34.（由扁鹊也）由

二、语法判断。

1.（扁鹊独奇之）奇

2.（公毋泄）毋

3.（血脉治也,而何怪）而何怪

4.（七日而痊）而

5.（问中庶子喜方者）者

6.（先生得无诞之乎）之

7.（曾不可以告咳婴之儿）曾

8.（扁鹊过齐,齐桓侯客之）客

9.（太子何病）太子何病

10.（闻太子不幸而死,臣能生之）生

三、汉字研究。

1.（諸大夫彊而公族弱）彊

2.（血脈治也,而何怪）脈

3.（國中治穰過於衆事）穰

4.（漱滌五藏）藏

5.（長終而不得反）反

6.（以八減之齊和煑之）齊

7.（能使良醫得蚤從事,則疾可已）蚤

四、短句直译。

1.人之所病,病疾多;而医之所病,病道少。

2.疾之居腠理也,汤熨之所及也;在血脉,针石之所及也;其在肠胃,酒醪之所及也;其在骨髓,虽司命无奈之何。

3.先生过小国,幸而举之,偏国寡臣幸甚,有先生则活,无先生则弃捐填沟壑,长终而不得反。

4.太子病血气不时,交错而不得泄,暴发于外,则为中害。精神不能止邪气,邪气畜积而不得泄,是以阳缓而阴急,故暴蹷而死。

5.扁鹊以其言饮药三十日,视见垣一方人。以此视病,尽见五藏症结,特以诊脉为名耳。

五、阅读理解。

扁鹊过赵赵太子暴疾而死鹊造宫门曰吾闻国中卒有壤土之事得无有急乎中庶子之好方者应之曰然王太子暴疾而死扁鹊曰入言郑医秦越人能活太子中庶子难之曰吾闻上古之为医者曰苗父苗父之为医也以菅为席以刍为狗北面而祝发十言耳请扶而来者举而来者皆平复如故子之方能如此乎扁鹊曰不能又曰吾闻中古之为医者曰俞柎俞柎之为医也搦脑髓束肓莫炊灼九窍而定经络死人复为生人故曰俞柎子之方能若是乎扁鹊曰不能（汉·刘向《说苑·辨物》）

1.断句。

2.解释加点的词语。

3.翻译全文。

4.阐述主旨。

二、华佗传

【说明】本文节选自1959年中华书局校点本《三国志·魏书·方技传》。作者陈寿（公元233～297年),字承祚,巴西安汉(今四川南充)人。曾在蜀汉担任过观阁内史和著作郎。《三国志》记事比较客观,对三国时期的历史人物评价比较公允,但行文简略,南朝刘宋裴松之援引大量资料为之作注,弥补了原著的不足。

　　华佗是东汉末年杰出的医学家。他长期行医于民间,精通各科,尤长于外科,发明口服麻醉剂"麻沸散",曾使中国外科学在世界医学史上处于领先地位。他不仅善于治病,而且重视预防保健,创造了"五禽戏",强调体育运动对人体保健的作用,为后世预防医学所推崇。本文全面记载了华佗的医学成就及人生遭遇。

　　華佗,字元化,沛國譙①人也,一名旉②。游學徐土③,兼通數經。沛相陳珪舉孝廉④,太尉黃琬辟⑤,皆不就。曉養性之術,時人以爲年且百歲,而貌有壯容。又精方藥,其療疾,合湯不過數種,心解分劑,不復稱量,煮熟便飲,語其節度,舍去輒愈。若當灸,不過一兩處,每處不過七八壯⑥,病亦應除。若當針,亦不過一兩處,下針言"當引某許⑦,若至,語人",病者言"已到",應便拔針,病亦行差。若病結積在內,針藥所不能及,當須刳割者,便飲其麻沸散,須臾便如醉死,無所知,因破取。病若在腸中,便斷腸湔洗,縫腹膏摩,四五日差,不痛,人亦不自寤,一月之間,即平復矣。

　　①沛国:汉代分封的一个王国,在今安徽、江苏、河南三省交界地区,以宿县为中心。谯:沛国县名,今安徽亳县。

　　②旉:"敷"的异体字。

　　③徐土:徐州一带。

　　④沛相:沛国的相。汉景帝平定吴、楚等"七国之乱"后,改封国的丞相为相,由中央直接委派,掌握实权。孝廉:汉代选举人才的科目。

　　⑤太尉:官名,汉代掌握军权的最高长官。辟:征召。

　　⑥壮:量词,一灸为一壮。

　　⑦许:处所,这里指部位。

　　府吏兒尋、李延共止①,俱頭痛身熱,所苦正同。佗曰:"尋當下之,延當發汗。"或難其異,佗曰:"尋外實,延內實,故治之宜殊。"即各與藥,明旦並起。

　　佗行道,見一人病咽塞,嗜食而不得下,家人車載欲往就醫。佗聞其呻吟,駐車往視,語之曰:"向來道邊有賣餅家,蒜齏大酢,從取三升飲之,病自當去。"即如佗言,立吐虵②一枚,縣③車邊,欲造佗。佗尚未還,小兒戲門前,逆見,自相謂曰:"似逢我公,車邊病是也。"疾者前入坐,見佗北壁縣此虵輩約以十數。

　　①兒:"倪"的异体字。共止:一起居住。止,居住。

　　②虵:"蛇"的异体字。此指寄生虫。

③县：同"悬"，悬挂。

又有一郡守病，佗以爲其人盛怒則差，乃多受其貨而不加治，無何棄去，留書罵之。郡守果大怒，令人追捉殺佗。郡守子知之，屬①使勿逐。守瞋恚②既甚，吐黑血數升而愈。

又有一士大夫不快③，佗云："君病深，當破腹取。然君壽亦不過十年，病不能殺君，忍病十歲，壽俱當盡，不足故自刳裂。"士大夫不耐痛癢，必欲除之。佗遂下手，所患尋差，十年竟死。

廣陵太守陳登得病，胸中煩懣，面赤不食。佗脈之曰："府君胃中有蟲數升，欲成内疽④，食腥物所爲也。"即作湯二升，先服一升，斯須盡服之。食頃，吐出三升許蟲，赤頭皆動，半身是生魚膾也，所苦便愈。佗曰："此病後三期⑤當發，遇良醫乃可濟救。"依期果發動，時佗不在，如言而死。

①属：同"嘱"，嘱咐。

②瞋恚：愤怒。

③不快：患病。

④内疽：病名，腹内痈毒。

⑤期：周年。

太祖①聞而召佗，佗常在左右。太祖苦頭風②，每發，心亂目眩。佗針鬲③，隨手而差。

李將軍妻病甚，呼佗視脈。曰："傷娠而胎不去。"將軍言："聞實傷娠，胎已去矣。"佗曰："案脈，胎未去也。"將軍以爲不然。佗舍去，婦稍④小差。百餘日復動，更呼佗，佗曰："此脈故事有胎。前當生兩兒，一兒先出，血出甚多，後兒不及生。母不自覺，旁人亦不寤，不復迎，遂不得生。胎死，血脈不復歸，必燥著母脊⑤，故使多⑥脊痛。今當與湯，并針一處，此死胎必出。"湯針既加，婦痛急如欲生者。佗曰："此死胎久枯，不能自出，宜使人探之。"果得一死男，手足完具，色黑，長可尺所⑦。

佗之絕技，凡此類也。然本作士人，以醫見業，意常自悔。後太祖親理⑧，得病篤重，使佗專視。佗曰："此近難濟，恆事攻治，可延歲月。"佗久遠家思歸，因曰："當得家書，方欲暫還耳。"到家，辭以妻病，數乞期⑨不反。太祖累書呼，又敕⑩郡縣發遣。佗恃能厭食事⑪，猶不上道。太祖大怒，使人往檢：若妻信病，賜小豆四十斛⑫，寬假限日；若其虛詐，便收送之。於是傳付許獄，考驗⑬首服。荀彧⑭請曰："佗術實工，人命所縣，宜含宥之。"太祖曰："不憂，天下當無此鼠輩耶?"遂考竟⑮佗。佗臨死,出一卷書與獄吏,曰:"此可以活人。"吏畏法不受,佗亦不彊,索火燒之。佗死後,太祖頭風未除。太祖曰:"佗能愈此。小人養吾病,欲以自重,然吾不殺此子,亦終當不爲我斷此根原耳。"及後愛子倉舒病困,太祖歎曰:"吾悔殺華佗,令此兒彊死⑯也。"

①太祖:指曹操。曹丕称帝后,追尊曹操为武皇帝,其孙子曹叡又定曹操的庙号为太祖。
②头风:病名。
③鬲:同"膈"。《素问·五藏生成论》记载:"心烦头痛,病在鬲中。"指膈中部位。
④稍:逐渐;渐渐。
⑤著:附着。母脊:指母体后腰部。
⑥多:常常。
⑦可:大约。尺所:一尺左右。所,表示约数。
⑧亲理:亲自处理国事。
⑨乞期:请求(延长)假期。
⑩敕:皇帝命令。
⑪厌食事:厌倦拿食禄之事。
⑫斛:宋代以前以十斗为一斛。
⑬考验:拷问审核。
⑭荀彧:曹操的谋士,字文若。
⑮考竟:在狱中处死。
⑯彊死:谓死于非命。

初,軍吏李成苦欬嗽,晝夜不寐,時吐膿血,以問佗。佗言:"君病腸臃,欬之所吐,非從肺來也。與君散兩錢,當吐二升餘膿血訖,快①,自養,一月可小起,好自將愛②,一年便健。十八歲當一小發,服此散,亦行復差。若不得此藥,故當死。"復與兩錢散,成得藥去③。五六歲,親中人有病如成者,謂成曰:"卿今彊健,我欲死,何忍無急去藥,以待不祥?先持貸我,我差,爲卿從華佗更索。"成與之。已故到譙,適值佗見收,忽忽不忍從求。後十八歲,成病竟發,無藥可服,以至於死。

廣陵吳普、彭城樊阿皆從佗學。普依準佗治,多所全濟。佗語普曰:"人體欲得勞動④,但不當使極⑤爾。動搖則穀氣得消,血脈流通,病不得生,譬猶戶樞不朽是也。是以古之仙者爲導引之事,熊頸鴟顧⑥,引輓⑦腰體,動諸關節,以求難老。吾有一術,名五禽之戲⑧:一曰虎,二曰鹿,三曰熊,四曰猨⑨,五曰鳥。亦以除疾,並利蹄足,以當導引。體中不快,起作一禽之戲,沾濡汗出,因上著粉,身體輕便,腹中欲食。"普施行之,年九十餘,耳目聰明,齒牙完堅。阿善針術。

凡醫咸言背及胸藏之間不可妄針,針之不過四分,而阿針背入一二寸,巨闕⑩胸藏針下五六寸,而病輒皆瘳。阿從佗求可服食益於人者,佗授以漆葉靑黏散。漆葉屑一升,靑黏屑十四兩,以是爲率⑪。言久服去三蟲,利五藏,輕體,使人頭不白。阿從其言,壽百餘歲。漆葉處所而有,靑黏生於豐、沛、彭城及朝歌⑫云。

①快:舒畅。

②将爱:调养保重。

③去:收藏。

④劳动:运动;活动。

⑤极:疲惫。

⑥熊颈鸱顾:像熊那样直立行走,像鸱鸟那样回顾。

⑦輓:"挽"的异体字,牵引,此谓伸展。

⑧五禽之戏:华佗模仿五种动物的动作而创造的保健体操。禽,鸟兽总称。

⑨猨:"猿"的异体字。

⑩巨阙:穴位名,在脐上六寸。

⑪率:比例。

⑫丰:今江苏丰县。沛:汉代县名,今江苏沛县东。朝歌:汉代县名,今河南淇县。

【思考与练习】

一、词语注释。

1.(游学徐土)游学 2.(兼通数经)经 3.(沛相陈珪举孝廉)举 4.(太尉黄琬辟)辟 5.(年且百岁)且 6.(心解分剂)解 7.(煮熟便饮)饮 8.(语其节度)语 9.(舍去辄愈)舍 10.(当引某许)引 11.(病亦行差)行 12.(当须刳割者)刳 13.(饮其麻沸散)饮 14.(缝腹膏摩)膏摩 15.(府吏儿寻、李延共止)止 16.(或难其异)难 17.(明旦并起)起 18.(自相谓曰)相 19.(县此虵辈约以十数)辈 20.(多受其货而不加治)货 21.(属使勿逐)属 22.(守瞋恚既甚)瞋恚 23.(病不能杀君)杀 24.(不足故自刳裂)足 25.(士大夫不耐痛痒)痛痒 26.(所患寻差)寻 27.(此病后三期当发)期 28.(闻实伤娠)闻 29.(妇稍小差)稍 30.(此脉故事有胎)故事 31.(故使多脊痛)多 32.(长可尺所)所 33.(数乞期不反)乞期 34.(敕郡县发遣)敕 35.(何忍无急去药)去 36.(普依準佗治)依準 37.(人体欲得劳动)劳动 38.(熊颈鸱顾)熊 39.(以是为率)率

二、语法判断。

1.(病亦行差)行

2.(缝腹膏摩)膏

3.(所患寻差)寻

4.(佗脉之曰)脉

5.(府君胃中有虫数升)虫数升

6.(佗针鬲)针

7.(随手而差)而

8.(此可以活人)活

9.(熊颈鸱顾)熊

10.(阿从佗求可服食益于人者)可服食益于人者

三、汉字研究。

1.(㷷熟便饮)㷷

2.(四五日差)差

3.(立吐虵一枚)虵

4.(縣车边)縣

5.(欬之所吐,非从肺来也)欬

6.(属使勿逐)属

7.(以医见业)见

四、短句直译。

1.晓养性之术,时人以为年且百岁,而貌有壮容。又精方药,其疗疾,合汤不过数种,心解分剂,不复称量,煮熟便饮,语其节度,舍去辄愈。

2.君病深,当破腹取。然君寿亦不过十年,病不能杀君,忍病十岁,寿俱当尽,不足故自刳裂。

3.太祖大怒,使人往检:若妻信病,赐小豆四十斛,宽假限日;若其虚诈,便收送之。

4.有一郡守病,佗以为其人盛怒则差,乃多受其货而不加治,无何弃去,留书骂之。郡守果大怒,令人追捉杀佗。郡守子知之,属使勿逐。

5.人体欲得劳动,但不当使极尔。动摇则谷气得消,血脉流通,病不得生,譬犹户枢不朽是也。

五、阅读理解。

龙叔谓文挚曰子之术微矣吾有疾子能已乎文挚曰唯命所听然先言子所病之证龙叔曰吾乡誉不以为荣国毁不以为辱得而不喜失而弗忧视生如死视富如贫视人如豕视吾如人处吾之家如逆旅之舍观吾之乡如戎蛮之国凡此众疾爵赏不能劝刑罚不能威盛衰利害不能易哀乐不能移固不可事国君交亲友御妻子制仆隶此奚疾哉奚方能已之乎文挚乃命龙叔背明而立文挚自后向明而望之既而曰嘻吾见子之心矣方寸之地虚矣几圣人也子心六孔流通一孔不达今以圣智为疾者或由此乎非吾浅术所能已也(《列子·仲尼》)

1.断句。

2.解释加点的词语。

3.翻译全文。

4.阐述主旨。

三、丹溪翁传

【说明】本文节选自四部丛刊初编缩印本《九灵山房集》第10卷。作者戴良(公元1317～1383年),字叔能,号九灵山人,浦江(今属浙江)人,元代学者,曾任淮南、江北等处行中书省儒学提举。元亡后,隐居四明山。明洪武十五年(公元1382年),被召至南京,后因辞官不受,下狱而死。著有《九灵山房集》30卷、《春秋经传考》32卷、《和陶诗》1卷等。

朱丹溪是金元四大家的代表人物之一。本文详细记述了他的生平事迹和医学思想,并通过大量的病案证实了他的高超医技,赞扬了他不务名利、正直诚恳的高尚品德。

丹溪翁者,婺之义乌①人也,姓朱氏,讳②震亨,字彦修,學者尊之曰丹溪翁。翁自幼好學,日記千言。稍長,從鄉先生治經,爲舉子業。後聞許文懿③公得朱子四傳之學,講道八華山,復往拜焉。益④聞道德性命之說,宏深粹密,遂爲專門。一日,文懿謂曰:"吾臥病久,非精於醫者,不能以起之。子聰明異常人,其肯游藝於醫乎?"翁以母病脾,於醫亦粗習,及聞文懿之言,即慨然曰:"士苟精一藝,以推及物之仁,雖不仕於時,猶仕也。"乃悉焚棄向所習舉子業,一於醫致力焉。

時方盛行陳師文、裴宗元所定大觀二百九十七方⑤,翁窮晝夜是習。既而悟曰:"操古方以治今病,其勢不能以盡合。苟將起度量,立規矩,稱權衡,必也《素》、《難》諸經乎!然吾鄉諸醫鮮克知之者。"遂治裝出游,求他師而叩之。乃渡浙河⑥,走吳中⑦,出宛陵⑧,抵南徐⑨,達建業,皆無所遇。及還武林⑩,忽有以其郡羅氏告者。羅名知悌,字子敬,世稱太無先生,宋理宗朝寺人⑪,學精於醫,得金劉完素之再傳,而旁通張從正、李杲二家之說。然性褊⑫甚,恃能厭事,難得意。翁往謁焉,凡數往返,不與接。已而求見愈篤,羅乃進之,曰:"子非朱彦修乎?"時翁已有醫名,羅故知之。翁既得見,遂北面再拜以謁,受其所教。羅遇翁亦甚懽,即授以劉、李、張諸書,爲之敷揚三家之旨,而一斷於經,且曰:"盡去而舊學,非是也。"翁聞其言,渙焉⑬無少凝滯於胸臆。居無何,盡得其學以歸。

①婺(务):婺州,今浙江金华地区。义乌:县名。

②讳:名讳。

③许文懿:元代理学家许谦,金华人,自号白云山人,著有《读书丛说》、《白云集》等。

④益:逐渐。

⑤大观二百九十七方:指《校正太平惠民和剂局方》,简称《局方》。北宋徽宗大观年间,由太医陈师文、裴宗元等将当时太医局熟药所的处方校正补充而成。

⑥浙河:钱塘江。

⑦吴中:今江苏吴县。春秋时为吴国都城,故称吴中。

⑧宛陵:今安徽宣城。

⑨南徐:今江苏镇江。

⑩武林:原为山名,即浙江灵隐山,后指杭州。

⑪寺人:宫中近侍。

⑫褊:原指衣服狭小,引申为心胸狭小。

⑬涣焉:解开消散的样子。

　　鄉之諸醫泥陳、裴之學者,聞翁言,卽大驚而笑且排①,獨文懿喜曰:"吾疾其遂瘳矣乎!"文懿得末疾,醫不能療者十餘年,翁以其法治之,良驗。於是諸醫之笑且排者,始皆心服口譽。數年之間,聲聞頓著。翁不自滿足,益以三家之說推廣之。謂劉、張之學,其論臟腑氣化有六,而於濕熱相火三氣致病爲最多,遂以推陳致新瀉火之法療之,此固高出前代矣。然有陰虛火動,或陰陽兩虛濕熱自盛者,又當消息②而用之。謂李之論飲食勞倦,内傷脾胃,則胃脘之陽不能以升舉,幷及心肺之氣,陷入中焦,而用補中益氣之劑治之,此亦前人之所無也。然天不足於西北,地不滿於東南。天,陽也;地,陰也。西北之人,陽氣易於降;東南之人,陰火易於升。苟不知此,而徒守其法,則氣之降者固可愈,而於其升者亦從而用之,吾恐反增其病矣。乃以三家之論,去其短而用其長,又復參之以太極之理,《易》、《禮記》、《通書》、《正蒙》③諸書之義,貫穿《内經》之言,以尋其指歸④。而謂《内經》之言火,蓋與太極動而生陽、五性感動之說有合;其言陰道虛⑤,則又與《禮記》之養陰意同。因作相火及陽有餘而陰不足二論,以發揮之。

　　於是,翁之醫益聞。四方以病來迎者,遂輻湊⑥於道,翁咸往赴之。其所治病凡幾⑦,病之狀何如,施何良方,飲何藥而愈,自前至今,驗者何人,何縣里,主名,得諸見聞,班班可紀⑧。

①笑且排:又讥笑又排斥。

②消息:斟酌。

③《通书》:北宋周敦颐所著《周子通书》。《正蒙》:书名,北宋张载所著。

④寻:探求。指归:主旨。

⑤阴道虚:指人体精血阴气最易损耗。《素问·太阴阳明论》记载:"故阳道实,阴道虚。"

⑥辐湊:又作"辐辏"。车辐集中于轴心,比喻聚集。

⑦几:多少。

⑧班班:明显的样子。纪:通"记",记载。

　　浦江鄭義士病滯下，一夕忽昏仆，目上視，溲注而汗泄。翁診之，脈大無倫①，卽告曰：“此陰虛而陽暴絕也，蓋得之病後酒且內②，然吾能愈之。”卽命治人參膏，而且促灸其氣海。頃之手動，又頃而唇動。及參膏成，三飲之甦矣。其後服參膏盡數斤，病已。

　　天台③周進士病惡寒，雖暑亦必以綿蒙其首，服附子數百④，增劇。翁診之，脈滑而數，卽告曰：“此熱甚而反寒也。”乃以辛涼之劑，吐痰一升許，而蒙首之綿減半；仍用防風通聖⑤飲之，愈。周固喜甚，翁曰：“病愈後須淡食以養胃，內觀⑥以養神，則水可生，火可降；否則，附毒必發，殆不可救。”彼不能然，後告疽發背死。

　　一男子病小便不通，醫治以利藥，益甚。翁診之，右寸頗弦滑，曰：“此積痰病也，積痰在肺。肺爲上焦，而膀胱爲下焦，上焦閉則下焦塞，辟如滴水之器⑦，必上竅通而後下竅之水出焉。”乃以法大吐之，吐已，病如失。

　　一婦人產後有物不上如衣裾⑧，醫不能喻。翁曰：“此子宮也，氣血虛，故隨子而下。”卽與黃芪當歸之劑，而加升麻舉之，仍用皮工⑨之法，以五倍子作湯洗濯，皺其皮。少選⑩，子宮上。翁慰之曰：“三年後可再生兒，無憂也。”如之。

　　一貧婦寡居病癲，翁見之惻然，乃曰：“是疾世號難治者，不守禁忌耳。是婦貧而無厚味，寡而無欲，庶幾可療也。”卽自具藥療之，病愈。後復投四物湯⑪數百，遂不發動。

　　翁之爲醫，皆此類也。蓋其遇病施治，不膠於古方，而所療則中；然於諸家方論，則靡所不通。他人靳靳⑫守古，翁則操縱取捨，而卒與古合。一時學者咸聲隨影附，翁教之亹亹⑬忘疲。

①伦：次序。
②内：谓行房事。
③天台：县名，属浙江。
④百：“日”之讹字。《格致余论》作“日”。
⑤防风通圣：方名，见刘完素的《宣明论方》。
⑥内观：犹“内视”，注意力向内集中，排除杂念。
⑦辟：通“譬”，譬喻。滴水之器：古代文具名，储水以供磨墨用。
⑧衣裾：衣服的大襟。
⑨皮工：制皮革的人。
⑩少选：犹“须臾”，一会儿。
⑪四物汤：方名，见《太平惠民和剂局方》。
⑫靳靳：拘泥的样子。

⑬亹亹:勤奋不倦的样子。

翁春秋既高,乃徇①張翼等所請,而著《格致餘論》、《局方發揮》、《傷寒辨疑》、《本草衍義補遺》、《外科精要新論》諸書,學者多誦習而取則焉。

翁簡愨貞良②,剛嚴介特③,執心以正,立身以誠,而孝友之行,實本乎天質。奉時祀④也,訂其禮文而敬泣之。事母夫人也,時其節宣以忠養之。寧歉於己,而必致豐於兄弟;寧薄於己子,而必施厚於兄弟之子。非其友不友⑤,非其道不道。好論古今得失,慨然有天下之憂。世之名公卿多折節下⑥之,翁爲直陳治道,無所顧忌。然但語及榮利事,則拂衣⑦而起。與人交,一以三綱五紀⑧爲去就。嘗曰:天下有道,則行有枝葉;天下無道,則辭有枝葉。夫行,本也;辭,從而生者也。苟見枝葉之辭,去本而末是務,輒怒溢顏面,若將浼⑨焉。翁之卓卓⑩如是,則醫特一事而已。然翁講學行事之大方⑪,已具吾友宋太史濂⑫所爲翁墓誌,茲故不錄,而竊錄其醫之可傳者爲翁傳,庶使後之君子得以互考焉。

論曰:昔漢嚴君平⑬,博學無不通,賣卜成都。人有邪惡非正之問,則依蓍龜爲陳其利害。與人子言,依於孝;與人弟言,依於順;與人臣言,依於忠。史稱其風聲氣節,足以激貪而厲俗。翁在婺得道學之源委,而混迹於醫。或以醫來見者,未嘗不以葆精毓神⑭開其心。至於一語一默,一出一處,凡有關於倫理者,尤諄諄訓誨,使人奮迅感慨激厲之不暇⑮。左丘明有云:"仁人之言,其利溥哉!"信矣。若翁者,殆古所謂直諒多聞之益友,又可以醫師少⑯之哉?

①徇:顺从。
②简愨贞良:宋代苏洵《谥法》记载:"一德不懈曰简","行见中外曰愨","清白守节曰贞","温良好乐曰良"。
③刚严介特:刚毅、严肃、独特不凡。
④时祀:每年四季对祖先的常规祭祀。
⑤非其友不友:不是那种可作为朋友的人不去结交。语出《孟子·公孙丑上》。"不友"的"友",用作动词,结交。
⑥下:下问,请教。
⑦拂衣:犹"拂袖",表示愤怒。
⑧三纲五纪:即三纲五常,封建社会的伦理道德准则。
⑨浼:玷污。
⑩卓卓:超群不凡的样子。
⑪大方:大道,主要方面。
⑫宋太史濂:明初著名文学家宋濂,因主修《元史》,故称太史。他曾写墓志《故丹溪先

生朱公石表辞》,载于《宋学士全集》第50卷,又附录于《丹溪心法》内。

⑬严君平:名遵,西汉蜀郡(今成都)人。

⑭葆精毓神:保养精神。葆,通"保"。毓,养育。

⑮激厉:受到激发勉励。不暇:没有时间。

⑯少:轻视。

【思考与练习】

一、词语注释。

1.(讳震亨)讳 2.(日记千言)日记 3.(益闻道德性命之说)益 4.(宏深粹密)粹密 5.(不能以起之)起 6.(其肯游艺于医乎)游艺 7.(乃悉焚弃向所习举子业)举子业 8.(一于医致力焉)一 9.(翁穷昼夜是习)穷 10.(然吾乡诸医鲜克知之者)鲜 11.(遂治装出游)游 12.(求他师而叩之)叩 13.(而旁通张从正、李杲二家之说)旁通 14.(然性褊甚)褊 15.(为之敷扬三家之旨)敷扬 16.(涣焉无少凝滞于胸臆)涣 17.(即大惊而笑且排)且 18.(吾疾其遂瘳矣乎)瘳 19.(文懿得末疾)末 20.(始皆心服口誉)心服口誉 21.(声闻顿著)声闻 22.(又当消息而用之)消息 23.(又复参之以太极之理)参 24.(以寻其指归)寻 25.(班班可纪)班班 26.(脉大无伦)伦 27.(后告疽发背死)告 28.(医不能喻)喻 29.(他人靳靳守古)靳靳 30.(翁则操纵取舍)取舍 31.(翁教之亹亹忘疲)亹亹 32.(乃徇张翼等所请)徇 33.(翁简悫贞良)简悫 34.(世之名公卿多折节下之)下 35.(一以三纲五纪为去就)去就 36.(若将浼焉)浼 37.(翁之卓卓如是)卓卓 38.(庶使后之君子得以互考焉)考 39.(未尝不以葆精毓神开其心)葆精毓神 40.(使人奋迅感慨激厉之不暇)不暇 41.(仁人之言,其利溥哉)溥 42.(殆古所谓直谅多闻之益友)谅 43.(又可以医师少之哉)少

二、语法判断。

1.(翁穷昼夜是习)是习

2.(乡之诸医泥陈、裴之学者)乡之诸医泥陈、裴之学者

3.(始皆心服口誉)口

4.(又可以医师少之哉)少

5.(去本而末是务)末是务

6.(一时学者咸声随影附)咸

7.(诸医之笑且排者)者

三、汉字研究。

1.(脈大無倫)脈

2.(三飲之甦矣)甦

3.(而竊錄其醫之可傳者爲翁傳)錄

4.(得諸見聞,班班可紀)紀

5.（未尝不以葆精毓神开其心）葆

四、短句直译。

1.翁自幼好学，日记千言。稍长，从乡先生治经，为举子业。

2.吾卧病久，非精于医者，不能以起之。子聪明异常人，其肯游艺于医乎？

3.翁简悫贞良，刚严介特，执心以正，立身以诚，而孝友之行，实本乎天质。奉时祀也，订其礼文而敬泣之。事母夫人也，时其节宜以忠养之。

4.非其友不友，非其道不道。好论古今得失，慨然有天下之忧。世之名公卿多折节下之，翁为直陈治道，无所顾忌。然但语及荣利事，则拂衣而起。

5.翁在婺得道学之源委，而混迹于医。或以医来见者，未尝不以葆精毓神开其心。至于一语一默，一出一处，凡有关于伦理者，尤谆谆训诲，使人奋迅感慨激厉之不暇。

五、阅读理解。

素问载道之书也词简而义深去古渐远衍文错简仍或有之故非吾儒不能读学者以易心求之宜其茫若望洋淡如嚼蜡遂直以为古书不宜于今厌而弃之相率以为局方之学间有读者又以济其方技漫不之省医道隐晦职此之由可叹也震亨三十岁时因母之患脾疼众工束手由是有志于医遂取素问读之三年似有所得又二年母氏之疾以药而安因追念先子之内伤伯考之瞀闷叔考之鼻衄幼弟之腿痛室人之积痰一皆殁于药之误也心胆摧裂痛不可追然犹虑学之未明至四十岁复取而读之顾以质钝遂朝夕钻研缺其所可疑通其所可通（朱震亨《格致余论·序》）

1.断句。

2.解释加点的词语。

3.翻译全文。

4.阐述主旨。

四、《汉书·艺文志》序及方技略

【说明】本文选自1959年中华书局校点本《汉书·艺文志》，标题另加。作者班固（公元32～92年），字孟坚，扶风（今陕西咸阳）人，东汉著名史学家。《汉书》是我国第一部纪传体断代史，记载了西汉自高祖刘邦元年（公元前206年）至王莽地皇四年（公元23年）200余年的历史，是研究西汉历史的重要资料。《艺文志》根据刘向父子的《别录》、《七略》著录而成，是我国现存最早的目录学文献。

本文概述了秦、汉以来图书典籍的播迁经历，记载了刘向父子奉诏校书的情况。《方技略》分医经、经方、房中和神仙四种，先列书目，后概述其含义。其中所列书目，现在大部分已佚。

昔仲尼没①而微言绝，七十子②丧而大义乖。故《春秋》分爲五③，《诗》分爲四④，《易》有数家之傳⑤。战国从衡⑥，眞偽分爭，诸子之言紛然殽乱。至秦患之,乃燔⑦滅文章,以愚黔首。漢興,改秦之敗,大收篇籍,廣開獻書之路。迄孝武⑧世,書缺簡脱,禮壞樂崩,聖上喟然而稱曰:"朕甚閔⑨焉!"於是建藏書之策,置寫書之官,下及諸子傳說,皆充秘府。至成帝⑩時,以書頗散亡,使謁者⑪陳農求遺書於天下。詔光祿大夫⑫劉向校經傳、諸子、詩賦,步兵校尉⑬任宏校兵書,太史令尹咸校數術⑭,侍醫李柱國校方技。每一書已,向輒條其篇目,撮其指意,錄而奏之。會向卒,哀帝復使向子侍中奉車都尉⑮歆卒父業。歆於是總羣書而奏其《七略》,故有《輯略》,有《六藝略》,有《諸子略》,有《詩賦略》,有《兵書略》;有《術數略》,有《方技略》。今刪⑯其要,以備篇籍。

①没:通"殁",死亡。

②七十子:孔子门下才德出众的一部分学生。传说孔子学生三千人,其中七十二人最优秀。

③《春秋》分为五:指注解《春秋》的有左丘明、公羊高、谷梁赤、邹氏、夹氏五家。

④《诗》分为四:指诠释《诗经》的有鲁人毛亨、齐人辕固生、鲁人申培、燕人韩婴四家。今存毛氏一家,世称《毛诗》。

⑤《易》有数家之传:传注《易经》的有施仇、盂喜、梁丘贺等数家,今均佚。

⑥从衡:指战国时代七国之间纵横错杂的政治形势。从,通"纵",合纵。衡,通"横",连横。

⑦燔:焚烧。

⑧孝武:汉武帝刘彻,公元前141～前87年在位。

⑨闵:忧虑;担心。

⑩成帝:汉成帝刘骜,公元前32～前7年在位。

⑪谒者:秦汉官名,主管接待宾客事宜。

⑫光禄大夫:秦汉官名,担任顾问应对等事。

⑬步兵校尉:汉代武官官名,管辖宫城卫队。

⑭数术:此指天文、历法、占卜等方面的书籍。

⑮侍中奉车都尉:汉代官名,皇帝的近侍。

⑯删:取;选取。

方技略

《黃帝內經》十八卷　　　　　　《外經》三十七卷

《扁鵲內經》九卷　　　　　　　《外經》十二卷

《白氏內經》三十八卷　　　　　《外經》三十六卷

《旁篇》二十五卷

右醫經七家，二百一十六卷①。

醫經者，原人血脈、經落②、骨髓、陰陽、表裏，以起③百病之本，死生之分④，而用度箴石湯火所施，調百藥齊和之所宜。至齊⑤之得，猶慈石⑥取鐵，以物相使。拙者失理，以瘉爲劇，以生爲死。

①二百一十六卷：此卷数与上列卷数不合，可能是年代久远，传写脱误所致。

②原：推究；探究。落：通"络"。

③起：阐发；说明。

④分：界限。

⑤至齐：最好的药剂。齐，同"剂"，药剂。

⑥慈石：即磁石。

《五藏六府痹十二病方》三十卷　　　　　《五藏六府疝十六病方》四十卷

《五藏六府癉①十二病方》四十卷　　　　《風寒熱十六病方》二十六卷

《泰始黃帝扁鵲俞拊方》二十三卷　　　　《五藏傷中十一病方》三十一卷

《客疾五藏狂顚病方》十七卷　　　　　　《金瘡瘲瘲②方》三十卷

《婦人嬰兒方》十九卷　　　　　　　　　《湯液經法》三十二卷

《神農黃帝食禁》七卷

右經方③十一家，二百七十四卷④。

經方者，本草石之寒溫，量疾病之淺深，假藥味之滋，因氣感之宜，辯五苦六辛，致水火之齊，以通閉解結，反之於平。及失其宜者，以熱益熱，以寒增寒，精氣內傷，不見於外，是所獨失也。故諺曰："有病不治，常得中醫⑤。"

①癉：热病。

②瘲瘲：手足痉挛。

③经方：古代对医药方书的统称。

④二百七十四卷：今计为二百九十五卷，与上列卷数不合。

⑤中医：中等水平的医生。

《容成陰道①》二十六卷　　　　　　　　《務成子陰道》三十六卷

《堯舜陰道》二十三卷　　　　　　　　　《湯盤庚陰道》二十卷

《天老雜子陰道》二十五卷　　　　　　　《天一②陰道》二十四卷

《黃帝三王養陽方》二十卷　　　　　　　《三家內房有子方》十七卷

右房中八家，百八十六卷。

房中者，情性之極③，至道之際④，是以聖王制外樂以禁內情⑤，而爲之節文⑥。傳曰："先王之作樂,所以節百事也。"⑦樂而有節,則和平壽考⑧。及迷者弗顧⑨,以生疾而殞⑩性命。

①容成:相传为黄帝的大臣,最早发明历法。阴道:古代房中术。

②天一:即天乙,成汤之名。

③极:极点;顶点。

④际:会合。

⑤外乐:室外的音乐。内情:内在的情欲。

⑥节文:节制修饰。

⑦"先王"两句:语出《左传·昭公元年》。

⑧和平寿考:气血平和,寿命长久。考,老。

⑨顾:考虑;重视。

⑩殒:丧失。

《宓戲①雜子道》二十篇　　　　　　《上聖雜子道》二十六卷

《道要雜子》十八卷　　　　　　　　《黃帝雜子步引》十二卷

《黃帝岐伯按摩》十卷　　　　　　　《黃帝雜子芝菌》十八卷

《黃帝雜子十九家方》二十一卷　　　《泰壹②雜子十五家方》二十二卷

《神農雜子技道》二十三卷　　　　　《泰壹雜子黃冶③》三十一卷

　右神僊十家,二百五卷。

　神僊④者,所以保性命之眞,而游求於其外者也。聊以盪意平心⑤,同死生之域⑥,而無怵惕⑦於胷中。然而或者專以為務,則誕欺怪迂之文彌以益多,非聖王之所以教也。孔子曰:"索隱行怪,後世有述焉,吾不為之矣。"⑧

　凡方技三十六家,八百六十八卷。

　方技者,皆生生之具⑨,王官之一守⑩也,太古有岐伯、俞拊,中世有扁鵲、秦和,蓋論病以及國,原診以知政。漢興有倉公。今其技術晻昧⑪,故論其書,以序方技爲四種⑫。

①宓戏:即伏羲。

②泰壹:即泰一,天神名。

③黄冶:冶炼丹砂的方法。

④神僊:指神仙家养生术。僊,"仙"的异体字。

⑤盪意平心:净化意念,平定心境。盪,"荡"的异体字,洗涤。

⑥同死生之域:认为死与生的区域相同。

⑦怵惕:恐惧。

⑧"索隐行怪"三句:语出《礼记·中庸》。

⑨生生之具:使生命生长不息的工具。

⑩王官:天子之官。守:职守;职务。

⑪晻昧:湮没;埋没。晻,"暗"的异体字。

⑫序:依次排列。四种:指以上所列医经、经方、房中、神仙四类书籍。

【思考与练习】

一、词语注释。

1.(昔仲尼没而微言绝)微言 2.(七十子丧而大义乖)大义 3.(真伪分争)分 4.(诸子之言纷然殽乱)纷然 5.(至秦患之)患 6.(以愚黔首)黔首 7.(改秦之败)败 8.(圣上喟然而称曰)喟然 9.(于是建藏书之策)策 10.(置写书之官)写 11.(向辄条其篇目)条 12.(撮其指意)撮 13.(录而奏之)奏 14.(会向卒)会 15.(哀帝复使向子侍中奉车都尉歆卒父业)卒 16.(歆于是总羣书而奏其《七略》)奏 17.(今删其要)删 18.(以备篇籍)备 19.(医经者,原人血脉)原 20.(以起百病之本)起 21.(死生之分)分 22.(而用度箴石汤火所施)度 23.(调百药齐和之所宜)和 24.(本草石之寒温)本 25.(假药味之滋)滋 26.(致水火之齐)齐 27.(反之于平)反 28.(不见于外)见 29.(情性之极)极 30.(至道之际)际 31.(而为之节文)节文 32.(和平寿考)考 33.(及迷者弗顾)顾 34.(以生疾而殒性命)殒 35.(聊以荡意平心)荡 36.(同死生之域)同 37.(然而或者专以为务)务 38.(王官之一守也)守 39.(今其技术晻昧)晻昧 40.(以序方技为四种)序

二、语法判断。

1.(燔灭文章,以愚黔首)愚

2.(向辄条其篇目)条

3.(会向卒,哀帝复使向子侍中奉车都尉歆卒父业)会

4.(圣上喟然而称曰)然

5.(录而奏之)而

6.(而用度箴石汤火所施)所

7.(拙者失理,以愈为剧)者

三、汉字研究。

1.(戰國從衡)從衡

2.(歆於是總羣書而奏其《七略》)羣

3.(至齊之得,猶慈石取鐵)齊

4.(諸子之言紛然殽亂)殽

5.(而無怵惕於智中)智

四、短句直译。

1.昔仲尼没而微言绝,七十子丧而大义乖。故《春秋》分为五,《诗》分为四,《易》有数

家之传。战国从衡，真伪分争，诸子之言纷然殽乱。

2. 汉兴，改秦之败，大收篇籍，广开献书之路。迄孝武世，书缺简脱，礼坏乐崩，圣上喟然而称曰："朕甚闵焉！"

3. 每一书已，向辄条其篇目，撮其指意，录而奏之。会向卒，哀帝复使向子侍中奉车都尉歆卒父业。

4. 医经者，原人血脉、经落、骨髓、阴阳、表里，以起百病之本，死生之分，而用度箴石汤火所施，调百药齐和之所宜。至齐之得，犹慈石取铁，以物相使。

5. 经方者，本草石之寒温，量疾病之浅深，假药味之滋，因气感之宜，辩五苦六辛，致水火之齐，以通闭解结，反之于平。及失其宜者，以热益热，以寒增寒，精气内伤，不见于外，是所独失也。

五、阅读理解。

凡脉证不相合必有一真一假须细辨之如外虽烦热而脉见微弱者必虚火也腹虽胀满而脉见微弱者必胃虚也虚火虚胀其堪攻乎此宜从脉之真虚不从证之假实也其有本无烦热而脉见洪数者非火邪也本无胀滞而脉见弦强者非内实也无热无胀其堪泻乎此宜从证之真虚不从脉之假实也（清·何梦瑶《医碥·脉证从舍》）

1. 断句。

2. 解释加点的词语。

3. 翻译全文。

4. 阐述主旨。

五、《伤寒论》序

【说明】本文选自《伤寒论》。作者张机(约公元150～219年)，字仲景，南郡涅阳(今河南南阳)人，东汉末著名医学家，相传曾任长沙太守，世称"张长沙"。著有《伤寒杂病论》一书，提出了中医学的辨证论治思想和理法方药原则，为临床医学的发展奠定了基础，被后世尊为"医方之祖"、"医圣"。

序文记述了东汉末年，由于战乱频仍，疫疫流行，人民生命受到严重威胁，作者痛感"居世之士，曾不留神医药"，"唯务名利"，于是"勤求古训，博采众方"，结合自己的临床心得，编成《伤寒杂病论》，并劝导医生要以"多闻博识"的治学态度对待医学研究。此论对当今之士仍有一定的启示。

余每览越人入虢之诊、望齐侯之色，未尝不慨然叹其才秀①也。怪当今居世之士，曾②不留神医药，精究方术，上以疗君亲之疾，下以救贫贱之厄，中以保身长全，以养其生。但竞逐荣势，企踵权豪，孜孜汲汲③，惟名利是务④，崇饰其末，忽弃其本，华其外而悴其内。皮之不存，毛将安附焉⑤？卒然遭邪风之气，婴非常之疾，患及禍至，而方震栗。降志屈節，欽望巫祝，告窮歸天，束手受敗。賫⑥百年之壽命，持至貴之重器⑦，委付凡醫，恣其所措。咄嗟嗚呼！厥身已斃，神明消滅，變爲異物，幽潛重泉，徒爲啼泣。痛夫！舉世昏迷，莫能覺悟，不惜其命，若是輕生，彼何榮勢之云哉？而進不能愛人知人，退不能愛身知己，遇災值禍，身居厄地，蒙蒙昧昧，蠢若游魂⑧。哀乎！趨世之士，馳競浮華，不固根本，忘軀徇物，危若冰谷⑨，至于是也！

①才秀：才能出众。秀，出众。

②曾：竟然；居然。

③孜孜汲汲：急急忙忙的样子。

④惟名利是务：即"惟务名利"。务，追求。

⑤"皮之不存"两句：语出《左传·僖公十四年》。安附，即"附安"，附在哪里。

⑥赍：持。

⑦重器：贵重的器具，此指身体。

⑧蠢："蠢"的异体字。游魂：游荡的鬼魂。

⑨冰谷：薄冰和深谷，比喻险境。语出《诗经·小雅·小宛》。

余宗族素多，向餘二百。建安紀年①以來，猶未十稔②，其死亡者，三分有二，傷寒十居其七。感往昔之淪喪，傷橫夭③之莫救，乃勤求古訓，博采衆方，撰用《素問》、《九卷》、《八十一難》、《陰陽大論》、《胎臚藥錄》④，幷平脈⑤辨證，爲《傷寒雜病論》，合十六卷。雖未能盡愈諸病，庶可以見病知源。若能尋⑥余所集，思過半⑦矣。

①建安：汉献帝刘协的年号（公元196～219年）。纪年：即纪元，从汉武帝开始，我国历代封建王朝均以皇帝的年号计算年代。

②稔：本义为谷物成熟。古代谷物一年一熟，故以"稔"为"年"。

③横夭：亦作"夭横"，意外早死。

④《九卷》：即《针经》，今称《灵枢经》。《八十一难》：即《难经》。《阴阳大论》、《胎胪药录》：古医经名。今均亡佚。

⑤平脉：辨脉。平，通"辨"。

⑥寻：研究。

⑦思过半：收益多。语出《周易·系辞下》。

夫天布五行，以運萬類；人稟五常①，以有五藏。經絡府俞②，陰陽會通③；玄冥幽微④，變化難極。自非⑤才高識妙，豈能探其理致哉！上古有神農、黃帝、岐伯、伯高、雷公、少俞、少師、仲文，中世有長桑、扁鵲，漢有公乘陽慶及倉公。下此以往,未之聞⑥也。觀今之醫,不念思求經旨,以演⑦其所知,各承家技,終始順舊。省⑧病問疾,務在口給⑨;相對⑩斯須,便處湯藥。按寸不及尺,握手不及足;人迎趺陽⑪,三部⑫不參;動數發息⑬,不滿五十。短期未知決診,九候⑭曾無髣髴;明堂闕庭⑮,盡不見察。所謂窺管⑯而已。夫欲視⑰死別生,實爲難矣!

孔子云:生而知之者上,學則亞之。⑱多聞博識,知之次也。⑲余宿尚方術,請事斯語。

①五常:五行之常气。

②府俞:气府俞穴。府,经气聚会之处。俞,通"腧",脉气灌注之处。

③会通:交会贯通。

④玄冥幽微:指人体生理、病理变化的玄妙隐微、幽深奥秘。

⑤自非:若非;如果不是。

⑥未之闻:即"未闻之"。

⑦演:推衍;扩大。

⑧省:检查;诊察。

⑨口给:口才敏捷。

⑩相对:面对病人。

⑪人迎:指喉结两侧的颈动脉。趺阳:指足背部的前胫动脉。

⑫三部:指寸口、人迎和趺阳三部脉象。

⑬动数发息:医生诊脉时根据自己的呼吸测定病人脉搏的跳动次数。

⑭九候:据《难经·十八难》记载,指寸、关、尺三部各以浮、中、沉取,合称九候。

⑮明堂:鼻子。阙:两眉之间。庭:额。

⑯窥管:"以管窥天"的省称,比喻见识狭小。

⑰视:辨别;区别。

⑱"生而"两句:语出《论语·季氏》。亚,次一等。

⑲"多闻"两句:语出《论语·述而》。识,记。

【思考与练习】

一、词语注释。

1.(未尝不慨然叹其才秀也)秀 2.(曾不留神医药)曾 3.(下以救贫贱之厄)厄 4.(企踵权豪)企 5.(孜孜汲汲)孜孜汲汲 6.(惟名利是务)是 7.(崇饰其末)崇 8.(华其外而悴其内)悴 9.(婴非常之疾)婴 10.(赍百年之寿命)赍 11.(持至贵之重器)重器 12.(恣其所措)恣 13.(厥身已毙)厥 14.(遇灾值祸)值 15.(驰竞浮华)驰 16.(忘躯徇物)徇 17.(危若冰谷)冰谷 18.(向余二百)向 19.(犹未十稔)稔 20.(感往昔之沦丧,伤横夭之莫救)感、伤 21.(乃勤求古训)训 22.(撰用《素问》)撰用 23.(若能寻余所集)寻 24.(阴阳会通)会通

25.（自非才高识妙）自非 26.（岂能探其理致哉）理致 27.（以演其所知）演 28.（省病问疾）省 29.（务在口给）口给 30.（相对斯须）相对 31.（三部不参）参 32.（九候曾无髣髴）髣髴 33.（尽不见察）见 34.（多闻博识）识 35.（余宿尚方术）尚 36.（请事斯语）事

二、语法判断。

1.（曾不留神医药）曾

2.（皮之不存，毛将安附焉）毛将安附焉

3.（厥身已毙，神明消灭）厥

4.（举世昏迷，莫能觉悟）莫

5.（若是轻生，彼何荣势之云哉）彼何荣势之云哉

6.（自非才高识妙）自

7.（下此以往，未之闻也）未之闻

三、汉字研究。

1.（患及祸至，而方震栗）栗

2.（蒙蒙昧昧，惷若游魂）惷

3.（经络府俞，阴阳会通）俞

4.（人禀五常，以有五藏）藏

5.（并平脉辨證）平

四、短句直译。

1.余每览越人入虢之诊，望齐侯之色，未尝不慨然叹其才秀也。怪当今居世之士，曾不留神医药，精究方术，上以疗君亲之疾，下以救贫贱之厄，中以保身长全，以养其生。

2.卒然遭邪风之气，婴非常之疾，患及祸至，而方震栗。降志屈节，钦望巫祝，告穷归天，束手受败。赍百年之寿命，持至贵之重器，委付凡医，恣其所措。

3.夫天布五行，以运万类；人禀五常，以有五藏。经络府俞，阴阳会通；玄冥幽微，变化难极。自非才高识妙，岂能探其理致哉。

4.观今之医，不念思求经旨，以演其所知，各承家技，终始顺旧。省病问疾，务在口给；相对斯须，便处汤药。按寸不及尺，握手不及足；人迎趺阳，三部不参；动数发息，不满五十。

5.孔子云：生而知之者上，学则亚之。多闻博识，知之次也。

五、阅读理解。

黄帝神农越人仲景之书文词古奥搜罗广远非渊博通达之人不可学也凡病之传变在于顷刻真伪一时难辨一或执滞生死立判非虚怀灵变之人不可学也病名以千计病症以万计脏腑经络内服外治方药之书数年不能竟其说非勤读善记之人不可学也又内经以后支分派别人自为师不无偏驳更有怪僻之论鄙俚之说纷陈错立淆惑百端一或误信终身不返非精鉴确识之人不可学也故为此道者必具过人之资通人之识又能屏去俗事专心数年更得师之传授方能与古圣人之心潜通默契（徐大椿《医学源流论·医非人人可学论》）

1.断句。

2. 解释加点的词语。

3. 翻译全文。

4. 阐述主旨。

六、《黄帝内经素问注》序

【说明】本文选自 1963 年人民卫生出版社校点本《黄帝内经素问注》。作者王冰,自号启玄子,唐代中期著名医学家,生平不详。据北宋林亿等新校正引《唐人物志》记载:"冰仕唐为太仆令,年八十余,以寿终。"故后世亦称其为王太仆,著有《次注黄帝内经素问》。

作者在序文中高度评价了《内经》的学术价值,认为它是"至道之宗"、"奉生之始",历代名医皆得益于此。同时,说明了由于年代相隔久远,传抄致误的各种情况;介绍了《素问》秘本的来历和编次整理的方法;指出"训诂"乃是学通经文的必由之路,并希望通过此举使医经广为流传,造福人民。

夫釋縛脫艱①,全眞導氣,拯黎元於仁壽②,濟羸③劣以獲安者,非三聖④道,則不能致之矣。孔安國序《尚書》曰:"伏羲、神農、黃帝之書,謂之三墳,言大道也。"班固《漢書·藝文志》曰:"《黃帝內經》十八卷。"《素問》卽其經之九卷也,兼《靈樞》九卷,迺⑤其數焉。雖復年移代革,而授學猶存。懼非其人,而時有所隱。故第七一卷,師氏⑥藏之,今之奉行,惟八卷爾。然而其文簡,其意博,其理奧,其趣深。天地之象分,陰陽之候列,變化之由表,死生之兆彰。不謀而遐邇⑦自同,勿約而幽明斯契。稽⑧其言有徵,驗之事不忒⑨。誠可謂至道之宗⑩,奉生⑪之始矣。

①释缚脱艰:解除疾病的缠绕与痛苦。

②黎元:黎民;百姓。仁寿:长寿。

③羸:瘦弱无力。

④三圣:指伏羲、神农和黄帝。

⑤迺:"乃"的异体字。

⑥师氏:古代主管贵族子弟教育的教官。此指主管教育的官员。

⑦遐迩:远近。遐,远。迩,近。

⑧稽:考查。

⑨忒:差错。

⑩宗:本源;根本。

⑪奉生:养生。

假若天機迅發①,妙識玄通,藏謀②雖屬乎生知,標格亦資於詁訓③,未嘗有行不由逕④,出不由戶者也。然刻意研精,探微索隱,或識契眞要,則目牛無全⑤。故動則有成,猶鬼神幽贊⑥,而命世⑦奇傑,時時間出焉。則周有秦公⑧,漢有淳于公⑨,魏有張公、華公⑩,皆得斯妙道者也。咸日新其用,大濟蒸人,華葉遞榮⑪,聲實相副。蓋敎之著矣,亦天之假⑫也。

①天机:天赋的机谋,指天资。迅发:敏捷聪明。

②藏谋:完备而周密的见解。藏,完备;完善。

③诂训:即训诂。

④行不由逕:指行走不遵循道路。语出《论语·雍也》。逕,同"径",小路。

⑤目牛无全:即"目无全牛",形容技艺达到极纯熟的境界。

⑥幽赞:暗中帮助。赞,助。

⑦命世:名世,闻名于世。

⑧秦公:指秦越人。

⑨淳于公:指汉代名医淳于意。

⑩张公:指张仲景。华公:指华佗。

⑪华叶递荣:像鲜花、绿叶递相繁茂,比喻事业兴旺不衰。华,同"花"。

⑫假:借助。

冰弱齡①慕道,夙好養生,幸遇眞經,式爲龜鏡②。而世本紕繆,篇目重叠,前後不倫,文義懸隔,施行不易,披會③亦難。歲月旣淹④,襲以成弊。或一篇重出,而別立二名⑤;或兩論幷呑,而都爲一目⑥;或問答未已,別樹篇題⑦;或脫簡不書,而云世闕⑧。重《經合》而冠《鍼服》⑨,幷《方宜》而爲《欬篇》⑩;隔《虛實》而爲《逆從》⑪,合《經絡》而爲《論要》⑫;節《皮部》爲《經絡》⑬,退《至敎》以先《鍼》⑭。諸如此流,不可勝數。且將升岱嶽,非徑奚爲? 欲詣扶桑,無舟莫適。乃精勤博訪,而幷有其人。歷十二年,方臻理要,詢謀得失,深遂夙心。時於先生郭子齋堂,受得先師張公秘本,文字昭晰,義理環周,一以參詳,羣疑冰釋。恐散於末學,絕彼師資⑮,因而撰注,用傳不朽。兼舊藏之卷,合八十一篇二十四卷,勒成一部。冀乎究尾明首,尋注會經,開發童蒙,宣揚至理而已。

①弱龄:弱冠之年,指男子20岁左右。

②式:用。龟镜:亦作"龟鉴",比喻借鉴。龟用来卜吉凶,镜用来鉴美丑。

③披会:翻阅领会。

④淹:久。

⑤"或一篇"两句:有的同一内容的篇章重复出现,却另立两个篇名。

⑥"或两论"两句:有的两论合并在一起,却总括为一个篇名。

⑦"或问答"两句：有的经文中问答未完毕，就将下文另外设立篇名。

⑧"或脱简"两句：有的经文因书简脱落而未能写明，却说历代都残缺不全。

⑨"重《经合》"句：在重复出现的《经合篇》之前加上《针服》的篇名。

⑩"并《方宜》"句：指全元起本将《异法方宜论》与《咳论》并列于第9卷中，统名为《咳篇》。

⑪"隔《虚实》"句：指全元起本将《四时刺逆从论》分割成两篇。

⑫"合《经络》"句：疑指将《诊要经终论》并于《玉版论要》。

⑬"节《皮部》"句：指将《经络论》附在《皮部论》之末。

⑭"退《至教》"句：指将有"夫上古圣人之教下也"等语的《上古天真论》退置于第9卷，而将论述针法的《四时刺逆从论》、《调经论》等前置于第1卷。

⑮师资：原指传授知识的人。此指授学的依据。

　　其中簡脱文斷，義不相接者，搜求經論所有，遷移以補其處；篇目墜缺①，指事不明者，量②其意趣，加字以昭其義；篇論吞并，義不相涉，闕漏名目者，區分事類，別目③以冠篇首；君臣請問，禮儀乖失者，考校尊卑，增益以光其意；錯簡碎文④，前後重叠者，詳其指趣，削去繁雜，以存其要；辭理秘密，難粗論述者，別撰《玄珠》⑤，以陳其道。凡所加字，皆朱書其文⑥，使今古必分，字不雜揉。庶厥昭彰聖旨，敷暢玄言，有如列宿⑦高懸，奎張不亂⑧，深泉淨澄，鱗介⑨咸分。君臣無夭枉⑩之期，夷夏⑪有延齡之望。俾工徒⑫勿誤，學者惟明，至道流行，徽音累屬⑬，千載之後，方知大聖之慈惠無窮。

　　時大唐寶應元年⑭歲次壬寅序。

①墜缺：缺失；缺漏。墜，失落。

②量：估量；斟酌。

③別目：另立篇名。

④碎文：指零乱的文字。

⑤《玄珠》：指《玄珠密语》。王氏原著已佚，今之传本系后人伪托。

⑥朱书其文：用红色书写其字。朱，用红色，作状语。

⑦列宿：众星宿。

⑧奎张不乱：奎宿、张宿不杂乱。比喻经过整理的《素问》，其篇章字句井然有条理。奎，俗作"魁"，二十八宿之一，由十六颗小星组成。张，又称鹑尾，二十八宿之一，由六颗小星组成。

⑨鳞介：借代水中鱼类和介壳类动物。

⑩天枉：即"天横"，天折。

⑪夷夏：各族人民。

⑫工徒:指医生,古代以医者为治病工。

⑬徽音:德音。徽,美。累属:连续。属,接续。

⑭宝应元年:公元762年。宝应,唐代宗李豫的年号。

【思考与练习】

一、词语注释。

1.(夫释缚脱艰)释 2.(全真导气)全 3.(拯黎元于仁寿)仁寿 4.(济羸劣以获安者)济 5.(孔安国序《尚书》)序 6.(死生之兆彰)彰 7.(不谋而遐迩自同)谋 8.(勿约而幽明斯契)契 9.(稽其言有徵)稽 10.(验之事不忒)忒 11.(诚可谓至道之宗)宗 12.(奉生之始矣)奉生 13.(假若天机迅发)迅发 14.(藏谋虽属乎生知)生知 15.(标格亦资于诂训)标格 16.(或识契真要)契 17.(犹鬼神幽赞)赞 18.(而命世奇杰)命世 19.(大济蒸人)蒸 20.(华叶递荣)华 21.(声实相副)副 22.(式为龟镜)式 23.(前后不伦)伦 24.(披会亦难)披 25.(岁月既淹)淹 26.(别树篇题)别 27.(欲诣扶桑)诣 28.(方臻理要)臻 29.(询谋得失)得失 30.(义理环周)环周 31.(一以参详)参详 32.(绝彼师资)师资 33.(篇目坠缺)坠 34.(别目以冠篇首)冠 35.(礼仪乖失者)乖 36.(详其指趣)详 37.(皆朱书其文)朱 38.(庶厥昭彰圣旨)圣旨 39.(敷畅玄言)敷畅 40.(徽音累属)属

二、语法判断。

1.(孔安国序《尚书》曰)序

2.(欲诣扶桑,无舟莫适)莫

3.(一以参详,羣疑冰释)冰

4.(凡所加字,皆朱书其文)朱

5.(或识契真要,则目牛无全)目

6.(或两伦并吞,而都为一目)或

7.(量其意趣,加字以昭其义)以

三、汉字研究。

1.(兼《灵枢》九卷,迺其数焉)迺

2.(未尝有行不由迳)迳

3.(一以参详,羣疑冰释)羣

4.(或脱简不書,而云世闕)闕

5.(并《方宜》而爲《欬篇》)欬

四、短句直译。

1.夫释缚脱艰,全真导气,拯黎元于仁寿,济羸劣以获安者,非三圣道,则不能致之矣。

2.然而其文简,其意博,其理奥,其趣深。天地之象分,阴阳之候列,变化之由表,死生之兆彰。不谋而遐迩自同,勿约而幽明斯契。稽其言有征,验之事不忒。诚可谓至道之宗,奉生之始矣。

3.假若天机迅发,妙识玄通,藏谋虽属乎生知,标格亦资于诂训,未尝有行不由径,出不由户者也。然刻意研精,探微索隐,或识契真要,则目牛无全。

4.冰弱龄慕道,夙好养生,幸遇真经,式为龟镜。而世本纰缪,篇目重叠,前后不伦,文义悬隔,施行不易,披会亦难。岁月既淹,袭以成弊。

5.凡所加字,皆朱书其文,使今古必分,字不杂揉。庶厥昭彰圣旨,敷畅玄言,有如列宿高悬,奎张不乱,深泉净滢,鳞介咸分。

五、阅读理解。

凡为医师先当识药药之所产方隅不同则精粗顿异收采不时则力用全乖又或市肆饰伪足以混真苟非确认形质精尝气味鲜有不为其误者譬诸将不知兵立功何自医之于药亦犹是耳既识药矣宜习修事雷公炮炙固为大法或有未尽可以意通必期躬亲勿图苟且譬诸饮食烹调失度尚不益人反能增害何况药物关于躯命者也可不慎诸(明·缪希雍《本草经疏·祝医》)

1.断句。

2.解释加点的词语。

3.翻译全文。

4.阐述主旨。

七、《类经》序

【说明】本文选自 1959 年上海科技出版社影印本《类经》。作者张介宾(公元 1563～1640 年),字会卿,号景岳,别号通一子,山阴(今浙江绍兴)人,明代著名医学家,温补学派的代表人物。著有《类经》、《类经图翼》、《类经附翼》、《景岳全书》和《质疑录》等。他倡导《内经》中"阴平阳秘,精神乃治"的医学思想,反对朱震亨的"阳常有余,阴常不足"的看法,提出了"阳非有余,而阴常不足"、"人体虚多实少"等理论主张,治法偏于温补。

本文高度评价了《内经》一书的学术价值,概述编著《类经》的宗旨、过程,指出自唐代王冰以来各注家的不足之处,说明类编《内经》的重要性、必要性和实用性,希望后人能更加深入地开展研究,以驳正前人和自己的谬误。

《內經》者,三墳之一。蓋自軒轅帝同岐伯、鬼臾區等六臣[①]互相討論,發明至理,以遺教後世。其文義高古淵微,上極天文,下窮地紀,中悉人事。大而陰陽變化,小而草木昆蟲;音律象數之肇端,藏府經絡之曲折,靡不縷指而臚列焉。大哉至哉!垂不朽之仁慈,開生民之壽域。其爲德也,與天地同,與日月幷,豈直規規[②]治疾方術已哉?

按晉皇甫士安[③]《甲乙經·序》曰:"《黃帝內經》十八卷。今《針經》九卷,《素問》九卷,卽《內經》也。"而或者謂《素問》、《針經》、《明堂》三書,非黃帝書,似出於戰國。夫戰國之文能是乎？宋臣高保衡等敍，業已辟之。此其臆度無稽，固不足深辨。而又有目醫爲小道，幷是書且弁髦④置之者，是豈巨慧明眼人歟？觀坡仙《楞伽經·跋》⑤云："經之有《難經》，句句皆理，字字皆法。"亦豈知《難經》出自《內經》，而僅得其什一。《難經》而然，《內經》可知矣。夫《內經》之生全民命，豈殺⑥於《十三經》之啓植民心？故玄晏先生曰："人受先人之體，有八尺之軀，而不知醫事，此所謂游魂耳！雖有忠孝之心，慈惠之性，君父危困，赤子⑦塗地，無以濟之。此聖賢所以精思極論盡其理也。"繇此言之，儒其可不盡心是書乎？奈何今之業醫者，亦置《靈》《素》於罔聞，昧性命之玄要，盛盛虛虛，而遺人夭殃⑧，致邪失正，而絕人長命。所謂業擅專門者，如是哉！此其故，正以經文奧衍⑨，研閱誠難。其⑩於至道未明，而欲冀夫通神運微，仰⑪大聖上智於千古之邈，斷乎不能矣。

①六臣：指黃帝時代的名醫岐伯、雷公、少俞、伯高、少師和鬼臾區。

②規規：淺陋、拘泥的樣子。

③皇甫士安：即皇甫謐。

④弁髦：比喻无用之物。弁，缁布冠。髦，儿童垂于前额的短发。古代男子成年后，即不用缁布冠并剃去前额的短发。

⑤坡仙：即苏东坡。《楞伽经·跋》：佛经名，全称《楞伽阿跋多罗宝经》，苏轼曾为之作跋。

⑥杀：少。

⑦赤子：指百姓。

⑧夭殃：灾祸。

⑨衍：繁多。

⑩其：如果。

⑪仰：仰慕；敬慕。

自唐以來，雖賴有啓玄子之註，其發明玄秘盡多，而遺漏亦復不少。蓋有遇難而默者，有於義未始合者，有互見深藏①而不便檢閱者。凡其闡揚未盡，《靈樞》未註，皆不能無遺憾焉。及乎近代諸家，尤不過順文敷演，而難者仍未能明，精處仍不能發，其何神之與有？

余初究心是書，嘗爲摘要，將以自資。繼而繹②之久，久則言言金石，字字珠璣，竟不知孰可摘而孰可遺。因奮然鼓念，冀有以發隱就明，轉難爲易，盡啓其秘而公之於人。務俾後學了然，見便得趣，由堂入室③，具悉本源，斯不致誤己誤人，咸臻至善。於是乎詳求其法，則唯有盡易舊制，顛倒一番，從類分門，然後附意闡發,庶晰其韞。然懼擅動聖經,猶未敢也。

　　粵④稽往古,則周有扁鵲之摘《難》,晉有玄晏先生之類分⑤,唐有王太僕之補削,元有滑攖寧⑥之撮鈔,鑒此四君子而後意決。且此非《十三經》之比,蓋彼無須類,而此欲醒瞶指迷,則不容不類,以求便也。由是徧索兩經,先求難易,反復更秋⑦,稍⑧得其緒。然後合兩爲一,命曰《類經》。類之者,以《靈樞》啓《素問》之微,《素問》發《靈樞》之秘,相爲表裏,通其義也。

①互见深藏:同类问题分散于多篇论述。
②绎:探究;研究。
③由堂入室:由正堂进入内室,比喻逐步深入。
④粵:句首语气词。
⑤类分:依类分辑。
⑥滑攖宁:元代医学家滑寿,字伯仁。
⑦更秋:经年;多年。更,经过。秋,年。
⑧稍:逐渐;渐渐。

　　兩經旣合,乃分爲十二類:夫人之大事,莫若死生,能葆①其眞,合乎天矣,故首曰攝生類。生成之道,兩儀②主之,陰陽旣立,三才位③矣,故二曰陰陽類。人之有生,藏氣爲本,五内④洞然,三垣⑤治矣,故三曰藏象類。欲知其內,須察其外,脈色通神,吉凶判矣,故四曰脈色類。藏府治內,經絡治外,能明終始,四大⑥安矣,故五曰經絡類。萬事萬殊,必有本末,知所先後⑦,握其要矣,故六曰標本類。人之所賴,藥食爲天,氣味得宜,五宮強矣,故七曰氣味類。駒隙百年⑧,誰保無恙?治之弗失,危者安矣,故八曰論治類。疾之中人,變態莫測,明能燭幽⑨,二竪⑩遁矣,故九曰疾病類。藥餌不及,古有鍼砭,九法搜玄,道超凡矣,故十曰鍼刺類。至若天道茫茫,運行今古,苞⑪無窮,協惟一,推之以理,指諸掌矣,故十一曰運氣類。又若經文連屬,難以強分,或附見於別門,欲求之而不得,分條索隱,血脈貫矣,故十二曰會通類。匯分三十二卷。此外復附著《圖翼》十五卷。蓋以義有深邃,而言不能該⑫者,不拾以圖,其精莫聚;圖象雖顯,而意有未達者,不翼以說⑬,其奧難窺。自是而條理分,綱目舉,晦者明,隱者見,巨細通融,歧貳⑭畢徹,一展卷而重門洞開,秋毫在目。不惟廣裨乎來學,卽凡志切尊生者,欲求玆妙,無不信手可拈矣。

①葆:通"保"。
②两仪:指阴阳。
③三才:指天、地、人。位:确定位置。

④五内:指五脏。

⑤三垣:人体上、中、下三焦。

⑥四大:指身体。

⑦先后:指先治与后治。

⑧驹隙百年:人生百年如白驹过隙,比喻人生短暂。语出《庄子·知北游》。

⑨明能烛幽:明白医理就能洞察隐微的疾病。烛,照见,用作动词。

⑩二竖:病魔。语出《左传·成公十年》。竪,"竖"的异体字。

⑪苞:通"包"。

⑫该:通"赅",包括。

⑬翼:辅助。说:指文字说明。

⑭歧贰:分歧。

是役①也,余誠以前代諸賢註有未備,間多舛錯,掩質埋光,俾至道不盡明於世者,迨四千餘祀矣。因敢忘陋效矉②,勉圖蚊負③,固非敢弄斧班門,然不屑沿街持缽④。故凡遇駁正之處,每多不諱,誠知非雅。第以人心積習⑤既久,訛以傳訛⑥,卽決長波猶虞⑦難滌,使辨之不力,將終無救正日矣。此余之所以載思而不敢避也。

吁!余何人斯,敢妄正先賢之訓?言之未竟,知必有闚余之謬而隨議其後者。其是其非,此不在余,而在乎後之明哲矣。雖然,他山之石,可以攻玉⑧;斷流之水,可以鑒形;卽壁影螢光⑨,能資志士;竹頭木屑,曾利兵家⑩。是編⑪者倘亦有千慮之一得,將見擇於聖人矣,何幸如之!獨以應策多門,操觚⑫隻手,一言一字,偸隙毫端。凡歷歲者三旬,易稿者數四,方就其業。所謂河海一流,泰山一壤,蓋亦欲共掖其高深耳。後世有子雲其憫余勞而錫之斤正焉,豈非幸中又幸?而相成⑬之德,謂孰非後進之吾師云。

時大明天啓四年⑭,歲次甲子黃鍾之吉⑮,景岳子自序於通一齋。

①役:事,指编著《内经》一事。

②效矉:仿效西施皱眉,比喻不善于模仿,弄巧成拙。矉,同"颦",皱眉。

③蚊负:蚊子负载大山,比喻能力小而责任重。语出《庄子·应帝王》。

④沿街持缽:乞讨。缽,"钵"的异体字,僧尼的食器。

⑤第:只是。积习:积久成习。

⑥讹以传讹:即"以讹传讹"。

⑦虞:担心;忧虑。

⑧"他山之石"两句:比喻借助外力辅佐自己。语出《诗·小雅·鹤鸣》。

⑨壁影:汉代匡衡家贫,曾凿壁借邻居灯光攻读。典出《西京杂记》第2卷。萤光:晋代

车胤家贫,捕萤火虫装入绢囊,取萤光苦读。典出《晋书·车胤传》。

⑩"竹头木屑"两句:意为如竹头木屑般的无用之物,也对军事家有利。典出《世说新语·政事》。

⑪是编:这部书,指编成的《类经》一书。

⑫操觚:拿木简书写,谓执笔。

⑬相成:助成我;帮助我。

⑭天启四年:公元1624年。天启,明熹宗朱由校的年号。

⑮黄钟:十二律之一,配以仲冬,即农历十一月。吉:农历每月初一。

【思考与练习】

一、词语注释。

1.(发明至理)发明 2.(高古渊微)古 3.(上极天文)极 4.(下穷地纪)穷 5.(中悉人事)悉 6.(音律象数之肇端)象数 7.(藏府经络之曲折)曲折 8.(靡不缕指而胪列焉)胪列 9.(岂直规规治疾方术已哉)规规 10.(而又有目医为小道)目 11.(句句皆理)理 12.(字字皆法)法 13.(岂杀于《十三经》之启植民心)杀 14.(赤子涂地)涂地 15.(继而绎之久)绎 16.(冀有以发隐就明)发隐就明 17.(而此欲醒瞶指迷)指 18.(先求难易)难易 19.(反复更秋)更秋 20.(稍得其绪)稍 21.(三才位矣)位 22.(五内洞然)洞 23.(三垣治矣)治 24.(二竖遁矣)二竖 25.(而言不能该者)该 26.(不拾以图)拾 27.(不翼以说)翼 28.(歧贰毕彻)彻 29.(即凡志切尊生者)志切 30.(第以人心积习既久)第 31.(此余之所以载思而不敢避也)载 32.(操觚只手)操觚

二、语法判断。

1.(句句皆理,字字皆法)法

2.(第以人心积习既久)第

3.(盖有遇难而默者)有

4.(其何神之与有)何神之与有

5.(历岁者三旬,易稿者数四,方就其业)方

6.(治之弗失,危者安矣)者

7.(夫战国之文能是乎)夫

三、汉字研究。

1.(自唐以來,雖賴有啓玄子之註)註

2.(能葆其真,合乎天矣)葆

3.(藏府治内,經絡治外)府

4.(明能燭幽,二豎遁矣)豎

5.(故十曰鍼刺類)鍼

四、短句直译。

1. 人受先人之体,有八尺之躯,而不知医事,此所谓游魂耳! 虽有忠孝之心,慈惠之性,君父危困,赤子涂地,无以济之。此圣贤所以精思极论尽其理也。

2. 奈何今之业医者,亦置《灵》《素》于罔闻,昧性命之玄要,盛盛虚虚,而遗人夭殃,致邪失正,而绝人长命。

3. 所谓业擅专门者,如是哉! 此其故,正以经文奥衍,研阅诚难。其于至道未明,而欲冀夫通神运微,仰大圣上智于千古之邈,断乎不能矣。

4. 及乎近代诸家,尤不过顺文敷演,而难者仍未能明,精处仍不能发,其何神之与有?

5. 故凡遇驳正之处,每多不讳,诚知非雅。第以人心积习既久,讹以传讹,即决长波犹虞难涤;使辨之不力,将终无救正日矣。

五、阅读理解。

儒书有经子史集医书亦有经子史集灵枢素问神农本经难经伤寒论金匮玉函经为医门之经而诸家注论治验类案本草方书等则医之子史集也经细而子史集粗经纯而子史集杂理固然也学者必不可不尊经不尊经则学无根柢或流于异端然尊经太过死于句下则为贤者过之孟子所谓尽信书则不如无书也不肖者不知有经仲景先师所谓各承家技终始顺旧省疾问病务在口给相对斯须便处汤药自汉时而已然矣遑问后世此道之所以常不明而常不行也(清·吴瑭《温病条辨·医书亦有经子史集论》)

1. 断句。
2. 解释加点的词语。
3. 翻译全文。
4. 阐述主旨。

八、《温病条辨》叙

【说明】本文选自清朝同治九年(公元1870年)六安求我斋重刻本《温病条辨》。作者汪廷珍(公元1757~1827年),字瑟庵,山阳(今江苏淮安)人,清朝乾隆五十四年进士,官至礼部尚书,著有《实事求是斋诗文集》。

《温病条辨》是温病学著作,作者吴瑭(公元1758~1836年),字鞠通。在温病的治疗上,他创立清热养阴的法则,制定了一些有效方剂,使三焦辨证的方法更趋完善。

本文分析了温病"病多方少"的原因,指出历代医家墨守成规,"以伤寒之法疗六气之疴"的严重后果,肯定了刘完素、叶天士对温病学的贡献,充分说明了《温病条辨》一书在理论和临证实践上的价值。

昔淳于公①有言:人之所病,病病多;醫之所病,病方少。夫病多而方少,未有甚於溫病者矣。何也? 六氣②之中,君相兩火無論已,風濕與燥無不兼溫,惟寒水與溫相反,然傷寒者必病熱。天下之病孰有多於溫病者乎? 方書始於仲景。仲景之書專論傷寒,此六氣中之一氣耳。其中有兼言風者,亦有兼言溫者,然所謂風者,寒中之風,所謂溫者,寒中之溫,以其書本論傷寒也。其餘五氣,概未之及,是以後世無傳焉。雖然,作者謂聖,述者謂明。學者誠能究其文,通其義,化而裁之,推而行之,以治六氣可也,以治內傷可也。亡如世鮮知十③之才士,以闕如④爲恥,不能舉一反三,惟務按圖索驥⑤。

①淳于公:即西汉名医淳于意。以下引语并非淳于意所言。
②六气:指太阳寒水、阳明燥金、少阳相火、太阴湿土、少阴君火、厥阴风木。
③亡如:无奈。亡,通"无"。知十:"闻一以知十"的缩略语,意为触类旁通。
④阙如:谓缺而不言。《论语·子路》记载:"君子于其所不知,盖阙如也。"如,词尾。
⑤按图索骥:按照图像寻找良马,比喻拘泥不知变通。

　　蓋自叔和而下,大約皆以傷寒之法療六氣之疴,禦風以絺①,指鹿爲馬②,迨試而輒困,亦知其術之疏也。因而沿習故方,略變藥味,冲和、解肌③諸湯紛然著錄。至陶氏之書④出,遂居然以杜撰之傷寒,治天下之六氣。不獨仲景之書所未言者不能發明,並仲景已定之書盡遭竄易。世俗樂其淺近,相與宗之,而生民之禍亟矣。又有吳又可者,著《瘟疫論》,其方本治一時之時疫,而世誤以治常候之溫熱。最後若方中行、喻嘉言⑤諸子,雖列溫病於傷寒之外,而治法則終未離乎傷寒之中。惟金源劉河間⑥守眞氏者,獨知熱病,超出諸家,所著六書,分三焦論治,而不墨守六經,庶幾幽室一鐙,中流一柱。惜其人樸而少文⑦,其論簡而未暢,其方時亦雜而不精。承其後者又不能闡明其意,裨補其疏。而下士聞道⑧若張景岳之徒,方且怪而訾之。於是,其學不明,其說不行。而世之俗醫遇溫熱之病,無不首先發表,雜以消導,繼則峻投攻下,或妄用溫補,輕者以重,重者以死。倖免則自謂已功,致死則不言已過,即病者亦但知膏肓難挽,而不悟藥石殺人。父以授子,師以傳弟,舉世同風,牢不可破。肺腑無語,冤鬼夜嗥,二千餘年,略同一轍,可勝慨哉!

①御风以絺:用细葛布挡风,比喻方法不当,徒劳无益。絺,细葛布。
②指鹿为马:语出《史记·秦二世本纪》。此喻混淆伤寒与温病。
③冲和:方剂名,指加减冲和汤。解肌:方剂名,即柴葛解肌汤,又名干葛解肌汤。
④陶氏之书:指明代陶华所著《伤寒六书》,又名《陶氏伤寒全书》。
⑤方中行:明末医学家,名有执,字中行,著有《伤寒论条辨》等。喻嘉言:明末清初医学家,名昌,字嘉言,著有《伤寒尚论篇》、《寓意草》、《医门法律》等。
⑥金源:金朝的别称。刘河间:即刘完素,字守真,河北河间人,故又称刘河间。

⑦朴:质朴。文:文采。

⑧下士闻道:语出《老子》第四十一章。

　　我朝治洽學明①,名賢輩出,咸知溯原②《靈》、《素》,問道長沙③。自吳人葉天士氏《溫病論》、《溫病續論》出,然後當名辨物。好學之士,咸知向方;而貪常習故之流,猶且各是師說,惡聞至論。其粗工則又略知疏節④,未達精旨,施之於用,罕得十全。吾友鞠通吳子,懷救世之心,秉超悟之哲,嗜學不厭,研理務精,抗志以希古人,虛心而師百氏。病斯世之貿貿⑤也,述先賢之格言,攄⑥生平之心得,窮源竟委,作爲是書。然猶未敢自信,且懼世之未信之也,藏諸笥者久之。予謂學者之心,固無自信時也。然以天下至多之病,而竟無應病之方,幸而得之,亟宜出而公之。譬如拯溺救焚,豈待整冠束髮?況乎心理無異,大道不孤,是書一出,子雲其人必當旦暮遇之,且將有闡明其意,裨補其疏,使夭札之民咸登仁壽者。此天下後世之幸,亦吳子之幸也。若夫折楊皇荂⑦,听然而笑⑧,陽春白雪,和僅數人,自古如斯。知我罪我,一任當世,豈不善乎?吳子以爲然,遂相與評騭⑨而授之梓。嘉慶十有七年⑩壯月既望,同里愚弟汪廷珍謹序。

①治洽:政治和谐。洽,融洽;和谐。学明:学术昌明。

②溯原:寻求本原。

③长沙:指张仲景,相传张氏曾任长沙太守,故称。

④疏节:本谓树木枝节不密。此指粗疏的内容。

⑤贸贸:同"眊眊",昏愦不明的样子。

⑥攄:抒发。

⑦折杨皇荂:古代通俗乐曲名。语出《庄子·天地》。

⑧听然而笑:张口笑的样子。

⑨评骘:评定。

⑩嘉庆十有七年:公元1812年。

【思考与练习】

一、词语注释。

1.(亡如世鲜知十之才士)亡如 2.(以阙如为耻)阙如 3.(惟务按图索骥)务 4.(相与宗之)相与 5.(而生民之祸亟矣)亟 6.(庶几幽室一镫)庶几 7.(方且怪而訾之)訾 8.(而不悟药石杀人)悟 9.(然后当名辨物)当 10.(而贪常习故之流)贪 11.(犹且各是师说)是 12.(罕得十全)十全 13.(秉超悟之哲)哲 14.(抗志以希古人)抗 15.(虚心而师百氏)师 16.(病斯世之贸贸也)贸贸 17.(攄生平之心得)攄 18.(若夫折杨皇荂)折杨皇荂 19.(听然而

笑)听然 20.(和仅数人)和 21.(知我罪我)罪 22.(同里愚弟汪廷珍谨序)谨

二、语法判断。

1.(人之所病,病病多)所

2.(其余五气,概未之及)概未之及

3.(是以后世无传焉)是以

4.(即病者亦但知膏肓难挽)但

5.(犹且各是师说)是

6.(虚心而师百氏)师

7.(幸而得之,亟宜出而公之)而

三、汉字研究。

1.(亡如世鲜知十之才士)亡

2.(庶幾幽室一鐙)鐙

3.(病斯世之貿貿也)貿

4.(若夫折楊皇荂)荂

5.(無不首先發表,雜以消導)雜

四、短句直译。

1.人之所病,病病多;医之所病,病方少。夫病多而方少,未有甚于温病者矣。

2.虽然,作者谓圣,述者谓明。学者诚能究其文,通其义,化而裁之,推而行之,以治六气可也,以治内伤可也。亡如世鲜知十之才士,以阙如为耻,不能举一反三,惟务按图索骥。

3.盖自叔和而下,大约皆以伤寒之法疗六气之疴,御风以絺,指鹿为马,迨试而辄困,亦知其术之疏也。因而沿习故方,略变药味,冲和、解肌诸汤纷然著录。

4.而世之俗医遇温热之病,无不首先发表,杂以消导,继则峻投攻下,或妄用温补,轻者以重,重者以死。幸免则自谓己功,致死则不言己过,即病者亦但知膏肓难挽,而不悟药石杀人。

5.吾友鞠通吴子,怀救世之心,秉超悟之哲,嗜学不厌,研理务精,抗志以希古人,虚心而师百氏。病斯世之贸贸也,述先贤之格言,摅生平之心得,穷源竟委,作为是书。

五、阅读理解。

奉居山不种田日为人治病亦不取钱重病愈者使栽杏五株如此数年得十万余株郁然成林乃使山中百禽群兽游戏其下卒不生草常如芸治也后杏子大熟于林中作一草仓示时人曰欲买杏者不须报奉但将谷一器置仓中即自往取一器杏去常有人置谷来少而取杏去多者林中群虎出吼逐之大怖急挈杏走路傍倾覆至家量杏一如谷多少或有人偷杏者虎逐之到家啮至死家人知其偷杏乃送还奉叩头谢过乃却使活奉每年货杏得谷旋以赈救贫乏供给行旅不逮者岁二万余斛(东晋·葛洪《神仙传》)

1.断句。

2.解释加点的词语。

3. 翻译全文。

4. 阐述主旨。

九、《串雅》序

【说明】本文选自清朝光绪十四年（公元 1888 年）榆园刊本《串雅》。作者赵学敏（公元 1719~1805 年），字恕轩，号依吉，钱塘（今浙江杭州）人，清代医学家，著有《本草纲目拾遗》、《串雅内外编》等，补正了《本草纲目》的某些内容，总结了民间走方医的治疗经验和方法。

本序文旨在为走方医正名。作者认为走方医术来自民间，虽有非雅之处，但绝非不值一顾的"小道"，其中的"操技最神，而奏效甚捷"的宝贵经验应客观评价。

《周禮》分醫爲四，有食醫、疾醫、瘍醫、獸醫，後乃有十三科①，而未聞有走方之名也。《物原》②記岐黃以來有鍼灸，厥後巫彭製藥丸，伊尹創煎藥，而未聞有禁、截諸法③也。晉王叔和纂《脈經》，敘陰陽、內外，辨部候、經絡、臟腑之病爲最詳；金張子和以吐、汗、下三法，風、寒、暑、濕、火、燥六門，爲醫之關鍵，終未聞有頂、串諸名也。有之，自草澤醫④始，世所謂走方是也。人每賤薄之，謂其游食江湖，貨藥吮舐，迹類丐；挾技劫病，貪利恣睢⑤，心又類盜。剽竊醫緒⑥，倡爲詭異；敗草毒劑，悉曰仙遺；刳滌魘迷⑦，詫爲神授。輕淺之證，或可貪天⑧；沉痼之疾，烏能起廢？雖然，誠有是焉，亦不可概論也。爲問今之乘華軒⑨、繁徒衛者，胥能識證、知脈、辨藥，通其元妙者乎？儼然峨高冠、竊虛譽矣。今之游權門、食厚奉者，胥能決死生、達內外、定方劑，十全無失者乎？儼然踞高座、侈功德矣。是知笑之爲笑，而不知非笑之爲笑也。

①十三科：明代陶宗仪《辍耕录》引《圣济总录》谓医分大方脉杂医科、小方脉科、风科、产科兼妇科、眼科、口齿兼咽喉科、正骨兼金镞科、疮肿科、针灸科、祝由科。

②《物原》：明代罗颀编著，记载事物起源。

③禁、截诸法：指走方医禁、截、顶、串四种方法。禁法，用药物兼施祝祷等手段的治法。截法，用单方重剂截除病邪的方法。顶法，用涌吐药的治法。串法，用泻下药的治法。

④草泽医：即"走方医"，俗称"铃医"、"走方郎中"。

⑤恣睢：任意妄为。

⑥医绪：指零星的不全的医学知识。

⑦魇迷：指用画符、喷水等迷信手段治病。

⑧贪天："贪天之功"的节缩语。此谓疾病不治自愈。

⑨华轩：华丽的车子。

予幼嗜岐黄家言,讀書自《靈》、《素》、《難經》而下,旁及《道藏》、《石室》[①];考穴自《銅人內景圖》[②]而下,更及《太素》、《奇經》[③];傷寒則仲景之外,遍及《金鞞》、《木索》[④];本草則《綱目》而外,遠及《海錄》、《丹房》[⑤]。有得,輒鈔撮忘倦,不自知結習至此,老而靡倦。然聞走方醫中有頂串諸術,操技最神,而奏效甚捷。其徒侶多動色相戒,秘不輕授。詰其所習,大率知其所以,而不知其所以然,鮮有通貫者。以故欲宏覽而無由,嘗引以爲憾。

有宗子[⑥]柏雲者,挾是術徧游南北,遠近震其名,今且老矣。戊寅[⑦]航海歸,過予譚藝。質其道,頗有奧理,不悖於古,而利於今,與尋常搖鈴求售者迥異。顧其方,旁涉元禁,瑣及游戲,不免誇新鬬異,爲國醫所不道。因錄其所授,重加芟訂,存其可濟於世者,部居別白[⑧],都成一編,名之曰《串雅》,使後之習是術者,不致爲庸俗所詆毀,殆亦柏雲所心許焉。昔歐陽子暴利幾絕,乞藥於牛醫[⑨];李防禦治嗽得官,傳方於下走[⑩]。誰謂小道不有可觀者歟?亦視其人善用斯術否也。

乾隆己卯[⑪]十月既望,錢塘趙學敏恕軒譔。

①《道藏》:道教经书的总集。《石室》:疑为《石室秘录》,明代傅山遗著,清代陈士铎整理。

②《铜人内景图》:指北宋王惟一所著的《铜人腧穴针灸图经》。

③《太素》:指杨上善撰注的《黄帝内经太素》。《奇经》:疑为李时珍所撰《奇经八脉考》。

④《金鞞》、《木索》:疑指明代卢之颐所著《伤寒金鞞疏钞》和《摩索金匮》。

⑤《海录》:疑指宋代叶廷珪所编《海录碎事》。《丹房》:疑指唐代独孤滔所著《丹房镜源》。

⑥宗子:嫡长子,此指同宗兄弟中排行最长者。

⑦戊寅:清代乾隆23年(公元1758年)。

⑧部居:按部类编排。别白:区别明白。

⑨"欧阳子"两句:事见南宋张杲《医说》第6卷《车前止暴下》。暴利,严重泄泻。牛医,本指治牛病的兽医,此指走方医。

⑩"李防御"两句:事见《医说》第4卷《治痰嗽》。宋徽宗宠妃患咳嗽证,彻夜不寐,面浮肿如盘,李防御久治不愈,后从走方医处购得药物,宠妃服后,随即嗽止肿消。

⑪乾隆己卯:公元1759年。

【思考与练习】

一、词语注释。

1.（厥后巫彭制药丸）厥 2.（人每贱薄之）贱薄 3.（谓其游食江湖）游食 4.（货药吮舐）货 5.（贪利恣睢）恣睢 6.（剽窃医绪）医绪 7.（或可贪天）贪天 8.（乌能起废）废 9.（繁徒卫者）繁 10.（侈功德矣）侈 11.（不自知结习至此）结习 12.（诘其所习）诘 13.（远近震其名）震 14.（过予谭艺）谭 15.（质其道）质 16.（部居别白）部居别白 17.（都成一编）都

二、语法判断。

1.（人每贱薄之）贱

2.（不自知结习至此，老而靡倦）靡

3.（诘其所习）所

4.（不致为庸俗所诋毁）为

5.（谁谓小道不有可观者欤）欤

6.（与寻常摇铃求售者迥异）者

7.（是知笑之为笑，而不知非笑之为笑也）而

三、汉字研究。

1.（今之游權門、食厚奉者）奉

2.（不免誇新鬪異）鬪

3.（《物原》記岐黃以來有鍼灸）鍼

4.（挾是術徧游南北）徧

5.（沈痼之疾，烏能起廢）廢

四、短句直译。

1.有之，自草泽医始，世所谓走方是也。人每贱薄之，谓其游食江湖，货药吮舐，迹类丐；挟技劫病，贪利恣睢，心又类盗。

2.为问今之乘华轩、繁徒卫者，胥能识证、知脉、辨药，通其元妙者乎？俨然峨高冠、窃虚誉矣。

3.然闻走方医中有顶串诸术，操技最神，而奏效甚捷。其徒侣多动色相戒，秘不轻授。诘其所习，大率知其所以，而不知其所以然，鲜有通贯者。

4.有宗子柏云者，挟是术遍游南北，远近震其名，今且老矣。戊寅航海归，过予谭艺。质其道，颇有奥理，不悖于古，而利于今，与寻常摇铃求售者迥异。

5.昔欧阳子暴利几绝，乞药于牛医；李防御治嗽得官，传方于下走。谁谓小道不有可观者欤？亦视其人善用斯术否也。

五、阅读理解。

绶带李防御京师人初为入内医官直嫔御阁妃苦痰嗽终夕不寐面浮如盘时方有甚宠徽宗

幸其阁见之以为虑驰遣呼李李先数用药诏令往内东门供状若三日不效当诛李忧挠技穷与妻对泣忽闻外间叫云咳嗽药一文一贴吃了今夜得睡李使人市药十贴其色浅碧用淡齑水滴麻油数点调服李疑草药性犷或使脏腑滑泄并三为一自试之既而无他于是取三贴合为一携入禁庭授妃请分两服以饵是夕嗽止比晓面肿亦消李虽幸其安而念必宣索方书何辞以对殆亦死尔命仆俟前卖药人过邀入坐饮以巨钟语之曰我见邻里服汝药多效意欲得方倘以传我此诸物为银百两皆以相赠不吝曰一文药安得其值如此防御要得方当便奉告只蚌粉一物新瓦炒令通红拌青黛少许尔（南宋·张杲《医说·治痰嗽》）

1. 断句。
2. 解释加点的词语。
3. 翻译全文。
4. 阐述主旨。

十、养生论

【说明】本文选自明朝嘉靖四年（公元 1525 年）黄省曾刻本《嵇中散集》第 3 卷。作者嵇康（公元 223～263 年），字叔夜，谯郡铚（今安徽宿县西南）人，三国时期魏文学家、思想家、音乐家。因曾任中散大夫，世称嵇中散。他崇尚老庄之学，信奉服食养生之道，主张回归自然。因不满执政的司马氏集团，遂遭诬陷，为司马昭所杀。他能诗善文，精乐理，善鼓琴，著有《与山巨源绝交书》、《幽愤诗》、《琴赋》等。

本文围绕"导养得理"可以长寿的论点，从正反两个方面论述修性保神和服食养生两种互相关联的养生方法，说明只有坚持不懈，才能获得功效。

世或有謂神仙可以學得，不死可以力致者；或云上壽百二十，古今所同，過此以往，莫非妖妄者。此①皆兩失其情。請試粗論之。

夫神仙雖不目②見，然記籍所載，前史所傳，較③而論之，其有必矣。似特受異氣，稟之自然，非積學④所能致也。至於導養⑤得理，以盡性命，上獲千餘歲，下可數百年，可有之耳。而世皆不精，故莫能得之。

何以言之？夫服藥求汗，或有弗獲；而愧情一集，渙然流離⑥。終朝未餐，則囂⑦然思食；而曾子⑧銜哀，七日不飢。夜分⑨而坐，則低迷思寢；內懷殷憂⑩，則達旦不瞑。勁刷理鬢，醇醴⑪發顏，僅乃得之；壯士之怒，赫然⑫殊觀，植髮衝冠。由此言之，精神之於形骸，猶國之有君也。神躁於中，而形喪於外，猶君昏於上，國亂於下也。

①此：指上文的两种说法。
②目：用眼睛，作状语。

③较:通"皎",明白;清楚。

④积学:长期学习。

⑤导养:导气养性。道家的养生之术。

⑥涣然流离:大汗淋漓。涣然,水盛大的样子。流离,犹"淋漓",沾湿或流滴貌。

⑦罍:通"枵",空虚。这里指饥饿。

⑧曾子:名参,字子舆,孔子的学生,以孝著称。

⑨夜分:夜半。

⑩殷忧:深忧。

⑪醇醴:厚味酒。

⑫赫然:盛怒的样子。

　　夫爲稼於湯①之世,偏有一溉之功者,雖終歸於燋爛,必一溉者後枯。然則,一溉之益固不可誣②也。而世常謂一怒不足以侵性,一哀不足以傷身,輕而肆之,是猶不識一溉之益,而望嘉穀③於旱苗者也。是以君子知形恃神以立,神須形以存,悟生理之易失,知一過之害生。故修性以保神,安心以全身,愛憎不棲於情,憂喜不留於意,泊然無感,而體氣和平;又呼吸吐納,服食養身,使形神相親,表裏俱濟也。

　　夫田種④者,一畝十斛⑤,謂之良田,此天下之通稱也。不知區種⑥可百餘斛。田、種⑦一也,至於樹養⑧不同,則功效相懸。謂商無十倍之價,農無百斛之望,此守常而不變者也。

①为稼:种庄稼。汤:商代开国君王。传说商汤时曾大旱七年。

②诬:轻视。

③嘉谷:好的庄稼。

④田种:散播漫种的耕作方法。

⑤斛:量器名,亦为容量单位。古代以十斗为一斛,南宋末改为五斗。

⑥区种:把农作物种在带状低畦或方形浅穴的小区内,精耕细作,集中施肥、灌水,适当密植的耕作方法。

⑦种:种子。

⑧树养:种植管理的方法。

　　且豆令人重①,榆②令人瞑,合歡蠲③忿,萱草④忘憂,愚智所共知也。薰辛⑤害目,豚魚⑥不養,常世所識也。蝨處頭而黑⑦,麝食柏而香⑧,頸處險而癭⑨,齒居晉而黃⑩。推此而言,凡所食之氣,蒸性染身,莫不相應。豈惟蒸之使重而無使輕,害之使暗而無使明,薰之使黃而無使堅,芬之使香而無使延哉?

故神農曰"上藥養命,中藥養性"者,誠知性命之理,因輔養以通也。而世人不察,惟五穀是見,聲色是耽,目惑玄黃⑪,耳務淫哇⑫。滋味煎其府藏,醴醪鬻⑬其腸胃,香芳腐其骨髓,喜怒悖其正氣,思慮銷其精神,哀樂殃其平粹。夫以蕞爾⑭之軀,攻之者非一塗⑮;易竭之身,而外內受敵。身非木石,其能久乎?

①且:句首语气助词。重:身体重滞。《神农本草经》言黑大豆"久服,令人身重"。

②榆:亦称白榆。《神农本草经》言其皮、叶皆能"疗不眠"。

③合欢:一名马缨花。《神农本草经》言其"安五脏,和心志,令人欢乐无忧"。蠲:消除。

④萱草:同"谖草",又名忘忧、宜男、金针花等。古人认为它是可以使人忘忧的一种草。

⑤薰辛:辛辣刺激之物。此指大蒜。

⑥豚鱼:即河豚鱼。李时珍言其"不中食",因其卵巢、血液和肝脏有剧毒。

⑦虱处头而黑:《抱朴子》记载,头虱著身则渐白,身虱著头则渐黑。

⑧麝食柏而香:《名医别录》记载:"麝形似獐,常食柏叶,五月得香。"

⑨颈处险而瘿:意为生活在山区的人,颈部易生瘿。因山区多轻水。《吕氏春秋·尽数》记载:"轻水所,多秃与瘿人。"险,通"岩",山崖。瘿,颈部生长的肿瘤。

⑩齿居晋而黄:意为生活在晋地(今山西一带)的人,牙齿易变黄。

⑪玄黄:《周易·坤卦·文言》有"天玄而地黄"句,后以"玄黄"代称天地。

⑫淫哇:淫邪不正之声。

⑬鬻:"煮"的异体字。

⑭蕞尔:小貌。尔,词尾。

⑮涂:通"途",途径;道路。

其自用①甚者,飲食不節,以生百病;好色不倦,以致乏絕;風寒所災,百毒所傷,中道②夭於眾難。世皆知笑悼,謂之不善持生也。至於措身失理,亡之於微,積微成損,積損成衰,從衰得白,從白得老,從老得終,悶若無端③。中智以下,謂之自然。縱少覺悟,咸歎恨於所遇之初,而不知慎眾險於未兆。是由桓侯抱將死之疾,而怒扁鵲之先見,以覺痛之日,爲受病之始也。害成於微,而救之於著,故有無功之治;馳騁常人之域,故有一切④之壽,仰觀俯察,莫不皆然。以多自證,以同自慰,謂天地之理,盡此而已矣。縱聞養生之事,則斷以所見,謂之不然;其次狐疑,雖少庶幾,莫知所由;其次自力服藥,半年一年,勞而未驗,志以厭衰,中路復廢。或益之以畎澮⑤,而泄之以尾閭⑥,欲坐望顯報者;或抑情忍欲,割棄榮願,而嗜好常在耳目之前,所希在數十年之後,又恐兩失,內懷猶豫,心戰於內,物誘於外,交賒⑦相傾,如此復敗者。

夫至物微妙,可以理知,難以目識。譬猶豫章⑧生七年,然後可覺耳。今以躁競之心,涉希靜⑨之塗,意速而事遲,望近而應遠,故莫能相終。

夫悠悠者既以未效不求,而求者以不專喪業,偏恃者以不兼無功,追術者以小道自溺。凡若此類,故欲之者萬無一能成也。

①自用:只凭自己主观意愿行事,不听劝告。

②中道:中途;半路上。此指生命的中途。

③闷若无端:迷迷糊糊地不知衰亡的原因。闷若,犹闷闷然,愚昧的样子。

④一切:一般;普通。

⑤畎浍:田间水沟,比喻少。

⑥尾闾:传说海水所归之处,比喻多。

⑦交:近。此指物质嗜好之近。赊:远。此指养生效验之远。

⑧豫章:豫,枕木。章,樟木。《史记·司马相如列传》张守节《正义》记载:"二木生至七年,枕、章乃可分别。"

⑨希静:无声。此指清心寡欲的修养。

善養生者則不然也,清虛靜泰,少私寡欲。知名位之傷德,故忽而不營①,非欲而彊禁也;識厚味之害性,故棄而弗顧,非貪而後抑也。外物以累②心不存,神氣以醇泊③獨著。曠然④無憂患,寂然⑤無思慮。又守之以一,養之以和,和理日濟,同乎大順⑥。然後蒸以靈芝,潤以醴泉⑦,晞⑧以朝陽,綏⑨以五絃,無爲自得,體妙心玄,忘歡而後樂足,遺生而後身存。若此以往,庶可與羨門⑩比壽,王喬⑪爭年,何爲其無有哉!

①營:求。

②累:带累;使受害。

③醇泊:淳朴恬静。

④旷然:开朗貌。

⑤寂然:安静貌。

⑥大顺:指安定的境界。语出《老子》第六十五章。

⑦醴泉:甘美的泉水。

⑧晞:晒。

⑨绥:安抚。

⑩羡门:神话人物。事见《史记·秦始皇本纪》。

⑪王乔:即王子乔,神话人物。事见《列仙传》。

【思考与练习】

一、词语注释。

1.（世或有谓神仙可以学得）或有 2.（此皆两失其情）失 3.（夫神仙虽不目见）目 4.（较而论之）较 5.（非积学所能致也）积学 6.（涣然流离）涣然 7.（则嚣然思食）嚣 8.（而曾子衔哀）衔 9.（内怀殷忧）殷忧 10.（醇醴发颜）发颜 11.（赫然殊观）赫然 12.（植发冲冠）植 13.（而形丧于外）丧 14.（一溉之益固不可诬也）诬 15.（而世常谓一怒不足以侵性）侵 16.（爱憎不栖于情）栖 17.（泊然无感）泊 18.（使形神相亲）亲 19.（表里俱济也）济 20.（至于树养不同）树养 21.（则功效相悬）悬 22.（谓商无十倍之价）价 23.（合欢蠲忿）蠲 24.（声色是耽）耽 25.（耳务淫哇）务 26.（哀乐殃其平粹）殃 27.（世皆知笑悼）悼 28.（闷若无端）闷若 29.（纵少觉悟）少 30.（故有一切之寿）一切 31.（交赊相倾）倾 32.（涉希静之涂）希静 33.（清虚静泰）泰 34.（故忽而不营）营 35.（神气以醇泊独著）醇泊 36.（晞以朝阳）晞 37.（绥以五弦）绥

二、语法判断。

1.（世或有谓神仙可以学得）有

2.（夫神仙虽不目见）目

3.（夜分而坐,则低迷思寝）而

4.（何为其无有哉）何为其无有哉

5.（虽少庶几,莫知所由）所

6.（凡所食之气,蒸性染身,莫不相应）莫

7.（纵少觉悟,咸叹恨于所遇之初）少

三、汉字研究。

1.（较而論之,其有必矣）较

2.（终朝未餐,则嚣然思食）嚣

3.（頸處險而瘦）險

4.（聲色是躭）躭

5.（非欲而彊禁也）彊

四、短句直译。

1.夫神仙虽不目见,然记籍所载,前史所传,较而论之,其有必矣。似特受异气,禀之自然,非积学所能致也。至于导养得理,以尽性命,上获千余岁,下可数百年,可有之耳。

2.夫服药求汗,或有弗获;而愧情一集,涣然流离。终朝未餐,则嚣然思食;而曾子衔哀,七日不饥。夜分而坐,则低迷思寝;内怀殷忧,则达旦不瞑。

3.是以君子知形恃神以立,神须形以存,悟生理之易失,知一过之害生。故修性以保神,安心以全身,爱憎不栖于情,忧喜不留于意,泊然无感,而体气和平;又呼吸吐纳,服食养身,

使形神相亲,表里俱济也。

4.夫以蕞尔之躯,攻之者非一涂;易竭之身,而外内受敌。身非木石,其能久乎?

5.善养生者则不然也,清虚静泰,少私寡欲。知名位之伤德,故忽而不营,非欲而强禁也;识厚味之害性,故弃而弗顾,非贪而后抑也。外物以累心不存,神气以醇泊独著。旷然无忧患,寂然无思虑。

五、阅读理解。

或称良医之用药犹良将之用兵其信然哉人之死生倚于医国之存亡倚于将反掌之间吉凶分焉不得其良而用之是以人与国弃也故良将投其兵于敌而敌失其所御良医投其药于病而疾失其所聚兵可以杀敌药可以杀病人皆知之用之有舛则杀病之药不于病而于其人杀敌之兵不于敌而于其国可不慎哉故人之将死而得良医国之将亡而得良将天下之幸无有大于此者而天下之功亦无有逾于此者以此并言良非过矣(明·刘基《诚意伯文集·赠医学录江仲谦序》)

1.断句。

2.解释加点的词语。

3.翻译全文。

4.阐述主旨。

十一、大医精诚

【说明】本文选自1955年人民卫生出版社影印宋刊本《备急千金要方》第1卷。作者孙思邈(公元581~682年),京兆华原(今陕西耀县)人,唐代著名医学家。长期行医于民间,根据自己的临证经验和前人的医学成就,撰著《备急千金要方》和《千金翼方》。《备急千金要方》简称《千金要方》,作者认为"人命至重,贵于千金,一方济之,德逾于此"(《自序》),故以"千金"名书。该书保存了唐代以前许多医学文献资料,是我国现存最早的一部临床实用百科全书。

本文主要论述医生的修养问题。作者认为医生应具有两方面的修养:一是医技要"精",因为医道是"至精至微之事",学习者须"博极医源,精勤不倦"。二是医德要"诚",要确立"普救含灵之苦"的志向,以至诚的态度对待医事。

張湛①曰:"夫經方②之難精,由來尚③矣。"今病有內同而外異,亦有內異而外同,故五藏六腑之盈虛,血脈榮衛之通塞,固非耳目之所察,必先診候以審之。而寸口關尺,有浮沈絃緊之亂;俞穴流注,有高下淺深之差;肌膚筋骨,有厚薄剛柔之異。唯用心精微者,始可與言於茲矣。今以至精至微之事,求之於至麤④至淺之思,其不殆哉!若盈而益之,虛而損之,通而徹之,塞而壅之,寒而冷之,熱而溫之,是重加其疾,而望其生,吾見其死矣。故醫方卜筮⑤,藝能之難精者也,既非神授,何以得其幽微?世有愚者,讀方三年,便謂天下無病可治;及治病三年,乃知天下無方可用。故學者必須博極醫源,精勤不倦,不得道聽途說,而言醫道已了,深自誤哉!

①张湛:字处度,东晋学者,著有《养生集要》和《列子注》。
②经方:通常指《伤寒论》中的方剂。此处指医道。
③尚:久远。
④麤:"粗"的异体字。
⑤卜筮:占卜术。用龟甲占吉凶曰卜,用蓍草占吉凶曰筮。

凡大醫治病,必當安神定志,無欲無求,先發大慈惻隱之心,誓願普救含靈①之苦。若有疾厄來求救者,不得問其貴賤貧富,長幼妍蚩②,怨親善友,華夷③愚智,普同一等,皆如至親之想,亦不得瞻前顧後,自慮吉凶,護惜身命。見彼苦惱,若己有之,深心悽愴,勿避嶮巇④、晝夜、寒暑、飢渴、疲勞,一心赴救,無作功夫⑤形迹之心。如此可爲蒼生⑥大醫,反此則是含靈巨賊。自古名賢治病,多用生命⑦以濟危急,雖曰賤畜貴人,至於愛命,人畜一也。損彼益己,物情同患,況於人乎!夫殺生求生,去生更遠。吾今此方所以不用生命爲藥者,良由此也。其蝱蟲、水蛭之屬,市有先死者,則市⑧而用之,不在此例。只如雞卵一物,以其混沌⑨未分,必有大段⑩要急之處,不得已隱忍⑪而用之。能不用者,斯爲大哲,亦所不及也。其有患瘡痍、下痢,臭穢不可瞻視,人所惡見者,但發慙愧悽憐憂恤之意,不得起一念蒂芥之心,是吾之志也。

①含灵:佛教名词,人类。
②妍蚩:美丑。妍,姣美。蚩,同"媸",丑陋。
③夷:少数民族。
④嶮巇:艰险崎岖。
⑤作:产生。功夫:同"工夫",时间。
⑥苍生:指百姓。
⑦生命:活物。
⑧市:购买。
⑨混沌:天地未分时的状态。此指雏鸡成形前的状态。
⑩大段:重要。
⑪隐忍:克制忍耐。

夫大醫之體,欲得澄神內視,望之儼然①,寬裕汪汪②,不皎不昧。省病診疾,至意深心;詳察形候,纖毫勿失;處判針藥,無得參差③。雖曰病宜速救,要須臨事不惑,唯當審諦④覃思,不得於性命之上,率爾⑤自逞俊快,邀射⑥名譽,甚不仁矣！又到病家,縱綺羅滿目,勿左右顧眄,絲竹湊耳,無得似有所娛,珍羞⑦迭薦,食如無味,醽醁兼陳⑧,看有若無。所以爾者,夫壹人向隅⑨,滿堂不樂,而況病人苦楚,不離斯須。而醫者安然懽娛,傲然自得,茲乃人神之所共恥,至人之所不爲。斯蓋醫之本意也。

①俨然:庄严貌。

②宽裕:气度宽宏。汪汪:水广大貌,此喻胸怀宽广。

③参差:不齐貌,此指差错。

④审谛:详尽审察。审,详尽。谛,审察。

⑤率尔:草率的样子。

⑥邀射:追求;求取。

⑦珍羞:亦作"珍馐",珍贵美味的食品。

⑧醽醁:美酒名。兼陈:同时陈列。

⑨向隅:"向隅而泣"的缩语。对着墙角哭泣。

夫爲醫之法,不得多語調笑,談謔諠譁①,道說是非,議論人物,衒燿②聲名,訾毀諸醫,自矜己德,偶然治差一病,則昂頭戴面③,而有自許之貌,謂天下無雙,此醫人之膏肓④也。

老君曰:"人行陽德⑤,人自報之;人行陰德⑥,鬼神報之。人行陽惡,人自報之;人行陰惡,鬼神害之。"尋此貳途,陰陽報施⑦,豈誣⑧也哉？所以醫人不得恃己所長,專心經略⑨財物,但作救苦之心,於冥運道中⑩,自感多福者耳。又不得以彼富貴,處以珍貴之藥,令彼難求,自衒功能,諒非忠恕之道。志存救濟,故亦曲碎⑪論之,學者不可恥言之鄙俚⑫也。

①谈谑:谈笑。谑,开玩笑。諠譁:"喧哗"的异体字。

②燿:"耀"的异体字。

③戴面:谓仰面。

④膏肓:喻不可救药的恶劣行径。

⑤阳德:指公开有德于人的行为。

⑥阴德:指暗中有德于人的行为。

⑦阴阳报施:即上文所说阳施则有阳报,阴施则有阴报。

⑧诬:欺骗。

⑨经略:谋取。

⑩冥运道中:迷信者所谓阴间世界。

⑪曲碎:琐碎。

⑫耻:"耻"的异体字。鄙俚:粗俗。

【思考与练习】

一、词语注释。

1.（夫经方之难精）经方 2.（由来尚矣）尚 3.（必先诊候以审之）审 4.（有浮沈弦紧之乱）乱 5.（艺能之难精者也）者 6.（而言医道已了）了 7.（若有疾厄来求救者）厄 8.（不得问其贵贱贫富）问 9.（长幼妍蚩）妍 10.（怨亲善友）怨 11.（普同一等）等 12.（虽曰贱畜贵人）贱贵 13.（则市而用之）市 14.（必有大段要急之处）大段 15.（斯为大哲）哲 16.（宽裕汪汪）汪汪 17.（不皎不昧）皎 18.（处判针药）处 19.（无得参差）参差 20.（唯当审谛覃思）审谛覃思 21.（率尔自逞俊快）俊 22.（邀射名誉）邀 23.（珍羞迭荐）迭 24.（谈谑諠譁）谑 25.（訾毁诸医）訾 26.（自矜己德）矜 27.（而有自许之貌）许 28.（寻此贰途）寻 29.（岂诬也哉）诬 30.（专心经略财物）经略 31.（谅非忠恕之道）谅 32.（故亦曲碎论之）曲碎 33.（学者不可耻言之鄙俚也）耻

二、语法判断。

1.（故医方卜筮,艺能之难精者也）艺能之难精者

2.（虽曰贱畜贵人）贵

3.（率尔自逞俊快）尔

4.（今以至精至微之事）今

5.（但发惭愧悽怜忧恤之意）但

6.（无作功夫形迹之心）无

7.（其不殆哉）其

三、汉字研究。

1.（求之於至麤至淺之思）麤

2.（不得問其貴賤貧富,長幼妍蚩）蚩

3.（勿避嶮巇、晝夜、寒暑）嶮

4.（但發慙愧悽憐憂恤之意）慙

5.（談謔諠譁）諠

四、短句直译。

1.世有愚者,读方三年,便谓天下无病可治;及治病三年,乃知天下无方可用。故学者必须博极医源,精勤不倦,不得道听途说,而言医道已了,深自误哉!

2.凡大医治病,必当安神定志,无欲无求,先发大慈恻隐之心,誓愿普救含灵之苦。若有疾厄来求救者,不得问其贵贱贫富,长幼妍蚩,怨亲善友,华夷愚智,普同一等,皆如至亲之想。

3.自古名贤治病,多用生命以济危急,虽曰贱畜贵人,至于爱命,人畜一也。损彼益己,物情同患,况于人乎! 夫杀生求生,去生更远。吾今此方所以不用生命为药者,良由此也。

4. 所以医人不得恃己所长，专心经略财物，但作救苦之心，于冥运道中，自感多福者耳。又不得以彼富贵，处以珍贵之药，令彼难求，自衒功能，谅非忠恕之道。

5. 夫为医之法，不得多语调笑，谈谑喧哗，道说是非，议论人物，衒耀声名，訾毁诸医，自矜己德，偶然治差一病，则昂头戴面，而有自许之貌，谓天下无双。此医人之膏肓也。

五、阅读理解。

夫医者非仁爱不可托也非聪明理达不可任也非廉洁淳良不可信也是以古之用医必选名姓之后其德能仁恕博爱其智能宣畅曲解能知天地神祇之次能明性命吉凶之数处虚实之分定逆顺之节原疾疹之轻重而量药剂之多少贯微达幽不失细小如此乃谓良医且道家则尚冷以草木用冷生医家则尚温以血脉以暖通徒知其大趣不达其细理不知刚柔有轻重节气有多少进退盈缩有节却也名医达脉者求之寸口三候之间则得之矣度节气而候温冷参脉理而合轻重量药石皆相应此可谓名医医有有名而不良者有无名而良者人主之用药必参知而隐括之（梁·杨泉《物理论》）

1. 断句。

2. 解释加点的词语。

3. 翻译全文。

4. 阐述主旨。

十二、与薛寿鱼书

【说明】本文选自《四部备要》本《小仓山房诗文集》第 19 卷。作者袁枚（公元 1716～1798 年），字子才，号简斋，世称随园先生，钱塘（今浙江杭州）人，清代文学家，著有《小仓山房诗文集》、《随园诗话》等。

本文是作者针对薛寿鱼为清代著名温病学家薛雪所写的墓志"无一字及医"的情况，批评其轻医学而重理学的思想，通过分析"道"与"艺"的关系，阐明了"学在躬行，不在讲"的观点，从而表达了自己对薛雪的敬仰之情。

谈何容易①！天生一不朽之人，而其子若孙必欲推而纳之於必朽之處，此吾所爲悁悁②而悲也。夫所謂不朽者，非必周孔③而後不朽也。羿④之射，秋之弈⑤，俞跗之醫，皆可以不朽也。使必待周孔而後可以不朽，則宇宙間安得有此紛紛之周孔哉？子之大父⑥一瓢先生，醫之不朽者也，高年不禄⑦，僕方思輯其梗概，以永其人，而不意寄來墓志⑧無一字及醫，反託於陳文恭公講學云云。嗚呼！自是而一瓢先生不傳矣！朽矣！

①谈何容易：谈说议论岂可轻易！此谓要改变对薛雪的评价不可轻率。

②悁悁：忧闷貌。

③周孔：周公和孔子。

④羿：即后羿，善射。

⑤秋：即弈秋，善弈。弈：下棋。

⑥大父：祖父。

⑦不禄：士"死"的委婉语。

⑧墓志：放在墓中刻有死者传记的石刻。此指其抄文。

　　夫學在躬行①，不在講也。聖學②莫如仁，先生能以術仁③其民，使無夭札，是卽孔子老安少懷④之學也。素位而行學⑤，孰大於是，而何必捨之以他求？陽明⑥勳業爛然，胡世寧⑦笑其多一講學；文恭公亦復爲之，於余心猶以爲非。然而，文恭，相公⑧也；子之大父，布衣⑨也。相公借布衣以自重，則名高；而布衣挾相公以自尊，則甚陋。今執途之人⑩而問之曰：一瓢先生非名醫乎？雖子之仇，無異詞也。又問之曰：一瓢先生其理學乎？雖子之戚，有異詞也。子不以人所共信者傳先人，而以人所共疑者傳先人⑪，得毋以"藝成而下⑫"之說爲斤斤乎？不知藝卽道之有形者也。精求之，何藝非道？貌襲⑬之，道藝兩失。燕噲⑭、子之何嘗不託堯舜以鳴高，而卒爲梓匠輪輿⑮所笑。醫之爲藝，尤非易言。神農始之，黃帝昌之，周公使冢宰領⑯之，其道通於神聖。今天下醫絕矣，惟講學一流轉未絕者，何也？醫之效立見，故名醫百無一人；學之講無稽，故村儒⑰舉目皆是。子不尊先人於百無一人之上，而反賤之於舉目皆是之中，過矣！卽或衰年無俚⑱，有此附會，則亦當牽連書之，而不可盡沒有所由來。僕昔疾病，性命危篤，爾時雖十周、程、張、朱何益？而先生獨能以一刀圭活之，僕所以心折而信以爲不朽之人也。慮此外必有異案良方，可以拯人，可以壽世者，輯而傳焉，當高出語錄⑲陳言萬萬。而乃諱而不宣，甘捨神奇以就臭腐，在理學中未必增一偏席，而方伎⑳中轉失一眞人矣。豈不悖哉！豈不惜哉！

①躬行：亲身实践。

②圣学：孔子之学。

③仁：仁爱，用作动词。

④老安少怀：《论语·公冶长》记载："老者安之，朋友信之，少者怀之。"

⑤素位：不居官位。行学：奉行仁爱之学。

⑥阳明：即王守仁，字伯安，因筑室于故乡余姚（今属浙江）阳明洞中，世称阳明先生。明代哲学家、教育家，官至兵部尚书，卒谥文成。

⑦胡世宁：字永清，明代仁和（今浙江杭州）人，弘治年间进士，官至兵部尚书，卒谥端敏。

⑧相公：此指高官。

⑨布衣:平民。

⑩途之人:路人。此指任何人。

⑪传:为……立传。先人:祖先。此指祖父。

⑫艺成而下:意为技艺取得成就,居于下位。

⑬袭:仿效。

⑭燕哙:战国时燕国国君,公元前320~前318年在位。在位的第三年把君位让给相国子之,导致内讧、外侵。

⑮梓匠轮舆:梓人、匠人、轮人、舆人,泛指工匠。

⑯冢宰:又称大宰,周代官名,为六卿之首。领:统领;统管。

⑰村儒:指才疏学浅的文人。

⑱衰年:晚年;老年。无俚:无聊。

⑲语录:言论的记录。此指程、朱等人的《语录》。

⑳方伎:同"方技"。

【思考与练习】

一、词语注释。

1.(此吾所为惛惛而悲也)惛惛 2.(则宇宙间安得有此纷纷之周孔哉)纷纷 3.(高年不禄)禄 4.(仆方思辑其梗概)辑 5.(以永其人)永 6.(夫学在躬行)躬 7.(圣学莫如仁)如 8.(素位而行学)素位 9.(阳明勋业烂然)勋 10.(今执途之人而问之曰)执 11.(子不以人所共信者传先人)传 12.(得毋以"艺成而下"之说为斤斤)斤斤 13.(貌袭之)袭 14.(即或衰年无俚)无俚 15.(有此附会)附会 16.(仆所以心折而信以为不朽之人也)折 17.(而方伎中转失一真人矣)方伎 18.(岂不悖哉)悖

二、语法判断。

1.(仆方思辑其梗概,以永其人)永

2.(而先生独能以一刀圭活之)独

3.(而何必舍之以他求)他

4.(而卒为梓匠轮舆所笑)为

5.(仆昔疾病,性命危笃)仆

6.(素位而行学,孰大于是)于

7.(阳明勋业烂然,故世宁笑其多一讲学)多

三、汉字研究。

1.(僕所以心折而信以爲不朽之人也)僕

2.(今執途之人而問之曰)執

3.(反託於陳文恭公講學云云)託

4.（貌襲之,道藝兩失）襲

5.（學之講無稽,故村儒舉目皆是）講

四、短句直译。

1. 子之大父一瓢先生,医之不朽者也,高年不禄,仆方思辑其梗概,以永其人,而不意寄来墓志无一字及医,反托于陈文恭公讲学云云。呜呼! 自是而一瓢先生不传矣。

2. 夫学在躬行,不在讲也。圣学莫如仁,先生能以术仁其民,使无夭札,是即孔子老安少怀之学也。素位而行学,孰大于是,而何必舍之以他求?

3. 子不以人所共信者传先人,而以人所共疑者传先人,得毋以"艺成而下"之说为斤斤乎? 不知艺即道之有形者也。精求之,何艺非道? 貌袭之,道艺两失。

4. 医之为艺,尤非易言,神农始之,黄帝昌之,周公使冢宰领之,其道通于神圣。

5. 仆昔疾病,性命危笃,尔时虽十周、程、张、朱何益? 而先生独能以一刀圭活之,仆所以心折而信以为不朽之人也。虑此外必有异案良方,可以拯人,可以寿世者,辑而传焉,当高出语录陈言万万。

五、阅读理解。

古之时庸医杀人今之时庸医不杀人亦不活人使其人在不死不活之间其病日深而卒至于死夫药有君臣人有强弱有君臣则用有多少有强弱则剂有半倍多则专专则其效速倍则厚厚则其力深今之用药者大抵杂泛而均停既见之不明而又治之不勇病所以不能愈也而世但以不杀人为贤岂知古之上医不能无失周礼医师岁终稽其医事以制其食十全为上十失一次之十失二次之十失三次之十失四为下（清·顾炎武《日知录·医师》）

1. 断句。

2. 解释加点的词语。

3. 翻译全文。

4. 阐述主旨。

十三、与崔连州论石钟乳书

【说明】本文选自宋代世采堂刻本《河东先生集》第 32 卷。作者柳宗元(公元 773～819 年),字子厚,河东(今山西永济)人,世称柳河东,官至监察御史、礼部员外郎。因参与王叔文领导的革新运动,失败后被贬为永州司马,后改为柳州刺史。著有《河东先生集》,今人辑有《柳宗元集》。

本文是作者针对崔连州服食石钟乳,并认为石钟乳"土之所出乃良,无不可"的看法,广征博引,多方论证了"不必唯土之信"的观点,指出"土之所出"质地也有优劣之分,功用有好坏之别,同时表明自己写此信的目的是"固子敬之寿"。

宗元白①:前以所致石鍾乳②非良,聞子敬所餌與此類,又聞子敬時憒悶動作③，宜④以爲未得其粹美，而爲麤礦燥悍⑤所中，懼傷子敬醇懿⑥，仍習謬誤，故勤勤⑦以云也。

再獲書辭，辱⑧徵引地理證驗多過數百言，以爲土⑨之所出乃良，無不可者。是將⑩不然。夫言土之出者，固多良而少不可，不謂其咸無不可也。

①白：稟告；陈述。

②石钟乳：即钟乳石，由含碳酸钙的水溶液从岩石裂隙滴下，经水分蒸发后积淀而成。《神农本草经》记载："主咳逆上气，明目，益精，安五藏，通百节，利九窍，下乳汁。"

③愦闷：烦闷。愦，昏乱。动作：发作。

④宜：似；大概。

⑤麤矿：粗糙的矿石(石钟乳)。麤，"粗"的异体字。燥悍：干燥猛烈的药性。

⑥醇懿：淳朴的美德。这里意为贵体。

⑦勤勤：恳切。

⑧辱：谦词，犹言"承蒙"。

⑨土：产地。

⑩将：殆；大概。

艸木之生者依於土，然卽其類也，而有居山之陰陽①，或近水，或附石，其性移焉。又況鍾乳直產於石，石之精麤疏密，尋尺②特異，而穴之上下、土之薄厚、石之高下不可知，則其依而產者，固不一性。然由其精密而出者，則油然而清，烱然③而輝，其竅滑以夷④，其肌廉⑤以微，食之使人榮華溫柔⑥，其氣宣流⑦，生胃通腸，壽善康寧，心平意舒，其樂愉愉⑧。由其麤疎而下⑨者，則奔突結澀⑩，乍大乍小，色如枯骨，或類死灰，淹領不發，叢齒⑪積穢，重濁頑璞，食之使人偃蹇⑫壅鬱，泄火生風，戟喉癢⑬肺，幽關⑭不聰，心煩喜怒，肝舉⑮氣剛，不能和平，故君子慎焉。取其色之美，而不必唯土之信，以求其至精，凡爲此也。幸子敬餌之近，不至於是，故可止禦也。

①山之阴阳：山的南北。山南为阳，山北为阴。

②寻尺：形容距离很近。寻，八尺。

③烱然：明亮的样子。烱，"炯"的异体字。

④夷：平。

⑤肌：表皮。廉：洁净。

⑥荣华：谓气血旺盛。温柔：皮肤细嫩。

⑦宣流：和畅。

⑧愉愉：和悦的样子。

⑨下：出。

⑩奔突结澁：言劣质石钟乳的形状毫无规则。结澁，疙瘩粗糙。澁，"涩"的异体字。

⑪丛：聚集。齿：指齿形。

⑫偃蹇：困顿。

⑬戟：刺激。痒：刺激。

⑭幽关：听力。

⑮肝举：肝火旺盛。

　　必若土之出無不可者，則東南之竹箭①，雖旁歧揉曲，皆可以貫犀革；北山之木，雖離奇液瞞②、空中立枯者，皆可以梁百尺之觀③，航千仞④之淵；冀之北土，馬之所生⑤，凡其大耳短脰、拘攣跁跌⑥、薄蹄而曳者，皆可以勝百鈞⑦，馳千里；雍⑧之塊璞，皆可以備砥礪⑨；徐之糞壤⑩，皆可以封大社⑪；荆⑫之茅，皆可以縮酒⑬；九江之元龜⑭，皆可以卜；泗濱⑮之石，皆可以擊攷。若是而不大謬者少矣。其在人也，則魯之晨飲其羊、關轂而輠輪⑯者，皆可以爲師儒；盧⑰之沽名者，皆可以爲太醫；西子⑱之里，惡⑲而矉者，皆可以當⑳侯王；山西之冒沒㉑輕儳、沓貪而忍者，皆可以鎣凶門㉒，制閫外；山東㉓之稚騃樸鄙、力農桑、啖棗栗者，皆可以謀謨於廟堂㉔之上。若是則反倫悖道甚矣。何以異於是物哉！

　　①竹箭：小竹。《尔雅·释地》记载："东南之美者，有会稽之竹箭焉。"

　　②离奇：木根盘屈的样子。液瞞：脂液渗出。

　　③梁：制作栋梁，用作动词。观：楼台。

　　④仞：古代长度单位。陶方琦《说文仞字八尺考》记载：周制一仞为八尺，汉制为七尺，东汉末为五尺六寸。

　　⑤"冀之北土"二句：语出《左传·昭公四年》。冀之北土，相当今河北与山西北部。古人认为这里是良马的产地。

　　⑥脰：颈项。跌：脚掌。

　　⑦胜：堪任。钧：古代重量单位，一钧为三十斤。

　　⑧雍：雍州，今陕西、甘肃和内蒙古额济纳之地，古九州之一。

　　⑨砥砺：磨刀石。细者为砥，粗者为砺。

　　⑩徐：徐州，今江苏、山东、安徽的部分地区，古九州之一。粪壤：秽土。

　　⑪封：建筑。社：祭土神的地方，即社宫、社庙。

　　⑫荆：荆州，今湖北、湖南的部分地区，古九州之一。

　　⑬缩酒：古代祭祀，束茅立于祭前，沃酒于茅上，酒渗而下，如神饮酒，故称缩酒。

　　⑭九江：一般指浔阳，今湖北广济、黄梅一带。元龟：大龟，古代用以占卜。

　　⑮泗濱：泗水岸边。泗，河流名，也叫泗水或泗河，在山东省中部。《尚书·禹贡》有"泗濱浮磬"句，意为泗水岸边有可作磬的石头，故下言"击攷"。

⑯晨饮其羊：《孔子家语·相鲁》记载："鲁之贩羊有沈犹氏者，常朝饮其羊，以诈市人。及孔子为政，沈犹氏不敢朝饮其羊。"后泛指欺诈牟利。关毂而辌轮：语出《礼记·杂记下》，孔颖达疏："关，穿也。辌，回也。谓作轮之人以扶病之杖关穿车毂中而回转其轮。"毂，车轮中心的圆木，周围与车辐的一端相接，中有圆孔。因孔子是鲁国人，故下文云"皆可以为师儒"。

⑰卢：春秋时齐地，今山东省长清县西南。因扁鹊是卢人，世称"卢医"，故下文言"皆可以为太医"。

⑱西子：西施，春秋时越国美女，是吴王夫差最宠爱的妃子。

⑲恶：丑陋。

⑳当：匹配。

㉑山西：指函谷关以西地区，即关西。冒没：同"冒昧"，莽撞。

㉒凶门：古代将领出征时，凿一扇向北的门，由此出发，以示必死的决心。

㉓山东：指函谷关以东地区，即关东。

㉔谋谟：计谋；策划，同义词复用。庙堂：朝廷。

　　是故《经》①中言丹砂者，以类芙蓉而有光；言当归者，以类马尾蚕首②；言人参者，以人形③；黄芩以腐肠④；附子八角⑤；甘遂赤肤⑥。类不可悉数。若果土宜⑦乃善，则云生某所，不当又云某者良也。又，《经》注⑧曰：始兴⑨为上，次乃广、连，则不必服。正为始兴也。

①《经》：指《神农本草经》和《本草经集注》、《新修本草》等。《新修本草》言丹砂分土砂和石砂两种。石砂中最好的叫光明砂，其砂"形似芙蓉，破之如云母，光明照彻"。

②马尾蚕首：《新修本草》记载，当归"宕州（今甘肃宕昌）最胜，细叶者名蚕当归，大叶者名马尾当归"，故云。

③人形：《名医别录》记载，参"如人形者有神"。

④腐肠：黄芩的别名。《本草经集注》记载："圆者名子芩，为胜；破者名宿芩，其腹中皆烂，故名腐肠。"

⑤附子八角：《本草经集注》记载："附子以八月上旬采八角者良。"

⑥甘遂赤肤：《本草经集注》谓甘遂"赤皮者胜"。

⑦土宜：不同性质的土壤适宜于不同种类生物的生长，故称。此指产地生长的药物。

⑧《经》注：以下十二字的意思引自《新修本草·石钟乳》。

⑨始兴：郡名，今广东连江、滃江流域以北地区。

　　今再三为言者，唯欲得其英精①，以固子敬之寿，非以知药石角②技能也。若以服饵不必利己，姑胜务③人而夸辩博，素不望此于子敬。其不然明矣，故毕其說。宗元再拜。

①英精:精华。此指优质的石钟乳。

②角:较量。

③胜务:一本为"务胜"。胜,取胜。务,求。

【思考与练习】

一、词语注释。

1.（又闻子敬时愦闷动作）愦　2.（而为粗矿燥悍所中）中　3.（惧伤子敬醇懿）醇懿　4.（故勤勤以云也）勤勤　5.（寻尺特异）寻　6.（则油然而清）清　7.（烔然而辉）烔　8.（其窍滑以夷）夷　9.（其肌廉以微）廉　10.（食之使人荣华温柔）荣华　11.（其乐愉愉）愉愉　12.（食之使人偃蹇壅郁）偃蹇　13.（戟喉痒肺）戟、痒　14.（皆可以梁百尺之观）梁　15.（皆可以胜百钧）胜　16.（皆可以备砥砺）备　17.（皆可以封大社）封　18.（恶而瞒者）恶　19.（皆可以当侯王）当　20.（山西之冒没轻僄）轻　21.（皆可以谋谟于庙堂之上）谋谟　22.（非以知药石角技能也）角　23.（姑胜务人而夸辩博）务

二、语法判断。

1.（皆可以梁百尺之观）梁

2.（闻子敬所饵与此类）所

3.（以为土之所出乃良,无不可者）无

4.（其窍滑以夷,其肌廉以微）以

5.（取其色之美,而不必唯土之信）唯土之信

6.（何以异于是物哉）何以

7.（若果土宜乃善,则云生某所）若

三、汉字研究。

1.（而爲矗磺燥悍所中）矗

2.（艸木之生者依於土）艸

3.（叢齒積頿）叢

4.（雍之塊璞,皆可以備砥礪）備

5.（附子八角,甘遂赤膚）膚

四、短句直译。

1.钟乳直产于石,石之精粗疏密,寻尺特异,而穴之上下、土之薄厚、石之高下不可知,则其依而产者,固不一性。

2.由其精密而出者,则油然而清,烔然而辉,其窍滑以夷,其肌廉以微,食之使人荣华温柔,其气宣流,生胃通肠,寿善康宁,心平意舒,其乐愉愉。

3.由其粗疏而下者,则奔突结涩,乍大乍小,色如枯骨,或类死灰,淹悴不发,丛齿积頿,

重浊顽璞,食之使人偃蹇壅郁,泄火生风,戟喉痒肺,幽关不聪,心烦喜怒,肝举气刚,不能和平,故君子慎焉。

4. 冀之北土,马之所生,凡其大耳短脰、拘挛踠跌、薄蹄而曳者,皆可以胜百钧,驰千里。

5. 必若土之出无不可者,则东南之竹箭,虽旁歧揉曲,皆可以贯犀革;北山之木,虽离奇液瞒、空中立枯者,皆可以梁百尺之观,航千仞之渊。

五、阅读理解。

文以载道医虽小道亦道也则医书亦载道之车也顾其文繁而义晦读者卒未易得其指归初学苦之瑶少多病失学于圣贤大道无所得雅不欲为浮靡之辞以贻虚车诮因念道之大者以治心其次以治身庄子曰哀莫大于心死而身死次之医所以治身也身死则心无所寄固小道中之大者爰取少日所诵岐黄家言芟其繁芜疏其湮郁参以己见泐为一书用以阶梯初学非敢谓是载道之车欲使升车者借此以登如履碥石云耳故以碥名编(清·何梦瑶《医碥》自序)

1. 断句。

2. 解释加点的词语。

3. 翻译全文。

4. 阐述主旨。

十四、秦医缓和

【说明】本文节选自《左传·成公十年》及《左传·昭公元年》。标题为编者所加。《左传》相传为春秋末期鲁国史官左丘明所著。它反映了春秋时期剧烈的社会矛盾和利益冲突,是记载这一阶段历史的重要文献,对后世史学和文学都产生了重大的影响。

本文所记述的是秦国名医缓与和为晋国国君诊病的故事,反映了当时中医学对疾病的认识,记载了"六气致病"的病因学说。而文中的"膏肓"、"二竖"等语,作为典故为后世广为引用。

晋侯①梦大厉,被②发及地,搏膺而踊,曰:"杀余孙,不义。余得请於帝③矣!"坏大门及寝门而入。公惧,入于室,又坏户④。公觉,召桑田巫⑤。巫言如梦。公曰:"何如?"曰:"不食新⑥矣。"

公疾病⑦,求医于秦。秦伯使医缓⑧为之。未至,公梦疾为二竖子⑨,曰:"彼,良医也。惧伤我,焉逃之?"其一曰:"居肓之上,膏之下,若我何?"医至,曰:"疾不可为也。在肓之上,膏之下,攻之不可,达之不及,药不至焉,不可为也。"公曰:"良医也!"厚为之礼而归之。

六月丙午,晋侯欲麦,使甸人⑩献麦,馈人⑪为之。召桑田巫,示而杀之。将食,张⑫,如厕,陷而卒。小臣⑬有晨梦负公以登天,及日中,负晋侯出诸厕,遂以爲殉。

①晋侯：即晋景公姬獳，公元前 599 ~ 前 581 年在位。

②被：通"披"。

③请于帝：向天帝请求。

④户：单扇门。

⑤桑田巫：桑田地方的巫者。桑田，今河南灵宝附近。

⑥不食新：不能吃到新麦。

⑦疾病：患重病。

⑧秦伯：秦桓公，公元前 603 ~ 前 577 年在位。医缓：缓是医生的名字。

⑨豎子：儿童。豎，"竖"的异体字。

⑩甸人：为天子、诸侯管理藉田（由天子、诸侯亲自过问耕作的土地）的官员。

⑪馈人：为诸侯主办饮食的官员。

⑫张：通"胀"。

⑬小臣：商、西周初期的朝廷官员。西周中期以后，指职位低下的小吏。

　　晉侯^①求醫于秦，秦伯使醫和^②視之。曰："疾不可爲也，是謂近女室，疾如蠱^③。非鬼非食，惑以喪志，良臣將死，天命不佑。"公曰："女不可近乎？"對曰："節之。先王之樂，所以節百事也，故有五節^④。遲速本末以相及，中聲以降。五降之後，不容彈矣。於是有煩手淫聲，慆堙心耳，乃忘平和，君子弗聽也。物亦如之。至于煩，乃舍也已，無以生疾。君子之近琴瑟^⑤，以儀節也，非以慆心也。天有六氣^⑥，降生五味，發爲五色，徵爲五聲。淫^⑦生六疾。六氣曰：陰、陽、風、雨、晦、明也。分爲四時，序^⑧爲五節，過則爲菑：陰淫寒疾，陽淫熱疾，風淫末疾，雨淫腹疾，晦淫惑疾，明淫心疾。女，陽物而晦時，淫則生內熱惑蠱之疾。今君不節不時，能無及此乎？"

①晋侯：指晋平公，名彪，公元前 557 ~ 前 532 年在位。

②秦伯：指秦景公，公元前 576 ~ 前 537 年在位。医和：和是医生的名字。

③蛊：蛊疾，指心志沉迷惑乱的疾病。

④五节：宫、商、角、徵、羽。

⑤琴瑟：古代乐器名，这里比喻女色。

⑥六气：即阴、阳、风、雨、晦、明六种气象。

⑦淫：过度，失去节制。

⑧序：按次序排列。

　　出，告趙孟。趙孟曰："誰當良臣？"對曰："主^①是謂矣。主相晉國，於今八年,晉國無亂,諸侯無闕,可謂良矣。和聞之,國之大臣,榮其寵祿^②,任其大節。有菑禍興,而無改焉,必受其咎。今君至於淫以生疾,將不能圖恤社稷,禍孰大焉? 主不能禦,吾是以云也。"趙孟曰:"何謂蠱?"對曰:"淫溺惑亂之所生也。於文^③,皿蟲爲蠱。穀之飛亦爲蠱。在《周易》,女惑男、風落山謂之蠱。皆同物^④也。"趙孟曰:"良醫也。"厚其禮而歸之。

①主:指赵孟。
②宠禄:恩宠与利禄。
③文:文字。
④同物:同类。

【思考与练习】

一、词语注释。

1.(晋侯梦大厉)厉 2.(被发及地)被 3.(搏膺而踊)踊 4.(又坏户)户 5.(不食新矣)新 6.(公疾病)疾病 7.(厚为之礼而归之)归 8.(晋侯欲麦)麦 9.(示而杀之)示 10.(将食,张,如厕)张 11.(负晋侯出诸厕)负 12.(于是有烦手淫声)烦 13.(慆堙心耳)慆堙 14.(君子之近琴瑟)琴瑟 15.(主相晋国)相 16.(荣其宠禄)荣 17.(任其大节)大节 18.(将不能图恤社稷)图恤 18.(厚其礼而归之)厚

二、语法判断。

1.(厚为之礼而归之)归

2.(六月丙午,晋侯欲麦)麦

3.(非以慆心也)以

4.(今君不节不时)时

5.(主不能御,吾是以云也)是以

6.(坏大门及寝门而入)而

7.(将食,张,如厕)张

三、汉字研究。

1.(晉侯夢大厲,被髮及地)被

2.(公夢疾爲二豎子)豎

3.(過則爲菑)菑

4.(君子弗聽也)聽

5.(巫言如夢)夢

四、短句直译。

1.六月丙午,晋侯欲麦,使甸人献麦,馈人为之。召桑田巫,示而杀之。将食,张,如厕,陷而卒。

2.先王之乐,所以节百事也,故有五节。迟速本末以相及,中声以降。五降之后,不容弹矣。于是有烦手淫声,慆堙心耳,乃忘平和,君子弗听也。

3.和闻之,国之大臣,荣其宠禄,任其大节。有灾祸兴,而无改焉,必受其咎。今君至于淫以生疾,将不能图恤社稷,祸孰大焉?

4.疾不可为也,在肓之上,膏之下,攻之不可,达之不及,药不至焉,不可为也。

5.公疾病,求医于秦。秦伯使医缓为之。未至,公梦疾为二竖子,曰:"彼,良医也。惧伤我,焉逃之?"

五、阅读理解。

诊病可闻而知之者较少然不可不辨也外感声多壮厉内伤声多怯弱闻呼吸而辨其调否闻鼻息而辨其利否床帐内有病气知其邪之深床帐内无病气知其邪之浅语言舛错恐其邪之伏语言清白恐其内之伤哼声不止恐疼痛之难禁怠惰懒言恐形神之交惫此皆闻之不可忽者也(清·李冠仙《知医必辨·诊病须知四诊》)

1.断句。

2.解释加点的词语。

3.翻译全文。

4.阐述主旨。

十五、医话三则

【说明】本文第一则节选自乾隆壬子(公元 1792 年)刊本《吴医汇讲·书方宜人共识说》。《吴医汇讲》由清代乾隆年间医学家唐大烈主编。《书方宜人共识说》作者顾文烜,字雨田,吴县(今属江苏)人,乾隆年间医学家。文章主要说明书写医方要通俗明了,"字期清爽,药期共晓",以免耽误病情。第二则选自《中国医学大成》本《冷庐医话》第 2 卷。作者陆以湉,字薪安,桐乡(今属浙江)人,晚清医学家。文章举例说明医生诊察疾病时只有周密观察,用心思考,才能把握病因,了解病情。第三则选自《中国医学大成》本《对山医话》第 1 卷。作者毛对山,字祥麟,上海人,清末医学家。文章通过自己的亲身经历,说明诊脉是诊察疾病的重要手段,但并不能作为唯一的依据。

医话是中医著述的一种体裁,属于医学小品文。它常为随手笔录,形式多样,或夹叙夹议地说理,或简明扼要地述事,篇幅短小,内容广泛,含义深刻,意味隽永,足资参阅。

(一)

國家徵賦,單曰易知①;良將用兵,法云貴速。我儕之治病亦然。嘗見一醫方開小草,市人不知爲遠志之苗,而用甘草之細小者。又有一醫方開蜀漆,市人不知爲常山之苗,而令加乾漆者。凡此之類——如寫玉竹爲萎蕤,乳香爲薰陸,天麻爲獨搖草,人乳爲蟠桃酒,鴿糞爲左蟠龍,竈心土爲伏龍肝者——不勝枚舉。但方書原有古名,而取用宜乎通俗。若圖立異②矜奇,致人眼生不解,危急之際,保無誤事?

又有醫人工於草書者,醫案人或不識,所係尚無輕重③。至於藥名,則藥鋪中人豈能盡識草書乎?孟浪者約略撮之而貽誤,小心者往返詢問而羈延。可否相約同人,凡書方案,字期清爽,藥期④共曉?

①易知:即易知由单。由单,又称由帖,交纳田赋的通知书。单上写明田地等级、人口多少、应征款项和起交存留等。

②立异:标新立异,不同于众。

③轻重:义偏于"重"。

④期:必定。

(二)

太平①崔默庵醫多神驗。有一少年新娶,未幾出痘,徧身皆腫,頭面如斗。諸醫束手,延默庵診之。默庵診症,苟不得其情,必相對數日沈思,反覆診視,必得其因而後已。診此少年時,六脈平和,惟稍虛耳,驟不得其故。時因肩輿②道遠腹餓,即在病者榻前進食。見病者以手擘目,觀其飲啖,蓋目眶盡腫,不可開合③也。問:"思食否?"曰:"甚思之,奈爲醫者戒余勿食何?"崔曰:"此症何礙於食?"遂命之食。飲啖甚健,愈不解。

久之,視其室中,牀榻桌椅漆氣熏人,忽大悟,曰:"余得之矣!"亟命別遷一室,以螃蟹數觔生搗,徧敷其身。不一二日,腫消痘現,則極順之症也。蓋其人爲漆所咬,他醫皆不識云。

①太平:地名,今安徽当涂。

②肩舆:轿子。

③开合:义偏于"开"。

(三)

余初讀《靈》、《素》諸書,覺其經義淵深,脈理錯雜,每若望洋①意沮。繼復併心壹志,徧覽前賢註釋,有所疑,則鎮日②默坐苦思而力索之,乃漸通五運六氣、陰陽應象③之理。每調氣度脈,浪④決人生死,亦時或有驗。

憶昔避兵鄉里,對巷有吳某晨起方灑掃,忽仆地不語,移時始醒。延余診視,仍能起坐接談。按脈則勢急而銳,真有發如奪索⑤者,蓋腎氣敗也,危期當不越宿。遽辭以出,人咸不之信。詎日未昃⑥,而氣絕矣。又布商周某,偶感微疾,就余診視。余曰:"今所患勿藥可愈。惟按心脈⑦獨堅,濕痰阻氣,氣有餘卽是火,火鬱不散當發癰。"時周腦後生細瘡,累累若貫珠。余曰:"君以此無所苦,一旦勃發,爲害非淺,亟宜愼之。"彼終不爲意。及明春,果以腦後毒發而死。據此,則憑脈決症,似乎如響斯應矣。

　豈知脈理微茫,又有不可臆斷者。余有戚某過余齋,形色困憊,詢知患咳經月,行動氣喘,故來求治。診其脈至而不定,如火薪然⑧。竊訝其心精已奪,草枯當死。戚固寒士,余以不便明言,特贈二金,惟令安養,時已秋半。及霜寒木落⑨,往探之,而病已痊。細思其故,得毋來診時日已西沉,行急而咳亦甚,因之氣塞脈亂,乃有此象歟?然惟於此而愈不敢自信矣。

①望洋:仰視貌,比喻力不从心,无可奈何。
②镇日:整天。
③阴阳应象:人体脏腑阴阳与四时五行阴阳的现象对应联系。
④浪:轻率;随便。
⑤夺索:争夺之绳索,比喻引长而坚劲之死脉。语出《素问·平人气象论》。
⑥詎:至;到。昃:日西斜。
⑦心脉:左手寸脉。
⑧如火薪然:如同刚燃烧的火焰摇晃不定。《素问·大奇论》有"脉见如火薪然,是心精之予夺也,草干而死"句。然,同"燃"。
⑨木落:树叶凋落。

【思考与练习】

一、词语注释。

1.(单曰易知)易知 2.(法云贵速)贵 3.(又有医人工于草书者)工 4.(孟浪者约略撮之而贻误)孟浪 5.(小心者往返询问而羁延)羁延 6.(字期清爽)期 7.(延默庵诊之)延 8.(见病者以手擘目)擘 9.(不可开合也)开合 10.(以螃蟹数斤生捣)生 11.(盖其人为漆所咬)咬 12.(每若望洋意沮)望洋 13.(詎日未昃)詎 14.(如火薪然)然 15.(特赠二金)二金

二、语法判断。

1.(良将用兵,法云贵速)贵
2.(又有医人工于草书者)医人工于草书者
3.(盖其人为漆所咬,他医皆不识云)他
4.(遽辞以出,人咸不之信)人咸不之信
5.(今所患勿药可愈)所

6.(医案人或不识)或

7.(而用甘草之细小者)甘草之细小者

三、汉字研究。

1.(此症何礙於食)礙

2.(徧覽前賢註釋)徧

3.(豈知脈理微茫)脈

4.(如火薪然)然

5.(火鬱不散當發癰)鬱

四、短句直译。

1.又有医人工于草书者,医案人或不识,所系尚无轻重。至于药名,则药铺中人岂能尽识草书乎?孟浪者约略撮之而贻误,小心者往返询问而羁延。可否相约同人,凡书方案,字期清爽,药期共晓。

2.有一少年新娶,未几出痘,遍身皆肿,头面如斗。诸医束手,延默庵诊之。默庵诊症,苟不得其情,必相对数日沉思,反复诊视,必得其因而后已。诊此少年时,六脉平和,惟稍虚耳,骤不得其故。

3.余初读《灵》、《素》诸书,觉其经义渊深,脉理错杂,每若望洋意沮。继复并心壹志,遍览前贤注释,有所疑,则镇日默坐苦思而力索之,乃渐通五运六气、阴阳应象之理。每调气度脉,浪决人生死,亦时或有验。

4.忆昔避兵乡里,对巷有吴某晨起方洒扫,忽仆地不语,移时始醒。延余诊视,仍能起坐接谈。按脉则势急而锐,真有发如夺索者,盖肾气败也,危期当不越宿。遽辞以出,人咸不之信。诘日未昃,而气绝矣。

5.余有戚某过余斋,形色困惫,询知患咳经月,行动气喘,故来求治。诊其脉至而不定,如火薪然。窃讶其心精已夺,草枯当死。戚固寒士,余以不便明言,特赠二金,惟令安养,时已秋半。及霜寒木落,往探之,而病已痊。

五、阅读理解。

扁鹊云人之所依者形也乱于和气者病也理于烦毒者药也济命扶危者医也安身之本必资于食救疾之速必凭于药不知食宜者不足于存生也不明药忌者不能以除病也斯之二事有灵之所要也若忽而不学诚可悲夫是故食能排邪而安藏府悦神爽志以资血气若能用食平疴释情遣疾者可谓良工长年饵老之奇法极养生之术也夫为医者当须先洞晓病源知其所犯以食治之食疗不愈然后命药药性刚烈犹若御兵兵之猛暴岂容妄发发用乖宜损伤处众药之投疾殃滥亦然(唐·孙思邈《备急千金要方·食治序论》)

1.断句。

2.解释加点的词语。

3.翻译全文。

4.阐述主旨。

第二章 泛读篇

十六、医师章

【说明】本文选自《周礼·天官·冢宰》。《周礼》又称《周官》、《周官经》,全书分《天官》、《地官》、《春官》、《夏官》、《秋官》、《冬官》6 篇,较为系统地记载了周代王室的官制、职掌和施政要领。旧传作者为周公姬旦,据今人考证,系春秋战国时期的作品。

本文记载了我国东周和春秋早期的医事制度,说明早在 2000 多年前,我国医药卫生的发展已达到一定的水平,卫生行政组织已初具规模,卫生管理制度也较为完善。

醫師①掌醫之政令,聚毒藥②以共醫事。凡邦之有疾病者、疕瘍者造焉,則使醫分而治之。歲終則稽③其醫事,以制其食④:十全⑤爲上,十失一次之,十失二次之,十失三次之,十失四爲下。

①医师:官名。《礼记》记载:"医师者,众医之长。"

②毒药:泛指药物。

③稽:考核;考察。

④食:俸禄。

⑤十全:所治皆愈。全,通"痊",痊愈。

食醫掌和王之六食、六飲、六膳、百羞、百醬、八珍①之齊。凡食齊眡春時,羹齊眡夏時,醬齊眡秋時,飲齊眡冬時。②凡和,春多酸,夏多苦,秋多辛,冬多鹹,調以滑甘③。凡會④膳食之宜,牛宜稌,羊宜黍,豕宜稷,犬宜粱,雁宜麥,魚宜苽。凡君子之食恒放焉。

①食医:掌管饮食调配等事宜的医生,类似今之营养师。六食:稌、黍、稷、粱、麦、苽。六饮:水、浆、醴、凉、医、酏。六膳:马、牛、羊、豕、犬、鸡的肉所做的食物。百羞:各种美味的食品。百酱:多种精制的酱类食品。八珍:八种珍贵的食品,即淳熬、淳母、炮豚、炮牂、捣珍、煎、渍、肝膋。

②"凡食齐眡春时"四句:谓饮食寒温要参照四季温度。眡,"视"的异体字。

③调以滑甘:用滑润甘甜的调味品调和。

④会:调配;合成。

疾醫①掌養萬民之疾病。四時皆有癘疾②:春時有痟首疾③,夏時有痒疥疾④,秋時有瘧寒疾⑤,冬時有漱上氣疾⑥。以五味、五穀、五藥⑦養其病。以五氣、五聲、五色⑧眡其死生;兩之以九竅之變,參之以九藏之動。凡民之有疾病者,分而治之。死終則各書其所以,而入于醫師。

①疾医:相当于内科医生。

②疠疾:季节性流行病。

③瘄首疾:头痛病。

④痒疥疾:泛指疮疥等皮肤病。

⑤疟寒疾:疟疾以及畏寒发冷的疾病。

⑥漱上气疾:咳嗽气喘病。漱,通"嗽"。

⑦五谷:麻、黍、稷、麦、豆。五药:草、木、虫、石、金。

⑧五气:五脏所出之气。肺气热,心气次之,肝气凉,脾气温,肾气寒。五声:宫、商、角、微、羽。五色:青、赤、黄、白、黑。

瘍醫掌腫瘍、潰瘍、金瘍、折瘍之祝藥、劀殺之齊①。凡療瘍,以五毒②攻之,以五氣③養之,以五藥療之,以五味節④之。凡藥,以酸養骨,以辛養筋,以鹹養脈,以苦養氣,以甘養肉,以滑養竅。凡有瘍者,受其藥焉。

①疡医:相当于外科、骨伤科医生。肿疡:未溃烂无脓血的痈疮。溃疡:已溃烂有脓血的痈疮。金疡:被刀箭等金属利器造成的创伤。折疡:骨折筋伤。祝药:外敷的药物。祝,通"注"。劀杀之齐:拔除脓血与销蚀腐肉的药剂。劀,同"刮",刮除脓血。杀,销蚀腐肉。

②五毒:指胆矾、丹砂、雄黄、礜石、磁石等五种有毒的药物。

③五气:《周礼》郑玄注:"当为五谷,字之误也。"

④节:指调节(药力)。

獸醫掌療獸病,療獸瘍。凡療獸病,灌而行之①,以節之②,以動其氣,觀其所發③而養之。凡療獸瘍,灌④而劀之,以發其惡⑤,然後藥之、養之、食⑥之。凡獸之有病者、有瘍者,使療之,死則計其數以進退⑦之。

①灌而行之:灌饮药物,然后使病兽行走。

②节之:调节病兽行走的速度。

③所发:指表现出来的病情。

④灌:清洗创伤。

⑤发其恶:消除它的病患。发,发散。

⑥食:饲养;喂养。

⑦进退:指兽医的等级升降。

【思考与练习】

一、辨析字体。

1. 疾醫掌養萬民之疾病

2. 參之以九藏之動

3. 以酸養骨，以辛養筋，以鹹養脈

4. 冬時有漱上氣疾

5. 獸醫掌療獸病，療獸瘍

二、今译。

1. 医师掌医之政令，聚毒药以共医事。凡邦之有疾病者、疕疡者造焉，则使医分而治之。岁终则稽其医事，以制其食：十全为上，十失一次之，十失二次之，十失三次之，十失四为下。

2. 疾医掌养万民之疾病。四时皆有疠疾：春时有痟首疾，夏时有痒疥疾，秋时有疟寒疾，冬时有漱上气疾。以五味、五谷、五药养其病。以五气、五声、五色眡其死生。

3. 疡医掌肿疡、溃疡、金疡、折疡之祝药、劀杀之齐。凡疗疡，以五毒攻之，以五气养之，以五药疗之，以五味节之。

4. 凡疗兽疡，灌而劀之，以发其恶，然后药之、养之、食之。

三、断句。

史称华佗以恃能厌事为曹公所怒荀文若请曰佗术实工人命系焉宜议能以宥曹公曰忧天下无此鼠辈邪遂考竟佗至仓舒病且死见医不能生始有悔之之叹嗟乎以操之明略见幾然犹轻杀材能如是文若之智力地望以的然之理攻之然犹不能返其惑执柄者之惑真可畏诸亦可慎诸原夫史氏之书于册也是使后之人宽能者之刑纳贤者之谕而惩暴者之轻杀故自恃能至有悔悉书焉后之惑者复用是为口实悲哉夫贤能不能无过苟置之之理矣或必有宽之之请彼壬人皆曰忧天下无材邪曾不知悔之日方痛材之不可多也或必有惜之之叹彼壬人皆曰譬彼死矣将若何曾不知悔之日方痛生之不可再也可不谓大哀乎（唐·刘禹锡《刘宾客文集·华佗论》）

十七、不失人情论

【说明】本文选自《医宗必读》第1卷。作者李中梓（公元1588~1655年），字士材，号念莪，华亭（今上海松江）人，明末医学家，著有《内经知要》、《医宗必读》、《删补颐生微论》、《伤寒括要》、《诊家正眼》等书。

本文是作者学习《素问》的一篇心得体会。作者就《素问·方盛衰论》中"不失人情"四字加以发挥，论述了病人之情、旁人之情和医人之情，分析了诊疗疾病过程中的种种人为困难，要求读者了解这些人情，不为陋习所中。

嘗讀《內經》至《方盛衰論》,而殿①之曰:"不失②人情",未曾不瞿然③起,喟然嘆軒岐之入人深也!夫不失人情,醫家所甚亟④,然戞戞⑤乎難之矣!大約人情之類有三:一曰病人之情,二曰旁人之情,三曰醫人之情。

①殿:后军为殿,引申为居后、在后。

②失:违背。

③瞿然:惊视貌,引申为震惊的样子。

④亟:迫切;急切。

⑤戞戞:困难的样子。戞,"戛"的异体字。

所謂病人之情者,五藏各有所偏,七情各有所勝。陽藏①者宜涼,陰藏②者宜熱;耐毒者緩劑③無功,不耐毒者峻劑④有害。此藏氣之不同也。動靜各有欣厭,飲食各有愛憎;性好吉者危言見非,意多憂者慰安云僞;未信者忠告難行,善疑者深言則忌。此好惡之不同也。富者多任性而禁戒勿遵,貴者多自尊而驕恣悖理。此交際之不同也。貧者衣食不周,況乎藥餌!賤者焦勞不適,懷抱⑤可知。此調治之不同也。有良言甫⑥信,謬說更新,多歧亡羊⑦,終成畫餅⑧。此無主之爲害也。有最畏出奇,惟求穩當,車薪杯水⑨,難免敗亡。此過慎之爲害也。有境遇不偶,營求未遂⑩,深情牽掛,良藥難醫。此得失之爲害也。有性急者遭遲病,更醫而致雜投;有性緩者遭急病,濡滯⑪而成難挽。此緩急之爲害也。有參朮⑫沾唇懼補,心先痞塞;硝黃⑬入口畏攻,神卽飄揚。此成心⑭之爲害也。有諱疾不言,有隱情難告,甚而故隱病狀,試醫以脈。不知自⑮古神聖,未有捨望、聞、問,而獨憑一脈者。且如氣口脈盛,則知傷食,至於何日受傷,所傷何物,豈能以脈知哉?此皆病人之情,不可不察者也。

①阳藏:即阳脏,指阳盛的体质。

②阴藏:即阴脏,指阴盛的体质。

③缓剂:性味和缓的药剂。

④峻剂:性味猛烈的药剂。

⑤怀抱:胸襟;抱负。

⑥甫:方才;刚刚。

⑦多歧亡羊:亦作"歧路亡羊"。语出《列子·说符》。

⑧画饼:画中之饼,比喻虚名没有实用。这里指没有效果。语出《三国志·魏志·卢毓传》。

⑨车薪杯水:亦作"杯水车薪"。用一杯水去浇灭一车柴的火焰,比喻无济于事。语出《孟子·告子上》。

⑩遂:实现;成功。

⑪濡滞:拖延;迟延。

⑫参术：人参、白术。

⑬硝黄：芒硝、大黄。

⑭成心：成见；偏见。

⑮自：即使。

　　所謂旁人之情者，或執有據之論，而病情未必相符；或興無本之言，而醫理何曾夢見？或操是非之柄①，同我者是②之，異己者非之，而眞是眞非莫辨；或執膚淺之見，頭痛者救頭，脚痛者救脚，而孰本孰標誰知？或尊貴執言難抗，或密戚③偏見難回。又若薦醫，動④關生死。有意氣⑤之私厚而薦者，有庸淺之偶效而薦者，有信其利口而薦者，有食其酬報而薦者，甚至薰蕕不辨⑥，妄肆品評，譽之則跖⑦可爲舜，毀之則鳳可作鴞⑧，致瓌奇之士，拂衣⑨而去，使深危之病，坐而待亡。此皆旁人之情，不可不察者也。

①操：掌握。柄：权力。

②是：认为……正确。

③密戚：指亲近的人。

④动：常常；往往。

⑤意气：志趣、性格。

⑥薰蕕不辨：好坏不分。薰蕕，香草与臭草，此指医生的优劣。

⑦跖：人名，春秋战国时期起义者的领袖。

⑧鴞：鸟名，亦称猫头鹰。

⑨拂衣：犹"拂袖"，表示愤怒。

　　所謂醫人之情者，或巧語誑①人，或甘言悅聽，或強辯相欺，或危言②相恐。此便佞③之流也。或結納親知，或修好④僮僕，或求營上薦，或不邀自赴。此阿諂⑤之流也。有腹無藏墨⑥，詭言神授，目不識丁，假託秘傳。此欺詐之流也。有望、聞、問、切，漫不關心，枳、樸、歸、芩，到手便攝，妄謂人愚我明，人生我熟。此孟浪之流也。有嫉妒性成，排擠爲事，陽⑦若同心，陰爲浸潤⑧，是非顚倒，朱紫混淆⑨。此讒妒之流也。有貪得無知，輕忽人命。如病在危疑，良醫難必，極其詳愼，猶冀回春；若輩貪功，妄輕投劑，至於敗壞，嫁謗自文⑩。此貪倖⑪之流也。有意見各持，異同不決，曲高者和寡⑫，道高者謗多。一齊之傅幾何？衆楚之咻易亂。⑬此膚淺之流也。有素所相知，苟且圖功；有素不相識，遇延辨症，病家既不識醫，則倏趙倏錢，醫家莫肯任怨，則惟芩惟梗。或延醫衆多，互爲觀望；或利害攸繫，彼此避嫌。惟求免怨，誠然得矣，坐失機宜，誰之咎⑭乎？此由知醫不眞，任醫不專也。

①诳:欺骗。

②危言:惊惧之言。

③便佞:善以言辞取媚于人;花言巧语。

④修好:结为友好,此谓笼络。

⑤阿谀:曲意奉迎。阿,迎合。谀,奉承。

⑥腹无藏墨:比喻腹中空空,没有真才实学。

⑦阳:表面上。

⑧阴:暗地里。浸润:谗言;说坏话。

⑨朱紫混淆:比喻真假不分,是非混淆。朱,正色。紫,杂色。

⑩嫁谤自文:转嫁谤言,掩饰自己。谤,责备的话。文,掩饰。

⑪贪倖:贪求。倖,希望得到非分的财物或功名。

⑫曲高者和寡:语出宋玉《对楚王问》。意为乐曲的格调越高,能跟着唱的人就越少。比喻知音难得。和,跟着唱。

⑬"一齐"两句:语出《孟子·滕文公下》。意谓一个齐国人教楚国人学齐语,而众多楚国人用楚语来干扰。比喻不能取得成效。傅,教。咻,喧扰;喧闹。

⑭咎:过错;过失。

凡若此者,孰非人情?而人情之詳,尚多難盡。聖人以不失人情爲戒,欲令學者思之愼之,勿爲陋習所中耳。雖然,必期^①不失,未免遷就。但遷就旣礙於病情,不遷就又礙於人情,有必不可遷就之病情,而復有不得不遷就之人情,且^②奈之何哉?故曰:戞戞乎難之矣!

①必期:必定;一定。期,必。

②且:将。

【思考与练习】

一、辨析字体。

1. 有食其酬報而薦者

2. 陽藏者宜涼,陰藏者宜熱

3. 但遷就旣礙於病情

4. 衆楚之咻易亂

5. 意多憂者慰安云偽

二、今译。

1. 动静各有欣厌,饮食各有爱憎;性好吉者危言见非,意多忧者慰安云伪;未信者忠告难行,善疑者深言则忌。此好恶之不同也。

2.有境遇不偶,营求未遂,深情牵挂,良药难医。此得失之为害也。

3.所谓旁人之情者,或执有据之论,而病情未必相符;或兴无本之言,而医理何曾梦见?或操是非之柄,同我者是之,异己者非之,而真是真非莫辨;或执肤浅之见,头痛者救头,脚痛者救脚,而孰本孰标谁知?

4.又若荐医,动关生死。有意气之私厚而荐者,有庸浅之偶效而荐者,有信其利口而荐者,有食其酬报而荐者,甚至薰莸不辨,妄肆品评,誉之则跖可为舜,毁之则凤可作鸮,致瑰奇之士,拂衣而去,使深危之病,坐而待亡。

5.圣人以不失人情为戒,欲令学者思之慎之,勿为陋习所中耳。虽然,必期不失,未免迁就。但迁就既碍于病情,不迁就又碍于人情,有必不可迁就之病情,而复有不得不迁就之人情,且奈之何哉!

三、断句。

是以支伯以幽疾距唐李老寄迹于西邻颜氏安陋以成名原思娱道于至贫荣期以三乐感尼父黔娄定谥于布衾干木偃息以存魏荆莱志迈于江岑君平因著以道著四皓潜德于洛滨郑真躬耕以致誉幼安发令乎今人皆持难夺之节执不迥之意遭拔俗之主全彼人之志故有独定之计者不借谋于众人守不动之安者不假虑于群宾故能弃外亲之华通内道之真去显显之明路入昧昧之埃尘宛转万情之形表排託虚寂以寄身居无事之宅交释利之人轻若鸿毛重若泥沈损之不得测之愈深真吾徒之师表余迫疾而不能及者也子议吾失宿而骇众吾亦怪子较论而不折中也夫才不周用众所斥也寝疾弥年朝所弃也(《晋书·皇甫谧传·释劝论》)

十八、病家两要说

【说明】本文选自《景岳全书》第3卷《传忠录下》。作者张介宾(公元1563~1640年),号景岳,明代著名医学家,温补学派代表人物之一,著有《类经》、《景岳全书》、《类经图翼》、《类经附翼》等医学著作。

本文提出病家的"两要":一是忌浮言。浮言真中有假,似是而非,病家一旦信之,必致误事。二是知真医。必须"熟察于平时",方能识别真医,"倾信于临事",才能尽其所长。

醫不貴於能愈病,而貴於能愈難病;病不貴於能延①醫,而貴於能延眞醫。夫天下事,我能之,人亦能之,非難事也;天下病,我能愈之,人亦能愈之,非難病也。惟其事之難也,斯非常人之可知;病之難也,斯非常醫所能療。故必有非常之人,而後可爲非常之事;必有非常之醫,而後可療非常之病。第以醫之高下,殊有相懸。譬之升高者,上一層有一層之見,而下一層者不得而知之;行遠者,進一步有一步之聞,而近一步者不得而知之。是以錯節盤根②,必求利器,《陽春白雪》③,和④者爲誰?夫如是,是醫之於醫尚不能知,而矧夫非醫者!昧眞中之有假,執似是而實非。鼓事外之口吻,發言非難;撓反掌之安危,惑亂最易。使其言而是,則智者所見畧同,精切者已算無遺策,固無待其言矣。言而非,則大隳任事之心,見幾者寧袖手自珍,其爲害豈小哉?斯時也,使主者不有定見,能無不被其惑而致悮事者,鮮矣!此浮言之當忌也。

①延:请;聘请。

②错节盘根:亦作"盘根错节",比喻事物繁难复杂。

③《阳春白雪》:古代楚国高雅的乐曲。

④和:跟着唱。

又若病家之要,雖在擇醫,然而擇醫非難也,而難於任醫;任醫非難也,而難於臨事不惑,確有主持①,而不致朱紫混淆者之爲更難也。倘不知此,而徧聽浮議,廣集羣醫,則騏驥不多得,何非冀北駑羣?帷幄②有神籌,幾見圯橋傑豎③?危急之際,奚堪庸妄之悮投?疑似之秋,豈可紛紜之錯亂?一着之謬,此生付之矣。以故議多者無成,醫多者必敗。多,何以敗也?君子不多也。欲辨此多,誠非易也。然而尤有不易者,則正在知醫一節耳。

①主持:主张;主见。

②帷幄:军帐。

③圯桥傑豎:指张良。秦朝末年张良在圯桥遇黄石公,得《太公兵法》。事见《史记·留侯世家》。圯桥,在今江苏睢宁北古下邳城东南小沂水上。

夫任醫如任將,皆安危之所關。察之之方,豈無其道?第欲以愼重與否觀其仁,而怯懦者實似之;穎悟與否觀其智,而狡詐者實似之;果敢與否觀其勇,而猛浪者實似之;淺深①與否觀其博,而強辯者實似之。執拗②者若有定見,誇大者若有奇謀。熟讀幾篇,便見滔滔③不竭;道聞數語,謂非鑿鑿④有憑?不反⑤者,臨涯已晚;自是者,到老無能。執兩端⑥者,冀自然之天功;廢四診者,猶瞑行之瞎馬。得穩當之名者,有就閣之悮;昧經權⑦之妙者,無格致⑧之明。有曰專門,決非通達,不明理性,何物聖神?又若以己之心度人之心者,誠接物之要道,其於醫也則不可,謂人己氣血之難符。三人有疑從其二同者,爲決斷之妙方,其於醫也亦不可,謂愚智寡多之非類。凡此之法,何非徵醫之道?而徵醫之難,於斯益見。然必也小大方圓⑨全其才,仁聖工巧⑩全其用,能會⑪精神於相與之際,燭幽隱於玄冥之間者,斯足謂之眞醫,而可以當性命之任矣。惟是皮質⑫之難窺,心口⑬之難辨,守中⑭者無言,懷玉⑮者不衒,此知醫之所以爲難也。故非熟察於平時,不足以識其蘊蓄⑯;不傾信⑰於臨事,不足以盡其所長。使必待渴而穿井,鬥而鑄兵,則倉卒之間,何所趨賴? 一旦有急,不得已而付之庸劣之手,最非計之得者。子之所慎,齋戰疾⑱。凡吾儕⑲同有性命之慮者,其⑳毋忽於是焉! 噫! 惟是伯牙常有也,而鍾期不常有;夷吾㉑常有也,而鮑叔㉒不常有。此所以相知之難,自古苦之,誠不足爲今日怪。倘亦有因予言而留意於未然者,又孰非不治已病治未病,不治已亂治未亂之明哲乎! 惟好生者畧察之。

①浅深:义偏于"深",知识渊深。

②执拗:固执倔强。拗,"抝"的异体字。

③滔滔:大水奔流貌,常比喻人的言语连续不断。

④凿凿:确实。

⑤不反:执迷不悟。反,同"返"。

⑥执两端:抓住两头,或过或不及。此谓处方施治模棱两可。

⑦经权:义偏于"权",变化。

⑧格致:"格物致知"的省称,穷究事物原理而获取知识。

⑨小大方圆:即心小、胆大、行方、智圆。

⑩仁圣工巧:犹"神圣工巧",指望、闻、问、切四诊。

⑪会:集中。

⑫皮质:义偏于"质",本质。

⑬心口:义偏于"心",内心;心地。

⑭守中:犹"守正",笃守正道。

⑮怀玉:比喻怀才。

⑯蕴蓄:蕴藏。此指蕴藏的才能。

⑰倾信:完全信任。倾,尽。

⑱"子之所慎"两句:语出《论语·述而》。斋:古人在祭祀或典礼之前,清心洁身,以示虔敬。

⑲吾儕:我们。

⑳其:语气副词,表祈使,希望。

㉑夷吾:即管仲,名夷吾,字仲。春秋初期政治家,曾助齐桓公成为春秋时期第一霸主。

㉒鲍叔:即鲍叔牙,春秋时齐国大夫,以知人著称,曾荐举管仲为齐卿。

【思考与练习】

一、辨析字体。

1. 見幾者寧袖手自珍

2. 偏聽浮議,廣集羣醫

3. 強辯者實似之

4.燭幽隱於玄冥之間

5.幾見圮橋傑豎

二、今译。

1.惟其事之难也,斯非常人之可知;病之难也,斯非常医所能疗。故必有非常之人,而后可为非常之事;必有非常之医,而后可疗非常之病。第以医之高下,殊有相悬。譬之升高者,上一层有一层之见,而下一层者不得而知之;行远者,进一步有一步之闻,而近一步者不得而知之。

2.是以错节盘根,必求利器,《阳春白雪》,和者为谁?夫如是,是医之于医尚不能知,而矧夫非医者!昧真中之有假,执似是而实非。鼓事外之口吻,发言非难;挠反掌之安危,惑乱最易。使其言而是,则智者所见略同,精切者已算无遗策,固无待其言矣。言而非,则大隳任事之心,见几者宁袖手自珍,其为害岂小哉?

3.第欲以慎重与否观其仁,而怯懦者实似之;颖悟与否观其智,而狡诈者实似之;果敢与否观其勇,而猛浪者实似之;浅深与否观其博,而强辩者实似之。执拗者若有定见,夸大者若有奇谋。熟读几篇,便见滔滔不竭;道闻数语,谓非凿凿有凭?

4.然必也小大方圆全其才,仁圣工巧全其用,能会精神于相与之际,烛幽隐于玄冥之间者,斯足谓之真医,而可以当性命之任矣。

5.故非熟察于平时,不足以识其蕴蓄;不倾信于临事,不足以尽其所长。使必待渴而穿井,斗而铸兵,则仓卒之间,何所趋赖?一旦有急,不得已而付之庸劣之手,最非计之得者。

三、断句。

顷余之旧契读孟坚汉书艺文志载五苦六辛之说而颜师古辈皆无注解渠特以问余余顾其内经诸书中亦不见其文既相别矣乘蹇且十里外飒然而悟欲复回以告予之旧契已归且远乃令载之以示来者夫五者五脏也脏者里也六者六腑也腑者表也病在里者属阴分宜以苦寒之药涌之泄之病在表者属阳分宜以辛温之剂发之汗之此五苦六辛之意也颜师古不注盖阙其疑也乃知学不博而欲为医难矣余又徐思五积六聚其用药亦不外于是夫五积在脏有常形属里宜以苦寒之药涌之泄之六聚在腑无常形属表宜以辛温之药发之汗之与前五苦六辛亦合亦有表热而可用柴胡之凉者犹宜热而行之里寒而可用姜附之热者犹宜寒而行之余恐来者不明内经发表攻里之旨故并以孟坚五苦六辛之说附于卷末(金·张从正《儒门事亲·攻里发表寒热殊途笺》)

十九、诸家得失策

【说明】本文选自《针灸大成》第 3 卷。作者杨济时(公元 1522～1620 年),字继州,三衢(今浙江衢县)人,明代著名针灸学家,著有《针灸大成》一书,共 10 卷。其书广泛流传,对后世针灸学的发展有重大影响。

本文是杨氏考卷中一道策问与对策,论述了针灸的起源与诸家的得失。策是古代的一种文体,有制策、试策、进策三种。本文属试策,用于士人考试。

　　問:人之一身,猶之天地。天地之氣,不能以恆^①順,而必待於範圍^②之功;人身之氣,不能以恆平,而必待於調攝之技。故其致病也,既有不同;而其治之,亦不容一律。故藥與針灸,不可缺一者也。然針灸之技,昔之專門者固各有方書,若《素問》、《針灸圖》、《千金方》、《外臺秘要》,與夫補瀉灸刺諸法,以示^③來世矣。其果何者而爲之原歟?亦豈無得失去取於其間歟?諸生以是名家^④者,請詳言之。

　　①恆:同"恒",常;永久。
　　②范围:规范。
　　③示:给人看。
　　④名家:以学有专长而成为一家。

　　對曰:天地之道,陰陽而已矣;夫人之身,亦陰陽而已矣。陰陽者,造化^①之樞紐,人類之根柢也。惟陰陽得其理則氣和,氣和則形亦以之和矣。如其拂而戾^②焉,則贊助調攝之功自不容已^③矣。否則,在造化不能爲天地立心,而化工^④以之而息;在夫人不能爲生民立命,而何以臻壽考無疆^⑤之休哉?此固聖人贊化育之一端也,而可以醫家者流而小之耶?

　　①造化:指自然界。以其创造化育万物,故名。
　　②拂:逆;违反。戾:乖戾;违背。
　　③已:停止。
　　④化工:化育万物之工作;自然的创造力。
　　⑤寿考无疆:长寿没有止境。寿考,长寿。考,老。

　　愚嘗觀之《易》曰^①:"大哉乾元^②!萬物資始。""至哉坤元^③!萬物資生。"是一元之氣^④流行於天地之間,一闔一闢,往來不窮,行而爲陰陽,布而爲五行,流而爲四時,而萬物由之以化生。此則天地顯仁藏用^⑤之常,固無庸^⑥以贊助爲也。然陰陽之理也,不能以無愆^⑦,而雨暘寒暑,不能以時若^⑧,則範圍之功,不能無待於聖人也。故《易》曰^⑨:"后以裁成^⑩天地之道,輔相^⑪天地之宜,以左右^⑫民。"此其所以人無夭札^⑬,物無疵癘^⑭,而以之收立命之功矣。然而吾人同得天地之理以爲理,同得天地之氣以爲氣,則其元氣流行於一身之間,無異於一元之氣流行於天地之間也。夫何喜怒哀樂、心思嗜慾之汩^⑮於中,寒暑風雨、溫涼燥濕之侵於外,於是有疾在腠理者焉,有疾在血脈者焉,有疾在腸胃者焉。然而疾在腸胃,非藥餌不能以濟;在血脈,非針刺不能以及;在腠理,非熨焫不能以達。是針、灸、藥者,醫家之不可缺一者也。夫何諸家之術惟以藥,而於針、灸則併而棄之,斯何以保其元氣,以收聖人壽民之仁心哉?

①《易》曰:以下引文分别见于《周易》"乾"、"坤"两卦之象辞。

②乾元:即乾,天。

③坤元:即坤,地。

④一元之气:阴阳二气混沌未分的状态。

⑤显仁藏用:意谓仁爱显现于外,作用深藏于内。《周易·系辞上》记载:"显诸仁,藏诸用。"

⑥无庸:无须;无用。庸,用。

⑦愆:差错。此指天气寒暑失调。

⑧时若:语出《尚书·洪范》。指"时雨若"、"时旸若"、"时燠若"、"时寒若"、"时风若",意谓寒暑无过,风调雨顺。若,顺。

⑨《易》曰:以下三句语出《周易》"泰"卦辞。

⑩后:君王。裁成:剪裁成就。

⑪辅相:辅助。

⑫左右:济助;帮助,用作动词。

⑬天札:因疫病而早死。

⑭疵厉:灾难;疾病。

⑮汨:扰乱。

然是針與灸也,亦未易言也。孟子曰:"離婁之明,不以規矩,不能成方圓;師曠之聰,不以六律,不能正五音①。"若古之方書,固離婁之規矩、師曠之六律也。故不遡②其原,則無以得古人立法之意;不窮其流,則何以知後世變法之弊?今以古之方書言之,有《素問》、《難經》焉,有《靈樞》、《銅人圖》③焉,有《千金方》,有《外臺秘要》焉,有《金蘭循經》④,有《針灸雜集》⑤焉。然《靈樞》之圖,或議其太繁而雜;於《金蘭循經》,或嫌其太簡而略;於《千金方》,或訿其不盡《傷寒》之數;於《外臺秘要》,或議其爲醫之蔽;於《針灸雜集》,或論其未盡針灸之妙。遡而言之,則惟《素》、《難》爲最要。蓋《素》、《難》者,醫家之鼻祖,濟生之心法,垂之萬世而無弊者也。

①"离娄"六句:语出《孟子·离娄上》。离娄,传说黄帝时人,明目善视,能于百步之外,见秋毫之末。师旷,字子野,春秋时晋国乐师。六律,古代音乐中用律管所定六个标准音调,依次为黄钟、太簇、姑洗、蕤宾、夷则、无射。五音,即宫、商、角、徵、羽五个音阶。

②遡:"溯"的异体字。

③《铜人图》：即《铜人腧穴针灸图经》，宋代医官王惟一撰。

④《金兰循经》：全名《金兰循经取穴图解》，元代忽泰必烈撰。

⑤《针灸杂集》：一作《针灸杂说》，元代窦桂芳撰。

　　夫既由《素》、《難》以遡其原，又由諸家以窮其流。探脈絡，索榮衛，診表裏，虛則補之，實則瀉之，熱則涼之，寒則溫之，或通其氣血，或維其眞元。以律天時①，則春夏刺淺，秋冬刺深也；以襲水土②，則濕致高原，熱處風涼③也；以取諸人，肥則刺深，瘠④則刺淺也。又由是而施之以動搖、進退、搓彈、攝按⑤之法，示之以喜怒、憂懼、思勞、醉飽之忌，窮之以井榮俞經合⑥之源，究之以主客標本之道、迎隨開闔之機。夫然後陰陽和，五氣順，榮衛固，脈絡綏，而凡腠理血脈，四體⑦百骸，一氣流行，而無壅滯痿痺之患矣。不猶聖人之裁成輔相，而一元之氣周流於天地之間乎？先儒曰："吾之心正，則天地之心亦正；吾之氣順，則天地之氣亦順。"此固贊化育之極功也，而愚於醫之灸刺也亦云。

①律天时：语出《礼记·中庸》。效法四时。律，效法。

②袭水土：语出《礼记·中庸》。依据地理环境。

③"湿致"八字：谓湿病宜送往高燥处，热病应安置风凉处。

④瘠：瘦。

⑤"动摇"八字：八种针刺方法。

⑥"井荣"五字：合称五腧穴。

⑦四体：四肢。

【思考与练习】

一、辨析字体。

1. 何以臻壽考無疆之休哉

2. 非藥餌不能以濟

3. 則何以知後世變法之弊

4. 或論其未盡針灸之妙

5. 窮之以井榮俞經合之源

二、今译。

1. 阴阳者，造化之枢纽，人类之根柢也。惟阴阳得其理则气和，气和则形亦以之和矣。如其拂而戾焉，则赞助调摄之功自不容已矣。否则，在造化不能为天地立心，而化工以之而息；在夫人不能为生民立命，而何以臻寿考无疆之休哉？

2. 是一元之气流行于天地之间，一阖一辟，往来不穷，行而为阴阳，布而为五行，流而为四时,而万物由之以化生。此则天地显仁藏用之常,固无庸以赞助为也。

3.然而吾人同得天地之理以为理,同得天地之气以为气,则其元气流行于一身之间,无异于一元之气流行于天地之间也。

4.离娄之明,不以规矩,不能成方圆;师旷之聪,不以六律,不能正五音。

5.若古之方书,固离娄之规矩、师旷之六律也。故不溯其原,则无以得古人立法之意;不穷其流,则何以知后世变法之弊?

三、断句。

负笈行医周游四方俗呼为走方其术肇于扁鹊华佗继之故其所传诸法与国医少异治外以针刺蒸灸胜治内以顶串禁截胜取其速验不计万全也走医有三字诀一曰贱药物不取贵也二曰验以下咽即能去病也三曰便山林僻邑仓卒即有能守三字之要者便是此中之杰出者也药上行者曰顶下行者曰串故顶药多吐串药多泻顶串而外则曰截截绝也使其病截然而止按此即古汗吐下三法也然有顶中之串串中之顶妙用入神则又不可以常格论也药有异性不必医皆知之而走医不可不知脉有奇经不必医尽知之而走医不可不知用奇乘间一时之捷径也得心应手平日之功用也古人出则行道入则读书盖医学通乎性命知医则知立命而一切沴庆不能中之可以却病延年否则己身之危不能免又焉能救人之危耶(清·赵学敏《串雅内编·绪论》)

二十、用药如用兵论

【说明】本文选自《医学源流论》卷上。作者徐大椿(公元1693～1771年),字灵胎,又名大业,晚年号洄溪老人,吴江(今属江苏)人,清代著名医学家。著有《难经经释》、《神农本草经百种录》、《医贯贬》、《伤寒类方》、《兰台轨范》、《慎疾刍言》和《医学源流论》等著作。

本文以类比手法,用战术比喻医术,通过用兵之道说明用药之法,指出用药攻疾如同用兵除暴,须"知己知彼",并提出治病的十条原则,最后以"衰敝之日,不可穷民力"、"富强之国,可以振威武"的观点,阐明了药物的攻补原则。

聖人之所以全民生也,五穀①爲養,五果②爲助,五畜③爲益,五菜④爲充,而毒藥則以之攻邪。故雖甘草、人參,誤用致害,皆毒藥之類也。古人好服食⑤者,必有奇疾,猶之好戰勝者,必有奇殃。是故兵之設也以除暴,不得已而後興;藥之設也以攻疾,亦不得已而後用,其道同也。

①五谷:粳米、小豆、麦、大豆、黄黍。本文对"五谷"、"五果"、"五畜"、"五菜"的注释皆依王冰的注文。

②五果:桃、李、杏、栗、枣。

③五畜:牛、羊、豕、犬、鸡。

④五菜:葵、藿、薤、葱、韭。

⑤服食:服食丹药。

　　故病之爲患也，小則耗精，大則傷命，隱然①一敵國也。以草木之偏性，攻藏府之偏勝，必能知彼知己，多方以制之，而後無喪身殞命之憂。是故傳經之邪，而先奪其未至，則所以斷敵之要道也；橫暴之疾，而急保其未病，則所以守我之巖疆也。挾宿食而病者，先除其食，則敵之資糧已焚；合舊疾而發者，必防其併，則敵之內應旣絕。辨經絡②而無泛用之藥，此之謂鄉導之師；因寒熱而有反用③之方，此之謂行間④之術。一病而分治之，則用寡可以勝衆，使前後不相救，而勢自衰；數病而合治之，則併力搗其中堅，使離散無所統，而衆悉潰。病方進，則不治其太甚，固守元氣，所以老⑤其師；病方衰，則必窮其所之，更益精銳，所以搗其穴。

①隐然：威重貌，意为严重。
②辨经络：这里指诊断疾病的所在。
③反用：即反治。
④行间：离间。
⑤老：衰弱；疲怠。

　　若夫虛邪之體，攻不可過，本和平之藥，而以峻藥補之，衰敝之日，不可窮民力也。實邪之傷，攻不可緩，用峻厲之藥，而以常藥和之，富強之國，可以振威武也。然而，選材必當，器械必良，尅期不愆①，布陣有方②，此又不可更僕數③也。孫武子十三篇④，治病之法盡之矣。

①尅期：约定或限定日期。尅，"克"的异体字。愆：失误。
②方：方法；规律。
③不可更仆数：即"更仆难数"，形容事物繁多，数不胜数。语出《礼记·儒行》。
④孙武子十三篇：指《孙子兵法》，共13篇，春秋时齐国孙武著。

【思考与练习】

一、辨析字体。

1. 攻藏府之偏勝

2. 而後無喪身殞命之憂

3. 則敵之內應旣絕

4. 辨經絡而無泛用之藥

5. 則併力搗其中堅

二、今译。

1. 圣人之所以全民生也，五谷为养，五果为助，五畜为益，五菜为充，而毒药则以之攻邪。

故虽甘草、人参,误用致害,皆毒药之类也。

2．古人好服食者,必有奇疾,犹之好战胜者,必有奇殃。是故兵之设也以除暴,不得已而后兴;药之设也以攻疾,亦不得已而后用,其道同也。

3．故病之为患也,小则耗精,大则伤命,隐然一敌国也。以草木之偏性,攻藏府之偏胜,必能知彼知己,多方以制之,而后无丧身殒命之忧。

4．一病而分治之,则用寡可以胜众,使前后不相救,而势自衰;数病而合治之,则并力捣其中坚,使离散无所统,而众悉溃。

5．病方进,则不治其太甚,固守元气,所以老其师;病方衰,则必穷其所之,更益精锐,所以捣其穴。

三、断句。

菊春生夏茂秋花冬实备受四气饱经露霜叶枯不落花槁不零味兼甘苦性禀平和昔人谓其能除风热益肝补阴盖不知其得金水之精英尤多能益金水二脏也补水所以制火益金所以平木木平则风息火降则热除用治诸风头目其旨深微黄者入金水阴分白者入金水阳分红者行妇人血分皆可入药神而明之存乎其人其苗可蔬叶可啜花可饵根实可药囊之可枕酿之可饮自本至末罔不有功宜乎前贤比之君子神农列之上品隐士采入酒罍骚人餐其落英费长房言九日饮菊酒可以辟不祥神仙传言康风子朱孺子皆以服菊花成仙荆州记言胡广久病风羸饮菊潭水多寿菊之贵重如此是岂群芳可伍哉(明·李时珍《本草纲目》卷十五《菊》)

二十一、鉴 药

【说明】本文选自《刘宾客文集》第6卷。作者刘禹锡(公元772~842年),字梦得,洛阳(今属河南)人,唐代著名文学家、哲学家,官至太子宾客,加检校礼部尚书。刘氏以诗文见长,对医学有所研究,曾汇集个人用于临床而确有疗效的方剂编成《传信方》两卷,今已佚。

本文为"因论七篇"中的首篇。作者通过自己病情的反复,说明处理任何事情都应随着情况的变化而变化,不能固守成法,否则就难逃失败的命运。

刘子閒①居,有负薪之忧②,食精良弗知其旨,血气交沴,煬③然焚如。客有谓予:"子病,病积日矣。乃今我里有方士淪跡④於醫,厲⑤者造焉而美肥,輒⑥者造焉而善驰,矧常病也。将⑦子诣诸?"

①閒:"闲"的异体字。

②负薪之忧:"病"的婉词。语出《礼记·曲礼下》。

③煬:焚烧。

④跡:"迹"的异体字。

⑤厲:通"癞",恶疮。

⑥䠇:两足不能相过之疾。

⑦将:愿;请。

予然之,之醫所。切脈觀色聆聲,參合而後言曰:"子之病其興居之節舛、衣食之齊乖所由致也。今夫藏鮮能安穀,府鮮能母①氣,徒爲美疢②之囊橐耳! 我能攻之。"乃出藥一丸,可兼方寸,以授予曰:"服是足以瀹昏煩而鉏③蘊結,銷蠱慝④而歸耗氣。然中有毒,須其疾瘳而止,過當則傷和,是以微其齊也。"予受藥以餌。過信而骹⑤能輕,痹能和;涉旬而苛癢絕焉,抑搔罷焉;踰月而視分纖,聽察微,蹈危如平,嗜糲如精。

①母:滋生;孕育。

②疢:病。

③瀹:疏导;治理。鉏:"鋤"的异体字。

④銷:通"消"。蠱慝:灾害;病害。

⑤信:再宿,即两晚。骹:"腿"的异体字。

或聞而慶予,且鬨①言曰:"子之獲是藥幾神乎,誠難遭已。顧醫之態,多嗇術以自貴,遺患以要財。盍重求之? 所至益深矣。"予昧者也,泥通方而狙②既效,猜至誠而惑勦③說,卒行其言。逮再餌半旬,厥毒果肆,岑岑④周體,如痁作焉。悟而走諸醫。醫大吒⑤曰:"吾固知夫子未達也!"促和蠲毒者投之,濱於殆,而有喜。異日進和藥,乃復初。

劉子慨然曰:善哉醫乎! 用毒以攻疹⑥,用和以安神,易則兩躓明矣。苟循往以御變,昧於節宣⑦,奚獨吾儕小人理身之弊而已!

①鬨:"哄"的异体字。

②狙:贪求。

③勦:"剿"的异体字,通"钞"。

④岑岑:胀痛。

⑤吒:"咤"的异体字。

⑥疹:通"疢",病也。

⑦节宣:调节和宣散。

【思考与练习】

一、辨析字体。

1.乃今我里有方士瀹跡於醫

2. 子之病其興居之節舛

3. 服是足以瀹昏煩而鉏蘊結

4. 子之獲是藥幾神乎

5. 奚獨吾儕小人理身之弊而已

二、今译。

1. 刘子闲居,有负薪之忧,食精良弗知其旨,血气交沴,炀然焚如。

2. 客有谓予:"子病,病积日矣。乃今我里有方士沦迹于医,厉者造焉而美肥,尰者造焉而善驰,矧常病也。将子诣诸?"

3. 予然之,之医所。切脉观色聆声,参合而后言曰:"子之病其兴居之节舛、衣食之齐乖所由致也。今夫藏鲜能安谷,府鲜能母气,徒为美疢之囊橐耳!我能攻之。"

4. 服是足以瀹昏烦而锄蕴结,销蛊慝而归耗气。然中有毒,须其疾瘳而止,过当则伤和,是以微其齐也。

5. 予昧者也,泥通方而狃既效,猜至诚而惑剿说,卒行其言。逮再饵半句,厥毒果肆,岑岑周体,如疛作焉。悟而走诸医。医大咤曰:"吾固知夫子未达也!"

三、断句。

刺虚则实之者针下热也气实乃热也满而泄之者针下寒也气虚乃寒也菀陈则除之者出恶血也邪胜则虚之者出针勿按徐而疾则实者徐出针而疾按之疾而徐则虚者疾出针而徐按之言实与虚者寒温气多少也若无若有者疾不可知也察后与先者知病先后也为虚与实者工勿失其法若得若失者离其法也虚实之要九针最妙者为其各有所宜也补泻之时者与气开阖相合也九针之名各不同形者针穷其所当补泻也刺实须其虚者留针阴气隆至乃去针也刺虚须其实者阳气隆至针下热乃去针也经气已至慎守勿失者勿变更也深浅在志者知病之内外也近远如一者深浅其候等也如临深渊者不敢堕也手如握虎者欲其壮也神无营于众物者静志观病人无左右视也(《素问·针解》)

二十二、赠医师葛某序

【说明】本文选自《宋学士全集》第 44 卷。作者宋濂(公元 1310～1381 年),字景濂,号潜溪,又号白牛生,浦江(今属浙江)人,明初著名文学家,官至翰林学士。曾主修《元史》,著有《宋学士全集》75 卷。

本文采用赠序的文体,讨论了衡量医生标准的问题。通过"三世业医"的严生和"始习为之"的朱聘君共同诊治的三个病例的对比,批评"父子相承三世"必为良医的世俗观点,赞扬了通晓"三世之书"的医师葛某。

古之醫師,必通於三世之書。所謂三世者,一曰《鍼灸》[①],二曰《神農本草》,三曰《素女脈訣》[②]。《脈訣》所以察證,《本草》所以辨藥,《鍼灸》所以袪疾。非是三者,不可以言醫。故記《禮》者③有云"醫不三世,不服其藥"也。傳經者④既明載其說,復斥其非,而以父子相承三世爲言,何其惑歟!

夫醫之爲道,必志慮淵微,機穎⑤明發,然後可與於斯,雖其父不能必傳其子也。

①《针灸》:指《黄帝针灸》,已失传。

②《素女脉诀》:又名《夫子脉诀》,已佚。

③记《礼》者:著述《礼记》的人。

④传经者:阐述《礼记》的人。这里指为《礼记》作疏的唐人孔颖达。

⑤机颖:聪明。

吾鄉有嚴生者,三世業醫矣。其爲醫,專事乎大觀之方①,他皆憒憒②,絕弗之省。又有朱聘君③,家世習儒,至聘君始以醫鳴,醫家諸書無不精覽。

一少年病肺氣上,喀喀鳴喉中,急則唾,唾血成縷。嚴曰:"此瘵④也。後三月死。"聘君曰:"非也。氣升而腴,中失其樞;火官司令⑤,爍金於爐。是之謂肺痿。治之生。"已而果成生。

一六十翁患寒熱。初,毛灑淅⑥,齒擊上下,熱繼之,盛如蒸甑。嚴曰:"此痰也。不治將瘥。"聘君曰:"非也。脈淫以芤⑦,數復亂息;外彊中乾,禍作福極。是之謂解㑊。藥之則瘥,不藥則劇。"已而果劇,治乃愈。

一婦女有噦⑧疾,每吐涎數升,腥觸人,人近亦噦。嚴曰:"此寒噦也,法宜溫。"聘君曰:"非也。陰陽未平,氣苞血聚⑨,其勢方格,靡有攸處。是之謂惡阻⑩。在法不當治,久則自寧,且生男。"言後輒驗。

①大观之方:指北宋大观(宋徽宗年号)年间编写的《太平惠民和剂局方》。

②憒憒:糊涂。

③朱聘君:指朱震亨。聘君,封建时代对被朝廷征聘而不去做官者的一种称呼。

④瘵:肺结核病。

⑤火官司令:意为心火亢盛。

⑥洒淅:寒慄貌。

⑦芤:脉象名。浮大而软,按之中空。

⑧哕:呃逆。

⑨气苞血聚:指受孕时气血聚集。苞,通"包"。

⑩恶阻:病证名。

夫嚴生之醫三世矣,聘君則始習爲之,而優劣若是者,醫其可以世論否耶?嗟夫!昔之名醫眾矣,未暇多論。若華元化,若張嗣伯①,若許智藏②,其治證皆入神,初不聞其父子相傳也。自傳經者惑於是非,使《禮》經之意晦而不白,三千年矣。世之索醫者,不聞其通書與否,見久於其業者,則瞀瞀③焉從之。人問其故,則曰是記《禮》者云爾也。其可乎哉!

葛生④某,淮之鉅族⑤也,明於醫,三世之書皆嘗習而通之。出而治疾,決死生,驗差劇,若燭照而龜卜,無爽⑥也者。士或不能具藥,輒注⑦之,不索其償。士君子翕然稱譽之。名上丞相府,賜七品服,俾提舉⑧諸醫官。有疾者遂倚之以爲命。嗚呼! 若葛生者,其無愧古之醫師者歟!

①張嗣伯:古代名医未有其名,疑为徐嗣伯。南北朝时期南齐医学家。

②许智藏:隋代名医,曾任隋炀帝侍医。

③瞀瞀:眼睛昏花的样子,引申为糊里糊涂。

④葛生:疑指元代医学家葛应雷。葛曾任江浙官医提举,著有《医家会问》20卷。

⑤鉅族:大族。

⑥爽:差;失。

⑦注:输送,引申为赠送。

⑧提举:官名,主管专门事务的职官。这里指主管医事的医学提举。

【思考与练习】

一、辨析字体。

1. 醫家諸書無不精覽

2. 若燭照而龜卜

3. 則瞀瞀焉從之

4. 傳經者既明載其說

5. 其無愧古之醫師者歟

二、今译。

1. 故记《礼》者有云"医不三世,不服其药"也。传经者既明载其说,复斥其非,而以父子相承三世为言,何其惑欤!

2. 葛生某,淮之巨族也,明于医,三世之书皆尝习而通之。出而治疾,决死生,验差剧,若烛照而龟卜,无爽也者。士或不能具药,辄注之,不索其偿。士君子翕然称誉之。

3. 吾乡有严生者,三世业医矣。其为医,专事乎大观之方,他皆愦愦,绝弗之省。

4. 世之索医者,不闻其通书与否,见久于其业者,则瞀瞀焉从之。

5. 夫医之为道,必志虑渊微,机颖明发,然后可与于斯,虽其父不能必传其子也。

三、断句。

昔黄帝作内经十八卷灵枢九卷素问九卷迺其数焉世所奉行唯素问耳越人得其一二而述难经皇甫谧次而为甲乙诸家之说悉自此始其间或有得失未可为后世法则谓如南阳活人书称

咳逆者哕也谨按灵枢经曰新谷气入于胃与故寒气相争故曰哕举而并之则理可断矣又如难经第六十五篇是越人标指灵枢本输之大略世或以为流注谨按灵枢经曰所言节者神气之所游行出入也非皮肉筋骨也又曰神气者正气也神气之所游行出入者流注也井荥输经合者本输也举而并之则知相去不啻天壤之异但恨灵枢不传久矣世莫能究夫为医者在读医书耳读而不能为医者有矣未有不读而能为医者也不读医书又非世业杀人尤毒于梃刃是故古人有言曰为人子而不读医书犹为不孝也仆本庸昧自髫迄壮潜心斯道颇涉其理辄不自揣参对诸书再行校正家藏旧本灵枢九卷共八十一篇增修音释附于卷末勒为二十四卷庶使好生之人开卷易明了无差别除已具状经所属申明外准使府指挥依条申转运司选官详定具书送秘书省国子监令崧专访名医更乞参详免误将来利益无穷功实有自宋绍兴乙亥仲夏望日锦官史崧题（南宋·史崧《灵枢》序）

二十三、汗下吐三法该尽治病诠

【说明】本文选自《儒门事亲》第 2 卷。作者张从正（公元 1156～1228 年），字子和，号戴人，睢州考城（今河南兰考）人，金代著名医学家，金元四大家之一，攻下派的代表人物。其代表作《儒门事亲》由他本人与麻知几、常仲明等人共同辑录而成。

本文阐述了作者"祛邪所以扶正"的学术观点，认为所有祛邪之法皆可归入汗下吐三法。这在理论上虽有一定的片面性，但对滥用补法的时弊，具有一定的批判作用。

人身不過表裏，氣血不過虛實。表實者裏必虛，裏實者表必虛，經實者絡必虛，絡實者經必虛，病之常也。良工之治病，先治其實，後治其虛，亦有不治其虛時。粗工之治病，或治其虛，或治其實，有時而幸中，有時而不中。謬工之治病，實實虛虛，其誤人之迹常著，故可得而罪①也。惟庸工之治病，純補其虛，不敢治其實，舉世皆曰平穩，誤人而不見其迹。渠②亦不自省其過，雖終老而不悔，且曰："吾用補藥也，何罪焉？"病人亦曰："彼以補藥補我，彼何罪焉？"雖死而亦不知覺。夫粗工之與謬工，非不誤人，惟庸工誤人最深，如鯀③湮洪水，不知五行之道。

①罪：责怪；治罪，用作动词。
②渠：他。
③鯀：夏禹之父，奉尧命治水。他采取筑堤防水之法，九年未能治平，被舜处死在羽山。

夫補者人所喜，攻者人所惡，醫者與其逆病人之心而不見用，不若順病人之心而獲利也，豈復計病者之死生乎？嗚呼！世無眞實，誰能別之？今予著此吐汗下三法之詮①，所以該②治病之法也，庶幾來者有所憑藉耳。

　　夫病之一物，非人身素有之也。或自外而入，或由內而生，皆邪氣也。邪氣加諸身，速攻之可也，速去之可也，攬而留之，可乎？雖愚夫愚婦，皆知其不可也。及其聞攻則不悅，聞補則樂之。今之醫者曰："當先固其元氣，元氣實，邪自去。"世間如此妄人，何其多也！

　　夫邪之中人，輕則傳久而自盡，頗甚則傳久而難已，更甚則暴死。若先論固其元氣，以補劑補之，眞氣未勝，而邪已交馳橫騖③而不可制矣。惟脈脫④、下虛、無邪、無積之人，始可議補；其餘有邪積之人而議補者，皆鯀湮洪水之徒也。

　　今予論吐、汗、下三法，先論攻其邪，邪去而元氣自復也。況予所論之三法，諳練日久，至精至熟，有得無失，所以敢爲來者言也。

　　①詮：解释。

　　②该：通"賅"，包括；尽备。

　　③交馳橫騖：邪气盛实扩散。騖，乱跑。

　　④脉脱：脉息微弱将绝。

　　天之六氣，風、暑、火、濕、燥、寒；地之六氣，霧、露、雨、雹、冰、泥；人之六味，酸、苦、甘、辛、鹹、淡。故天邪發病，多在乎上；地邪發病，多在乎下；人邪發病，多在乎中。此爲發病之三也。處之者三，出之者亦三也。諸風寒之邪，結搏①皮膚之間，藏於經絡之內，留而不去，或發疼痛走注②，麻痺不仁，及四肢腫癢拘攣，可汗而出之。風痰宿食，在膈或上脘，可涌而出之。寒濕固冷，熱客下焦，在下之病，可泄而出之。《內經》散論諸病，非一狀也；流言③治法，非一階也。《至眞要大論》等數篇言運氣所生諸病，各斷以酸苦甘辛鹹淡以總括之。其言補，時見一二；然其補，非今之所謂補也，文具於《補論》條下，如辛補肝，鹹補心，甘補腎，酸補脾，苦補肺④。若此之補，乃所以發腠理，致津液，通血氣。至其統論諸藥，則曰：辛甘淡三味爲陽，酸苦鹹三味爲陰。辛甘發散，淡滲泄，酸苦鹹涌泄。發散者歸於汗，涌者歸於吐，泄者歸於下。滲爲解表，歸於汗；泄爲利小溲，歸於下。殊不言補。乃知聖人止有三法，無第四法也。

　　然則聖人不言補乎？曰：蓋汗下吐，以若草木治病者也。補者，以穀肉果菜養口體⑤者也。夫穀肉果菜之屬，猶君之德敎⑥也；汗下吐之屬，猶君之刑罰也。故曰：德敎，興平之粱肉；刑罰，治亂之藥石。若人無病，粱肉而已；及其有病，當先誅伐有過。病之去也，粱肉補之，如世已治矣，刑措⑦而不用。豈可以藥石爲補哉？必欲去大病大瘵⑧，非吐汗下未由⑨也已。

　　①結搏：郁结留滞。

　　②走注："风痹"的别称，又称为"行痹"，症多见游走性疼痛。

③流言：分别论述。

④"辛补肝"五句：按中医五行理论，辛入肺，肺属金，肝属木，金能克木。因作者认为祛邪所以扶正，其余依此类推。此说与《素问》之《藏气法时论》有异。

⑤口体：义偏于"体"，身体。

⑥德教：道德教化。

⑦措：搁置；放置。

⑧疗：病。

⑨未由：无从；无所依从。

　　然今之醫者，不得盡①汗下吐法，各立門牆②，誰肯屈己之高而一問哉？且予之三法，能兼衆法。用藥之時，有按有蹻，有揃③有導，有減有增，有續有止。今之醫者，不得予之法，皆仰面傲笑曰："吐者，瓜蒂而已矣；汗者，麻黃、升麻而已矣；下者，巴豆、牽牛、朴硝、大黃、甘遂、芫花而已矣。"既不得其術，從而誣之，予固難與之苦辯，故作此詮。

　　所謂三法可以兼衆法者，如引涎、漉涎④、嚏氣、追淚，凡上行者，皆吐法也；炙、蒸、熏、渫⑤、洗、熨、烙、針刺、砭射、導引、按摩，凡解表者，皆汗法也；催生下乳、磨積逐水、破經泄氣，凡下行者，皆下法也。以余之法，所以該衆法也。然予亦未嘗以此三法，遂棄衆法，各相其病之所宜而用之。以十分率⑥之，此三法居其八九，而衆法所當⑦纔一二也。

　　或言《內經》多論鍼而少論藥者，蓋聖人欲明經絡。豈知鍼之理，即所謂藥之理。即今著吐汗下三篇，各條藥之輕重寒溫於左。仍於三法之外，別著《原補》⑧一篇，使不預三法。恐後之醫者泥⑨於補，故置之三篇之末，使用藥者知吐中有汗，下中有補，止有三法。《內經》曰："知其要者，一言而終。"是之謂也！

①尽：完全了解；全面掌握。

②门墙：犹"门户"，师门。

③揃：按摩。

④漉涎：使唾液渗出。漉，渗出。

⑤渫：除去污秽。

⑥率：比例。

⑦所当：所占。

⑧《原补》：《儒门事亲》第2卷中的《推原补法利害非轻说》。

⑨泥：拘泥。

【思考与练习】

一、辨析字体。

1. 表實者裏必虛

2. 其餘有邪積之人而議補者

3. 庶幾來者有所憑藉耳

4. 各斷以酸苦甘辛鹹淡以總括之

5. 以穀肉果菜養口體者也

二、今译。

1. 谬工之治病，实实虚虚，其误人之迹常着，故可得而罪也。

2. 惟庸工之治病，纯补其虚，不敢治其实，举世皆曰平稳，误人而不见其迹。渠亦不自省其过，虽终老而不悔，且曰："吾用补药也，何罪焉？"

3. 然今之医者，不得尽汗下吐法，各立门墙，谁肯屈己之高而一问哉？

4. 夫邪之中人，轻则传久而自尽，颇甚则传久而难已，更甚则暴死。

5. 德教，兴平之粱肉；刑罚，治乱之药石。若人无病，粱肉而已；及其有病，当先诛伐有过。病之去也，粱肉补之，如世已治矣，刑措而不用。岂可以药石为补哉？

三、断句。

凡使宜须细认取诸般尚有百等不可一一论之有妙硫砂如拳许大或重一镒有十四面面如镜若遇阴沉天雨即镜面上有红浆汁出有梅柏砂如梅子许大夜有光生照见一室有白庭砂如帝珠子许大面上有小星现有神座砂又有金座砂玉座砂不经丹灶服之而自延寿命次有白金砂澄水砂阴成砂辰锦砂芙蓉砂镜面砂箭镞砂曹末砂土砂金星砂平面砂神末砂已上不可一一细述也夫修事朱砂先于一静室内焚香斋沐然后取砂以香水浴过了拭干即碎捣之后向钵中更研三伏时竟取一瓷锅子着研了砂于内用甘草紫背天葵五方草各判之著砂上下以东流水煮亦三伏时勿令水火阙失时候满去三件草又以东流水淘令净干日煞又研如粉用小瓷瓶子盛又入青芝草山须草半两盖之下十斤火煅从巳至子时方歇候冷再研似粉如要服则入熬蜜丸如细麻子许大空腹服一丸如要入药中用则依此法凡煅自然住火五两朱砂用甘草二两紫背天葵一镒五方草自然汁一镒若东流水取足（南朝宋·雷敩《雷公炮炙论·朱砂》）

二十四、医案三则

【说明】本文第一则选自《史记·扁鹊仓公列传》。作者司马迁，介绍见本教材《扁鹊传》。文章记述了仓公为齐王侍医诊察疾病时，提出在治疗上不可服"五石"的劝告性意见，同时阐明了"五石"的危害性。第二则选自《普济本事方·中风肝胆筋骨诸风》。作者许叔微（公元1079～约1154年），字知可，曾任集贤院学士，真州白沙（今江苏仪征）人，南宋医学家。文章主要说明"气中"不同于一般的"中风",在治疗上殊异于"中风",否则将会致生于死。同时,作者还介绍了用苏合香丸治疗"气中"的效验。第三则选自《薛生白医案·遗精》。作者薛雪(公元 1681～1770 年),字生白,号一瓢,清代著名医学家。文章论述了不取补本之法,而以攻标之法治疗遗精的道理。

(一)

　　齊王侍醫^①遂病,自練五石^②服之。臣意^③往過之。遂謂意曰:"不肖^④有病,幸診遂也"。臣意即診之,告曰:"公病中熱^⑤。論曰:'中熱不溲者,不可服五石。'石之爲藥精悍,公服之不得數溲,亟勿服,色將發臃。"遂曰:"扁鵲曰:'陰石以治陰病^⑥,陽石以治陽病^⑦。'夫藥石者,有陰陽水火之齊。故中熱,即爲陰石柔齊治之;中寒,即爲陽石剛齊治之。"臣意曰:"公所論遠矣。扁鵲雖言若是,然必審^⑧診,起度量,立規矩,稱權衡,合色脈、表裏、有餘不足、順逆之法,參其人動靜與息^⑨相應,乃可以論。論曰:'陽疾處內、陰形應外^⑩者,不加悍藥及鑱石。'夫悍藥入中,則邪氣辟^⑪矣,而宛氣^⑫愈深。《診法》^⑬曰:'二陰應外、一陽接內^⑭者,不可以剛藥。'剛藥入則動陽,陰病益衰,陽病益著,邪氣流行,爲重困於俞,忿發爲疽。"意告之後百餘日,果爲疽發乳,上入缺盆^⑮,死。此謂論之大體也,必有經紀。拙工有一不習,文理陰陽失矣。

　　①侍医:王侯的保健医官。

　　②练:通"炼",炼制。五石:指丹砂、雄黄、白矾、曾青、磁石。

　　③意:即淳于意,西汉名医。

　　④不肖:自谦之词。

　　⑤中热:内热。

　　⑥阴石:寒性矿物药。阴病:阴虚。证见内热。

　　⑦阳石:热性矿物药。阳病:阳虚。证见形寒。

　　⑧审:详细;周密。

　　⑨息:脉息。

　　⑩"阳疾"八字:里热表寒,即真热假寒。

　　⑪辟:闭阻;聚积。

　　⑫宛气:郁气。宛,通"郁",郁结。

　　⑬《诊法》:指古代诊断学著作。

　　⑭"二阴"八字:表寒里热,即假寒真热。二阴,少阴经,此指少阴病,多寒。一阳,少阳经,此指少阳病,多热。

　　⑮缺盆:人体部位名。在两侧的胸壁上方,锁骨上缘的凹陷处。

（二）

世言氣中①者,雖不見於方書,然暴喜傷陽,暴怒傷陰,憂愁不意,氣多厥逆,往往多得此疾,便覺涎潮昏塞,牙關緊急。若概作中風候,用藥非止不相當,多致殺人。元祐庚午②,母氏親遭此禍,至今飲恨。母氏平時食素,氣血羸弱,因先子捐館③憂惱,忽一日氣厥,牙噤④涎潮。有一里醫便作中風,以大通圓⑤三粒下之,大下數行⑥,一夕而去。予常痛恨。每見此症,急化蘇合香圓⑦四五粒,灌之便醒,然後隨其虛實寒熱而調治之,無不愈者。《經》云:"無故而瘖,脈至,不治自已。"謂氣暴逆也,氣復則已。審⑧如是,雖不服藥亦可。

①气中:证候名。中风之属于气者。由七情内伤、气机猝阻所致。

②元祐庚午:公元1090年。元祐,宋哲宗赵煦年号。

③先子:指已死的父亲。捐馆:"死"的委婉语。

④牙噤:牙关紧闭。

⑤大通圆:方名,见《千金要方》治五劳七伤方。圆,丸。

⑥行:次,量词。

⑦苏合香圆:方名,见《和剂局方》。功用开窍辟秽,理气止痛。

⑧审:确实。

（三）

素來擾虧根本,不特病者自嫌,即操醫師之術者,亦跋前疐後①之時也。值風木適旺之候,病目且黃,已而遺精淋濁,少間則又膝脛腫痛不能行。及來診時,脈象左弦數,右搏而長,面沉紫,而時時作嘔。靜思其故,從前紛紛之病,同一邪也,均爲三病,次第纏綿②耳,由上而下,由下而至極下,因根本久撥之體,復蒸而上爲胃病,是腎胃相關之故也。倘不稍爲戢③除一二,但取回陽返本,竊恐劍關苦拒,而陰平非復漢有④也。謹擬一法,略效丹溪,未識如何。

①跋前疐后:比喻进退两难。语出《诗·豳风·狼跋》。跋,踩。疐,同"踬",绊倒。

②次第:依次。缠绵:纠缠。

③戢:止息。

④"剑关"十一字:景元四年(公元263年),蜀帅姜维固守剑阁,魏镇西将军邓艾自阴平道,经江油、绵竹,直趋成都灭蜀。以此比喻一味治本之不当。剑关,剑阁道,古道路名,为诸葛亮所筑,在今四川剑阁县东北大小剑山之间,为川陕间的主要通道。阴平,古道路名,自今甘肃文县穿越岷山山脉,绕出剑阁之西,直达成都,路虽险阻,但为捷径。

【思考与练习】

一、辨析字体。

1. 然後隨其虛實寒熱而調治之

2. 剛藥入則動陽

3. 少間則又膝脛腫痛不能行

4. 竊恐劍關苦拒

5. 有陰陽水火之齊

二、今译。

1. 世言气中者,虽不见于方书,然暴喜伤阳,暴怒伤阴,忧愁不意,气多厥逆,往往多得此疾,便觉涎潮昏塞,牙关紧急。

2. 扁鹊虽言若是,然必审诊,起度量,立规矩,称权衡,合色脉、表里、有余不足、顺逆之法,参其人动静与息相应,乃可以论。

3. 素来扰亏根本,不特病者自嫌,即操医师之术者,亦跋前疐后之时也。

4. 静思其故,从前纷纷之病,同一邪也,均为三病,次第缠绵耳,由上而下,由下而至极下,因根本久拨之体,复蒸而上为胃病,是肾胃相关之故也。

5. 母氏平时食素,气血羸弱,因先子捐馆忧恼,忽一日气厥,牙噤涎潮。有一里医便作中风,以大通圆三粒下之,大下数行,一夕而去。

三、断句。

余沐休林下习程公敬通公之里先有玠公者成进士于轩岐之术靡不精公尤博学补诸生以余闲从事于养生家言遂抉其奥得禁方参伍而用之活人甚众业擅一时四方造庐而请者车填咽门公以次按行东之西怨南之北怨病者望之如望岁焉间与余论方技言人秉阴阳既薄蚀于寒暑风霾又侵夺于饥饱嗜欲复戕伐于喜怒女谒身非木石何得不病巨室力易于致医若瓮牖绳枢之子与逆旅迁客不幸惹恙于时仓皇则简之笥中而医师自足是方书重矣外台秘要已验之良法不下于肘后百一欲广布之海内藉余弁首而行余谓病之需良医犹治之待良相美哉越人之言曰上医医国其次医家其次医身夫和静则寿域戾扰则亡征药有养命者有养性者察其虚实审其寒热时其补泄能防于未然导养得理性命自尽何夭枉之有观于身而知国未有不均于哲士而偾于庸人者公妙于上池而推重司马之书因知秘要盖方略之善者也推端见委证治较然卓越群识与素问灵枢合辙推公之志欲使人人得以尽年其仁心为质乎虽然神而明之存乎其人有不拘于秘要也者斯善读秘要者也(明·吴士奇《外台秘要》序)

二十五、皇甫谧传

【说明】本文节选自《晋书》第51卷。《晋书》由唐代房玄龄等21人修撰。房玄龄(公元 578～648 年),临淄(今属山东淄博)人,唐初宰相。《晋书》编修于贞观十八年至二十年(公元 644～646 年),全书共 130 卷,记载两晋封建王朝的兴衰史,属纪传体史书。

本文较详尽地记述了魏晋时期的医学家、文学家和史学家皇甫谧的生平事迹。皇甫谧年轻时感奋叔母所教,勤奋苦学,博览典籍,以著述为务。中年患风痹,婴沉痼 30 年,仍手不释卷,笃守其志。他不慕名利,频诏不就,终身不仕,唯道是勤,在医学、文学、史学等方面都有很高的成就。他病后所撰《黄帝针灸甲乙经》,是我国针灸学的重要典籍。

皇甫谧,字士安,幼名静,安定朝那①人,漢太尉嵩②之曾孫也。出後叔父③,徙居新安④。年二十,不好學,游蕩無度,或以爲癡。嘗得瓜果,輒進所後叔母任氏。任氏曰:"《孝經》云:'三牲⑤之養,猶爲不孝。'汝今年餘二十,目不存教,心不入道,無以慰我。"因歎曰:"昔孟母三徙以成仁,曾父烹豕⑥以存教,豈我居不卜⑦鄰,教有所闕?何爾魯鈍之甚也!修身篤學,自汝得之,於我何有?"因對之流涕。謐乃感激,就鄉人席坦受書,勤力不息。居貧,躬自⑧稼穡,帶經而農,遂博綜典籍百家之言。沈靜寡欲,始有高尚之志,以著述爲務,自號玄晏先生。著《禮樂》、《聖眞》⑨之論。後得風痹疾,猶手不輟⑩卷。

①安定:郡名,汉置,在今甘肃灵台。朝那:县名。今灵台朝那。

②汉太尉嵩:即皇甫嵩。东汉灵帝时为北地太守,以破黄巾功,领冀州牧,拜太尉。

③出后叔父:过继给叔父。出后,过继。

④徙:迁移。新安:郡名,在今浙江淳安西。

⑤三牲:指用于祭祀的牛、羊、猪。

⑥曾父烹豕:曾参妻携子到市场,其子啼哭,母说归后为子杀猪。归后,见曾参正要捕猪杀之,妻止之,说与儿戏言,曾参认为不能失信于子,终杀猪以取信。事见《韩非子·外储说左上》。

⑦卜:选择。

⑧躬自:亲自。

⑨《礼乐》、《圣真》:皇甫谧早年著作,已佚。清代吴士鉴《补晋书经籍志》有载。

⑩辍:停止。

或勸謐修名①廣交。謐以爲非聖人孰能兼存出處②,居田里之中亦可以樂堯舜之道,何必崇接世利,事官鞅掌,然後爲名乎?作《玄守論》以答之,曰:"或謂謐曰:'富貴,人之所欲,貧賤,人之所惡,何故委形③待於窮而不變乎?且道之所貴者,理世也;人之所美者,及時也。先生年邁齒變,饑寒不瞻④,轉死溝壑,其誰知乎?'謐曰:'人之所至惜者,命也;道之所必全者,形也;性形所不可犯者,疾病也。若擾全道⑤以損性命,安得去貧賤存所欲哉?吾聞食人之禄者懷人之憂,形強猶不堪，況吾之弱疾乎！且貧者，士之常，賤者，道之實，處常得實，沒齒不憂，孰與富貴擾神耗精者乎？又生爲人所不知，死爲人所不惜，至矣！暗聾之徒⑥，天下之有道者也。夫一人死而天下號者，以爲損也；一人生而四海笑者，以爲益也。然則，號笑非益死損生也。是以至道不損，至德不益。何哉？體⑦足也。如迴⑧天下之念，以追損生之禍，運四海之心，以廣非益之病，豈道德之至乎！夫唯無損，則至堅矣；夫唯無益，則至厚矣。堅，故終不損；厚，故終不薄。苟能體堅厚之實，居⑨不薄之眞，立乎損益之外，游乎形骸之表，則我道全矣。'"遂不仕。耽翫⑩典籍，忘寢與食，時人謂之"書淫"。或有箴其過篤⑪，將損耗精神。謐曰："朝聞道，夕死可矣⑫，況命之修短分定懸天乎！"

　　叔父有子既冠，謐年四十喪所生後母，遂還本宗。

①修名：端正名分。此谓出仕任职。

②出处：出仕和居家。

③委形：委屈自身。

④赡：富足。

⑤扰全道：扰乱保全身体之道。

⑥暗聋之徒：哑口不言和耳聋不闻之人。语出《墨子·尚贤下》。暗，哑。

⑦体：指道德。

⑧迴：运转。

⑨居：安心。

⑩耽翫：酷爱。翫，"玩"的异体字，喜爱。

⑪箴：劝告；规劝。过笃：过于用功。

⑫"朝闻道"两句：语出《论语·里仁》。

　　城陽①太守梁柳，謐從姑②子也，當之官③，人勸謐餞之④。謐曰："柳爲布衣時過吾，吾送迎不出門，食不過鹽菜，貧者不以酒肉爲禮。今作郡而送之，是貴城陽太守而賤梁柳，豈中⑤古人之道？是非吾心所安也。"

　　其後武帝頻下詔敦逼不已。謐上疏自稱草莽臣，曰："臣以尪弊，迷於道趣，因疾抽簪⑥，散髮林阜，人綱不閑，鳥獸爲羣。陛下披榛採蘭，並收蒿艾⑦。是以皋陶⑧振褐，不仁者遠。臣惟頑蒙，備食晉粟，猶識唐人擊壤之樂，宜赴京城，稱壽闕外⑨。而小人無良，致災速⑩禍，久嬰篤疾，軀半不仁，右脚偏小，十有九載。又服寒食藥，違錯節度，辛苦荼毒⑪，於今七年。隆冬裸袒食冰，當暑煩悶，加以欬逆，或若溫瘧，或類傷寒，浮氣流腫，四肢酸重。於今困劣，救命呼噏⑫，父兄見出，妻息⑬長訣。仰迫天威⑭，扶輿就道，所苦加焉，不任進路，委身待罪，伏枕歔息。臣聞韶衛不並奏,雅鄭不兼御⑮,故郤子入周,禍延王叔⑯,虞丘稱賢,樊姬掩口⑰。君子小人,禮不同器,況臣穅穢,糅之彫胡! 庸夫錦衣,不稱其服也。竊聞同命之士⑱,咸以畢到,唯臣疾痿,抱釁牀⑲蓐,雖貪明時,懼斃命路隅。設臣不疾,已遭堯舜之世,執志箕山,猶當容之。臣聞上有明聖之主,下有輸實之臣,上有在寬之政,下有委情之人。唯陛下留神垂恕,更旌瓌俊,索隱於傅巖⑳,收釣於渭濱㉑,無令泥滓久濁清流。"謐辭切言至,遂見聽許。㉒

太康㉓三年卒,時年六十八。謐所著詩賦誄頌論難甚多,又撰《帝王世紀》、《年曆》、《高士》、《逸士》、《列女》等傳,《玄晏春秋》,並重於世。門人摯虞、張軌、牛綜、席純,皆爲晉名臣。

①城阳:郡名,故址在今山东莒县。

②从姑:父亲的堂姊妹。从,堂房亲属。

③当之官:当(梁柳)要去赴任做官的时候。之,往。

④饯之:为他饯行。饯,设酒食送行。

⑤中:符合。

⑥抽簪:簪,连冠于发的簪子,仕宦所用。故称弃官引退为抽簪。此谓屡荐不仕。

⑦蒿艾:野草,自喻不才。

⑧皋陶:传说为舜之臣,掌刑狱之事。皋,"皋"的异体字。

⑨称寿阙外:臣子在宫廷门楼下呼颂万岁。

⑩速:招来。

⑪辛苦荼毒:痛苦于寒食散的火邪毒害。辛苦,痛苦。

⑫呼噏:即"呼吸"。比喻时间短促,此谓急迫。噏,"吸"的异体字。

⑬妻息:妻子儿女。息,子女。

⑭天威:帝王的威严。

⑮"臣闻"两句:韶乐,相传舜所作乐曲名,比喻高雅之乐。卫乐,比喻低俗之乐。卫献公好淫乐,曾鞭笞强迫歌者为其演唱淫乐。事见《史记·卫康叔世家》。雅郑,雅乐和郑声,意同"韶卫"。

⑯"郤子"两句:鲁成公十六年(公元前575年),晋师在鄢陵大败楚军。晋厉公委派郤至入周报功。郤至归功于己,并重赂周大夫王叔简公。王叔即唆使在朝公卿上言简王擢升郤至为上卿。郤至返晋,即于次年被晋厉公处死。王叔因此而受到牵累。事见《国语·周语中》。此自嘲不祥。

⑰"虞丘"两句:春秋时虞丘任楚相十余年,未曾引进贤良、斥退不肖,楚庄王却称其为贤相,被夫人樊姬掩口窃笑。事见《列女传·楚庄樊姬》。此自嘲不贤。

⑱同命之士:同时拜官之人。命,受命。

⑲抱衅牀:犹"负罪"。衅,罪过。牀:"床"的异体字。

⑳"索隐"句:到傅岩去求贤。傅岩,古地名。

㉑"收钓"句:到渭水之滨访求隐士。传说隐士姜子牙垂钓于渭滨,周文王访贤得之,后佐武王灭殷。

㉒见:被。听许:听从准许。

㉓太康:晋武帝司马炎年号(公元280~289年)。

【思考与练习】

一、辨析字体。

1. 謐以爲非聖人孰能兼存出處

2. 吾聞食人之禄者懷人之憂

3. 鳥獸爲羣

4. 抱釁牀蓐

5. 猶識唐人擊壤之樂

二、今译。

1. 昔孟母三徙以成仁,曾父烹豕以存教,岂我居不卜邻,教有所阙?何尔鲁钝之甚也!修身笃学,自汝得之,于我何有?

2. 謐乃感激,就乡人席坦受书,勤力不怠。居贫,躬自稼穑,带经而农,遂博综典籍百家之言。

3. 謐以为非圣人孰能兼存出处,居田里之中亦可以乐尧舜之道,何必崇接世利,事官鞅掌,然后为名乎?

4. 且贫者,士之常,贱者,道之实,处常得实,没齿不忧,孰与富贵扰神耗精者乎?

5. 窃闻同命之士,咸以毕到,唯臣疾疢,抱衅床蓐,虽贪明时,惧毙命路隅。设臣不疾,已遭尧舜之世,执志箕山,犹当容之。

三、断句。

不肖体素丰多火善渴虽盛寒床头必置茗碗或一夕尽数瓯又时苦喘急质之先生为言此属郁火证常令服茱连丸无恙也丁巳之夏避暑檀州酷甚朝夕坐冰盘间或饮冷香薷汤自负清暑良剂孟秋痢大作初三昼夜下百许次红白相杂绝无渣滓腹胀闷绞痛不可言或谓宜下以大黄先生弗顾也竟用参术菖桂渐愈犹白积不止服感应丸而痊后少尝蟹螯复泻下委顿仍服八味汤及补剂中重加姜桂而愈夫一身历一岁间耳黄连苦茗曩不辍口而今病以纯热瘥向非先生或投大黄凉药下之不知竟作何状又病室孕时喘逆不眠用逍遥散立安又患便血不止服补中黑姜立断不再剂种种奇妙未易殚述噫先生隔垣见人何必饮上池水哉闻之善赠人者以言其永矢勿谖者亦以言不肖侏儒未足为先生重窃以识明德云尔四明弟子徐阳泰顿首书状(明·赵献可《医贯·痢疾论》)

二十六、李时珍传

【说明】本文节选自《白茅堂集》第 38 卷。作者顾景星(公元 1621～1687 年),字赤方,号黄公,蕲州(今湖北蕲春)人,清代学者。长于诗文,著有《读书集论》、《南渡集》、《耒耕集》等,今仅存《白茅堂集》46 卷。李时珍是作者的同乡与前辈,曾从其曾祖父就读。

本文记述了明代著名医药学家李时珍的生平事迹,介绍编著《本草纲目》的原因及要点,反映了其高尚的思想品德和严谨的治学精神。

李時珍,字東璧,祖某①,父言聞②,世孝友,以醫爲業。年十四,補諸生③;三試於鄉,不售④。讀書十年,不出戶庭,博學,無所弗睨。善醫,即以醫自居。楚王聞之,聘爲奉祠⑤,掌良醫所⑥事。世子⑦暴厥,立活之。薦於朝,授太醫院判⑧。一歲告歸,著《本草綱目》。

年七十六,爲遺表⑨,授其子建元。其略曰:臣幼苦羸疾,長成鈍椎⑩。惟耽嗜典籍,奮切編摩,纂述諸家,心殫鳌定⑪。伏念本草一書,關係頗重,謬誤實多,竊加訂正,歷歲三十,功始成就。

①某:作者不知李时珍祖父的名字,故称某。

②言闻:李时珍父名言闻,字子郁,号月池,是当时的一位名医。

③诸生:各类生员。明清时期指已考取府、州、县学的秀才为生员。

④不售:犹言不第,未考取。

⑤奉祠:即奉祠正。明代各王府掌管祭祀的官员。

⑥良医所:明代各王府的医疗机构。

⑦世子:即嫡子,指王侯正妻所生的长子。

⑧太医院判:明代太医院的副主管。

⑨遗表:臣子生前写好死后呈给皇帝的报告。

⑩钝椎:自谦之辞,比喻愚笨。

⑪心殚鳌定:尽心订正。殚,尽,竭尽。鳌定,整理修订。

自炎皇①辨百穀,嘗衆草,分氣味之良毒;軒轅師岐伯,遵伯高,剖經絡之本標,爰有《神農本草》三卷。梁陶宏景益以注釋,爲藥三百六十五。唐高宗命李勣重修,長史蘇恭表請增藥一百一十四。宋太祖命劉翰詳較。仁宗再詔補註,增藥一百。唐慎微合爲《證類》,修補諸本,自是指爲全書。

夷②考其間,瑕疵③不少:有當析而混者,葳蕤、女萎二物,併入一條;有當併而析者,南星、虎掌一物,分爲二種。生薑、薯蕷,菜也,而列草品;檳榔、龍眼,果

也,而列木部。八穀④,生民之天,不能辨其種類;三菘⑤,日用之蔬,罔克灼其質
名。黑豆、赤菽,大小同條;硝石、芒硝,水火混注。蘭花爲蘭草,卷丹爲百合,寇
氏⑥《衍義》之舛謬;黃精卽鈎吻,旋花卽山姜,陶氏⑦《別錄》之差謿。酸漿、苦
膽,草、菜重出,掌氏⑧之不審;天花、栝樓,兩處圖形,蘇氏⑨之欠明。五倍子,桲
蟲窠也,認爲木實;大蘋草,田字草也,指爲浮萍。似茲之類,不可枚舉。

①炎皇:指神农氏。

②夷:句首语气词。

③瑕疵:缺点;毛病。瑕,玉石上的赤色斑点。疵,小病。

④八谷:说法不一。大多以黍、稷、稻、粱、禾、麻、菽、麦为八谷。

⑤三菘:牛肚菘、白菘和紫菘。

⑥寇氏:指宋代药物学家寇宗奭,著有《本草衍义》。

⑦陶氏:指陶弘景。

⑧掌氏:指掌禹锡,北宋药物学家,主持撰写《嘉祐本草》。

⑨苏氏:指苏颂,宋代医药学家,主持撰写《图经本草》。

　　臣不揣①愚陋,僭②肆刪述,複者芟③,缺者補。如磨刀水、潦水、桑柴火、艾
火、鎖陽、山奈、土茯苓、番木鱉、金柑、樟腦、蝎虎、狗蠅、白蠟、水蛇、狗寶,今方
所用,而古本則無;三七、地羅、九仙子、蜘蛛香、猪腰子、勾金皮之類,方物土
苴④,而稗官⑤不載。舊藥一千五百一十八,今增三百七十四。分一十六部,五十
二卷。正名爲綱,附釋爲目,次以集解,辨疑正誤,詳其出產、氣味、主治。上自
墳典⑥,下至稗記,凡有攸關,靡不收掇。雖命醫書,實賅物理⑦。

①揣:估量。

②僭:超出本分。

③芟:删除;除去。

④方物:土产。土苴:犹土芥,泥土和草芥。比喻微贱之物。

⑤稗官:指野史小说等。

⑥坟典:三坟五典。三皇五帝的著作。

⑦赅:包括。物理:事物的道理。

　　萬曆①中,敕②中外獻書。建元以遺表進,命禮部③謄寫,發兩京④、各省布政
刊行。

　　晚年,自號瀕湖山人。又著《蕲所館詩》、《醫案》、《脈訣》、《五藏圖論》、《三
焦客難》、《命門考》、《詩話》。詩文他集失傳,惟《本草綱目》行世。蒐羅百氏,
採訪四方,始於嘉靖⑤壬子,終於萬曆戊寅,凡二十八年而成書。舊本附方二千

九百三十五,增[八]千一百六十一。

赞曰:李公份份⑥,樂道遺榮⑦;下學上達⑧,以師古人;既智且仁,道熟以成。遐以媲⑨之? 景純通明⑩。

①万历:明神宗的年号。

②敕:皇帝的命令。此处用作动词。

③礼部:中央六部之一。主管礼乐、祭祀及学校科举等政令的机构。

④两京:南京和北京。

⑤嘉靖:明世宗的年号。

⑥份份:即"彬彬",文雅有礼的样子。

⑦乐道:热爱医道。遗荣:抛弃荣华。

⑧下学:学习一般知识。上达:通达高深的道理。

⑨媲:匹配。

⑩景纯:指西晋学者郭璞,字景纯。通明:指陶弘景,字通明。

【思考与练习】

一、辨析字体。

1. 複者芟,缺者補

2. 罔克灼其質名

3. 奮切編摩

4. 命禮部謄寫

5. 無所弗睨

二、今译。

1. 臣幼苦羸疾,长成钝椎。惟耽嗜典籍,奋切编摩,纂述诸家,心殚厘定。伏念《本草》一书,关系颇重,谬误实多,窃加订正,历岁三十,功始成就。

2. 自炎皇辨百谷,尝众草,分气味之良毒;轩辕师岐伯,遵伯高,剖经络之本标,爰有《神农本草》三卷。

3. 臣不揣愚陋,僭肆删述,复者芟,缺者补。

4. 李公份份,乐道遗荣;下学上达,以师古人;既智且仁,道熟以成。遐以媲之? 景纯通明。

5. 李时珍,字东璧,祖某,父言闻,世孝友,以医为业。年十四,补诸生;三试于乡,不售。读书十年,不出户庭,博学,无所弗睨。

三、断句。

玉版论要篇第十五其色见浅者汤液主治十日已其见深者必齐主治二十一日已其见大深者醪酒主治百日已案前汤液醪醴论篇云必齐毒药攻其中镵石针艾治其外也必齐之义王氏无

注盖以必为决定之辞齐即和剂也齐剂古今字俞读齐为资未塙此常义自无劳诂释然止可通于汤液醪醴论若此篇云必齐主治于文为不顺矣窃谓此篇必齐对汤液醪酒为文汤液醪醴论必齐毒药对镵石针艾为文必字皆当为火篆文二字形近因而致误史记仓公传云饮以火齐汤火齐汤即谓和煮汤药此云汤液主治者治以五谷之汤液见汤液醪醴论篇火齐主治者治以和煮之毒药也移精变气论篇云中古之治病病至而治之汤液十日以去八风五痹之病十日不已治以草苏草荄之枝此火齐即草苏之类韩非子喻老篇扁鹊曰疾在腠理汤熨之所及也在肌肤针石之所及也在肠胃火齐之所及也亦可证之（清·孙诒让《札迻》卷十一）

二十七、《医方集解》序

【说明】 本文选自《医方集解》。作者汪昂（公元 1615～?），字讱庵，休宁（今属安徽）人，清代医学家。著有《素问灵枢类纂约注》、《本草备要》、《汤头歌诀》和《医方集解》等。《医方集解》共 3 卷，按其功用分为 21 门。每门有综述，每方介绍其组成，解说其方义及加减附方等。

本文主要说明医方来源于临床实践，学者运用医方，须明方义，否则很难治愈疾病。因此，在学习中既要研习成方，又应注意融会贯通，灵活运用，二者不可偏执。

孔子曰："能近取譬，可謂仁之方也已。"[1]夫仁爲心性之學，尚不可以無方，況於百家衆藝，可以無方而能善此乎？諸藝之中，醫尤爲重。以其爲生人[2]之司命，而聖人之所必愼者也。竊嘗思之，凡病必有症；症者，證[3]也，有斯病必形斯候者也。證必有脈，脈者，臟腑經絡、虛實寒熱所由分也。有與證相符者，有與證不相符者，必參驗之，而後可施治者也。察脈辨證而方立焉。方者，一定不可易之名。有是病者，必主是藥，非可移游彼此[4]，用之爲嘗試者也。

①"能近取譬"两句：语出《论语·雍也》。能就近取得相似的例子去做，可以说是实行仁道的方法。

②生人：使人生存。

③证：证据；凭证。

④移游彼此：在彼与此之间犹豫不决。

方之祖[1]始於仲景。後人觸類擴而充之，不可計殫[2]，然皆不能越仲景之範圍。蓋前人作法，後人因焉[3]。創始者難爲用[4]，後起者易爲功。取古人已驗之成規而斟酌用之，爲效不旣易乎？然而執方醫病，而病不能瘳，甚或反而殺人者，又何以說焉？則以脈候未辨，藥性未明，惑於似[5]而反失其眞，知有方而不知方之解故也。

①祖:开端。

②殚:尽。

③因焉:沿袭它。因,沿袭。焉,之。

④为用:取得成效。用,功用。

⑤惑于似:被似是而非的假象迷惑。

方之有解始於成無己①。無己慨仲景之書後人罕識,爰取《傷寒論》而訓詁之,詮證釋方,使觀者有所循入。誠哉仲景之功臣,而後覺之先導矣。厥後名賢輩出,謂當踵事增華②,析微闡奧,使古方時方③大明於世,寧不愉快?夫何著方者日益多,註方者不再見,豈金鍼不度④歟?抑工於醫者未必工於文,詞不能達意,遂置而不講歟?迄明,始有吳鶴臯⑤之集《醫方考》,文義清疏,同人膾炙。是以梨棗再易⑥,豈爲空谷足音⑦,故見之而喜歟?然吳氏但一家之言,其於致遠鈎深⑧,或未徹盡。茲特博採廣搜,網羅羣書,精窮奧蘊,或同或異,各存所見,以備參稽。使探寶者不止一藏⑨,嘗鼎者不僅一臠⑩。庶幾病者觀之,得以印證;用者據之,不致徑庭⑪。寧非衛生⑫之一助歟?

①成无己:宋代医学家,所著《注解伤寒论》是《伤寒论》的最早注本。

②踵事增华:继承前人的成就而发扬光大。

③时方:指宋元以来制定的方剂。

④金针不度:比喻秘诀失传。度,传授。

⑤吴鹤臯:明代医学家吴昆,著有《医方考》6卷。

⑥梨枣再易:指书籍多次刊印。古代木版印书,多用梨、枣等硬木雕刻,故称书版为"梨枣"。

⑦空谷足音:空旷深谷中的脚步声。比喻难得遇见的人或物。语出《庄子·徐无鬼》。

⑧致远钩深:意为阐明深远的含义。语出《周易·系辞上》。

⑨藏:收藏珍宝之处。

⑩"尝鼎"句:品尝鼎中滋味的人,不能只尝一块肉。谓不要浅尝辄止。语出《吕氏春秋·察今》。成语"尝鼎一脔"比喻根据部分可推知全体。

⑪径庭:比喻相去甚远或相差很大。径,门外路。庭,堂前地。

⑫卫生:保护生命。

或曰:善師者①不陳,得魚者忘筌②。運用之妙,在於一心,何以方爲?余曰:般倕③不棄規矩,師曠不廢六律④。夫《易》之爲書,變動不居⑤,然亦有變易不易二義,故曰"蓍之德圓而神⑥,卦之德方以智⑦"。夫卦誠方矣,豈方、智之中遂無圓、神之妙也哉?吾願讀吾書者,取是方而圓用之,斯眞爲得方之解也已。

①善师者:善于用兵的人。师,军队。

②得鱼者忘筌:语出《庄子·外物》。

③般倕:泛指古代的能工巧匠。般,公输般,即鲁班。倕,传说中的古代巧匠名。

④师旷:春秋时晋国著名的乐师。六律:古代用律管定出的六种标准音调,即黄钟、太簇、姑洗、蕤宾、夷则、无射。

⑤变动不居:变化运动不停。居,止。

⑥"蓍之德"句:意为蓍草的形体圆,其作用能通神达变。蓍,蓍草,古人用以占卜。

⑦"卦之德"句:意为卦的形体方,其作用能预知未来。

【思考与练习】

一、辨析字体。

1. 詮證釋方

2. 無己慨仲景之書後人罕識

3. 豈金鍼不度歟

4. 網羅羣書

5. 使探寶者不止一藏

二、今译。

1. 方之祖始于仲景。后人触类扩而充之,不可计殚,然皆不能越仲景之范围。盖前人作法,后人因焉。创始者难为用,后起者易为功。

2. 方之有解始于成无己。无己慨仲景之书后人罕识,爰取《伤寒论》而训诂之,诠证释方,使观者有所循入。

3. 迄明,始有吴鹤皋之集《医方考》,文义清疏,同人脍炙。是以梨枣再易,岂为空谷足音,故见之而喜欤?

4. 然吴氏但一家之言,其于致远钩深,或未彻尽。兹特博采广搜,网罗群书,精穷奥蕴,或同或异,各存所见,以备参稽。使探宝者不止一藏,尝鼎者不仅一脔。庶几病者观之,得以印证;用者据之,不致径庭。

5. 夫何著方者日益多,注方者不再见,岂金针不度欤?抑工于医者未必工于文,词不能达意,遂置而不讲欤?

三、断句。

执事发策而以针灸之数法奇穴下询承学盖以术业之专工者望诸生也而愚岂其人哉虽然一介之士苟存心于爱物于人必有所济愚固非工于医业者而一念济物之心特惓惓焉矧以明问所及敢无一言以对夫针灸之法果何所昉乎粤稽上古之民太朴未散元醇未漓与草木蓁蓁然与鹿豕狘狘然方将相忘于浑噩之天而何有于疾又何有于针灸之施也自羲农以还人渐流于不古而朴者散醇者漓内焉伤于七情之动外焉感于六气之侵而众疾胥此乎交作矣岐伯氏有忧之于

是量其虚实视其寒温酌其补泻而制之以针刺之法焉继之以灸火之方焉至于定穴则自正穴之外又益之以奇穴焉非故为此纷纷也民之受疾不同故所施之术或异而要之非得已也势也势之所趋虽圣人亦不能不为之所也已圣人之情因数以示而非数之所能拘因法以显而非法之所能泥用定穴以垂教而非奇正之所能尽神而明之亦存乎其人焉耳故善业医者苟能旁通其数法之原冥会其奇正之奥时可以针而针时可以灸而灸时可以补而补时可以泻而泻或针灸可并举则并举之或补泻可并行则并行之治法因乎人不因乎数变通随乎症不随乎法定穴主乎心不主乎奇正之陈迹譬如老将用兵运筹攻守坐作进退皆运一心之神以为之而凡鸟占云禄金版六韬之书其所具载方略咸有所不拘焉则兵惟不动动必克敌医惟不施施必疗疾如是虽谓之无法可也无数可也无奇无正亦可也而有不足以称神医于天下也哉管见如斯惟执事进而教之（明·杨继洲著《针灸大成·穴有奇正策》）

二十八、《脉经》序

【说明】 本文选自《脉经》。作者王熙，字叔和，高平（今属山西）人，魏晋之际的医学家。据《甲乙经·序》记载，他曾任太医令，整理张仲景的《伤寒杂病论》，使之得以传世。《脉经》共10卷，是我国最早的脉学专著。

本文指出脉诊的重要性和复杂性，说明编著《脉经》的原因及其内容与体例，勉励后学努力学习，深入钻研，赶超前贤。

脈理精微，其體①難辨。弦緊浮芤②，展轉③相類，在心易了④，指下難明。謂沉爲伏，則方治永乖⑤；以緩爲遲，則危殆立至。況有數候俱見，異病同脈者乎！

①体：形体。这里指脉象。

②芤：芤脉，其体"浮大而软，按之中央空，两边实"。

③展转：亦作"辗转"，翻来覆去，来回反复。

④了：明白。

⑤乖：违反。这里指失误。

夫醫藥爲用①，性命所繫。和②鵲至妙，猶或加思③；仲景明審，亦候形證。一毫有疑，則考校以求驗。故傷寒有承氣之戒④，嘔噦發下焦之問。而遺文⑤遠旨，代寡能用；舊經秘述⑥，奧而不售⑦。遂令末學，昧於原本，互滋偏見，各逞己能。致微痾⑧成膏肓之變，滯固⑨絕振起之望，良有以也！

①医药为用：医药的作用。

②和：秦医和。

③加思：多思。

④伤寒有承气之戒：伤寒病的阳明腑实证，如表证不解，津液内耗，则不可妄用承气汤。

⑤遗文：古代留下的文献。

⑥秘述：隐微的论述。

⑦售：卖出去。这里指传播。

⑧微疴：轻病。疴，"痾"的异体字。

⑨滞固：指顽疾。

今撰集岐伯以来，逮①于華佗，經論要訣，合爲十卷。百病根原，各以類例相從；聲色證候②，靡不賅備。其王③、阮、傅、戴、吳、葛、呂④、張，所傳異同，咸悉載錄。誠能留心研窮，究其微賾⑤，則可以比蹤⑥古賢，代無夭橫矣。

①逮：及；到。

②声色证候：问诊、望诊和其他诊察所得的症情。

③王：指王遂，西汉时为齐王侍医。

④吴：疑指华佗弟子吴普。葛：疑指葛洪之祖葛玄，三国时吴人。吕：疑指吕广，三国时为吴太医令，曾注《难经》。

⑤微赜：精微深奥。赜，奥妙。

⑥蹤："踪"的异体字。

【思考与练习】

一、辨析字体。

1. 嘔噦發下焦之間

2. 各以類例相從

3. 誠能留心研窮

4. 以緩爲遲

5. 異病同脈者

二、今译。

1. 脉理精微，其体难辨。弦紧浮芤，展转相类，在心易了，指下难明。

2. 夫医药为用，性命所系。和鹊至妙，犹或加思；仲景明审，亦候形证。一毫有疑，则考校以求验。

3. 而遗文远旨，代寡能用；旧经秘述，奥而不售。遂令末学，昧于原本，互滋偏见，各逞己能。致微疴成膏肓之变，滞固绝振起之望，良有以也！

三、断句。

夫人之好补则有无病而补者有有病而补者无病而补者谁与上而缙绅之流次而豪富之子有金玉以荣其身刍豢以悦其口寒则衣裘暑则台榭动则车马止则裀褥味则五辛饮则长夜故年半百而衰也然则奈何以药为之补矣有病而补之者谁与上而仕宦豪富之家微而农商市庶之辈

呕而补吐而补泄而补痢而补疟而补咳而补劳而补产而补殊不知呕得热而愈酸吐得热而愈暴泄得热而清浊不分痢得热而休息继止疟得热而进不能退咳得热而湿不能除劳得热而火益烦产得热而血愈崩盖如是而死者八九生者一二死者枉生者幸幸而一生憔悴之态人之所不堪也予请为言补之法大抵有余者损之不足者补之是则补之义也阳有余而阴不足则当损阳而补阴阴有余而阳不足则当损阴而补阳热则芒硝大黄损阳而补阴也寒则干姜附子损阴而补阳也岂可以热药而云补乎哉而寒药亦有补之义也（金·张从正《儒门事亲·补论》）

二十九、《良方》自序

【说明】本文选自《梦溪笔谈校证》。作者沈括（公元1031～1095年），字存中，晚年自号梦溪老人，钱塘（今浙江杭州）人，北宋著名政治家、科学家。博学善文，无所不通，著述颇丰，尤以晚年所撰《梦溪笔谈》最负盛名。该书记载了他在自然科学范围内的见解与见闻，是我国科技史上的重要资料，被国外学者誉为"中国科技史上的坐标"。《良方》原15卷，后人将苏轼有关医药的论述也附入其中，改称《苏沈良方》。

本文从辨疾、治疾、饮药、处方和别药等方面论证医药是一门精细严密的科学，学习者须用心精微，深入研究，注重因时因地辨证施治。

予嘗論治病有五難：辨疾、治疾、飲藥、處方、別藥，此五也。

今之視疾者，惟候^①氣口六脈而已。古之人視疾，必察其聲音、顏色、舉動、膚理^②、情性、嗜好，問其所爲，考其所行，已得其大半，而又徧診人迎、氣口、十二動脈^③。疾發於五藏，則五色爲之應，五聲爲之變，五味爲之偏，十二脈爲之動。求之如此其^④詳，然而猶懼失之。此辨疾之難，一也。

①候：诊察。

②颜色：面色。肤理：皮肤纹理。

③徧："遍"的异体字。十二动脉：指十二经脉在体表脉搏应手的部位。

④其：句中助词。

今之治疾者，以一二藥，書其服餌之節，授之而已。古之治疾者，先知陰陽運曆^①之變故，山林川澤之竅發^②。而又視其人老少、肥瘠、貴賤、居養、性術、好惡、憂喜、勞逸，順其所宜，違其所不宜。或藥，或火，或刺，或砭，或湯，或液，矯易其故常，捭摩其性理，擣而索之，投幾順變^③，間不容髮^④。而又調其衣服，理其飲食，異其居處，因其情變，或治以天^⑤，或治以人^⑥。五運六氣，冬寒夏暑，暘^⑦雨電雹，鬼靈厭蠱^⑧，甘苦寒溫之節^⑨，後先勝復之用^⑩，此天理也。盛衰強弱，五藏異稟，循其所同，察其所偏，不以此形^⑪彼，亦不以一人例^⑫衆人，此人事也。言不能傳之於書,亦不能喻之於口,其精過於承蜩⑬,其察甚於刻棘⑭。目不捨色,耳不失聲,手不釋脈,猶懼其差也。授藥遂去,而希其十全,不其難哉？此治疾之難,二也。

①运历:历法和节气。古人以木、火、土、金、水分别主一年的时令,每运主七十二天。

②窍发:指地气的生发、变化。

③投几:即"投机",适应时机。顺变:顺从疾病的变化规律。

④间不容发:间隙中容不下一根头发,此喻诊治疾病要及时,不容延缓。

⑤或治以天:有的根据自然界的客观情况治疗。

⑥人:人事,指病人的具体情况。

⑦旸:晴天。

⑧鬼灵厌蛊:古人对病因所作的迷信解释。厌,同"魇",梦魇。

⑨"甘苦"句:指药物各种性味相互制约的规律。

⑩"后先"句:指五运六气学说的具体运用。后,指气应至而未至。先,指气不应至而先至。胜,指胜气(偏胜之气)。复,指复气(报复之气)。

⑪形:对照。

⑫例:类比。

⑬承蜩:捕蝉,比喻全神贯注,技艺高超。典出《庄子·达生》。

⑭刻棘:在细刺端雕刻猕猴,比喻观察深刻,精细入微。典出《韩非子·外储说左上》。

古之飲藥者,煑①煉有節,飲啜有宜。藥有可以久煑,有不可以久煑者;有宜熾火,有宜溫火者。此煑煉之節也。宜溫宜寒,或緩或速;或乘飲食喜怒,而飲食喜怒爲用者②;有違飲食喜怒,而飲食喜怒爲敵者。此飲啜之宜也。而水泉有美惡,操藥③之人有勤惰。如此而責藥之不效者,非藥之罪也。此服藥之難,三也。

①煑:"煮"的异体字。

②"或乘"两句:意为如果有的病人的饮食嗜好与情绪变化对治疗有利,就加以顺从。乘,顺着。下面两句意思相反。

③操药:炮制药物。操,操作,加工。

藥之單用爲易知,藥之複用爲難知。世之處方者,以一藥爲不足,又以衆藥益之。殊不知藥之有相使①者,相反②者,有相合而性易者。方書雖有使佐畏惡③之性,而古人所未言,人情所不測者,庸可盡哉！如酒之於人,有飲之踰石而不亂者,有濡吻④則顛眩者;漆之於人,有終日搏⑤漉而無害者,有觸之則瘡爛者。焉知藥之於人,無似此之異者？此稟賦之異也。南人食豬魚以生,北人食豬魚以病,此風氣之異也。水銀得硫黃而赤如丹,得礬石而白如雪。人之欲酸者,無過於醋矣。以醋爲未足,又益之以橙,二酸相濟,宜甚酸而反甘。巴豆善利也,以巴豆之利爲未足,而又益之以大黃,則其利反折。蟹與柿,嘗食之而無害也。二物相遇,不旋踵而嘔。此色爲易見,味爲易知,而嘔、利爲大變,故人人知之。至於相合而之他藏,致他疾者,庸可易知耶? 如乳石⑥之忌參、朮,觸者多死;至於五石散⑦則皆用參、朮,此古人處方之妙,而人或未喻⑧也。此處方之難,四也。

①相使:几种药物同用,以一药为主,其余为辅,叫相使。

②相反:两种药物同用,产生剧烈的副作用,叫相反。

③使:指能引导药物抵达疾病之所在,或能协调诸药使之发挥作用。佐:指能辅助主药发挥作用,或抑制主药毒性。畏:指"相畏",药物间相互抑制,以免发生副作用。恶:指"相恶",用一种药物减弱另一种药物的性能。

④濡吻:沾湿嘴唇。

⑤抟:搅拌。

⑥乳石:钟乳石。

⑦五石散:即寒食散,有毒。

⑧喻:明白。

醫誠藝①也,方誠善也,用之中節也,而藥或非良,其奈何哉! 橘過江而爲枳②,麥得濕而爲蛾,雞踰嶺而黑,鸜鵒③踰嶺而白,月虧而蚌蛤消,露下而蚊喙堅④,此形器之易知者也。性豈獨不然乎? 予觀越人⑤藝茶畦稻,一溝一隴之異,遠不能數步,則色味頓殊;況藥之所生,秦、越、燕、楚之相遠,而又有山澤、膏瘠、燥濕之異稟,豈能物物盡其所宜? 又《素問》說:陽明在天,則花實戕氣;少陽在泉,則金石失理。⑥如此之論,採掇者固未嘗晰也。抑又取之有早晚,藏之有眼焙;風雨燥濕,動有槁暴⑦。今之處藥,或有惡火者,必日⑧之而後咀,然安知採藏之家不常烘煜哉? 又不能必。此辨藥之難,五也。

①艺:技能。

②枳:又称"枸桔"、"臭桔",味酸肉少,不堪食用。

③鸜鵒:又称"鴝鵒",俗称"八哥"。

④堅:裂开。

⑤越人:南方人。越,我国古代对南方、东南方各民族的通称。

⑥"阳明在天"四句:意为阳明属燥金,花实为草木,金能克木,故阳明当令则"木伐草菱"。少阳属相火,火能克金,故少阳当令能影响金石一类矿物的质地。

⑦槁暴:枯萎;干枯。

⑧日:晒,用作动词。

此五者,大概而已。其微至於言不能宣,其詳至於書不能載,豈庸庸之人而可以易言醫哉?

予治①方最久。有方之良者,輒爲疏②之。世之爲方者,稱③其治效,常喜過實。《千金》、《肘後》之類,猶多溢言④,使人不敢復信。予所謂良方者,必目睹其驗,始著於篇,聞不預⑤也。然人之疾,如向所謂五難者,方豈能必良哉?一睹其驗,即謂之良,殆不異乎刻舟以求遺劍者!予所以詳著其狀於方尾,疾有相似者,庶幾偶值云爾。篇無次序,隨得隨註,隨以與人。拯道貴速,故不暇待完也。

①治:研究。

②疏:分条记述。

③称:赞许。

④溢言:过头话;过实之言。

⑤预:参与。此指列入。

【思考与练习】

一、辨析字体。

1. 捭摩其性理,搞而索之

2. 古之飲藥者,煑煉有節

3. 藥之複用爲難知

4. 先知陰陽運曆之變故

5. 又有山澤、膏瘠、燥濕之異稟

二、今译。

1. 盛衰强弱,五藏异禀,循其所同,察其所偏,不以此形彼,亦不以一人例众人,此人事也。

2. 如酒之于人,有饮之踌石而不乱者,有濡吻则颠眩者;漆之于人,有终日抟滩而无害者,有触之则疮烂者。焉知药之于人,无似此之异者?

3. 药之单用为易知,药之复用为难知。世之处方者,以一药为不足,又以众药益之。殊不知药之有相使者,相反者,有相合而性易者。方书虽有使佐畏恶之性,而古人所未言,人情所不测者,庸可尽哉!

4. 古之治疾者,先知阴阳运历之变故,山林川泽之窍发。而又视其人老少、肥瘠、贵贱、居养、性术、好恶、忧喜、劳逸,顺其所宜,违其所不宜。

5. 予所谓良方者,必目睹其验,始著于篇,闻不预也。

三、断句。

至真要大论列病机一十九条而遗于燥者为其兼乎风热之化故但言风热而燥在其中矣河

间特补此义于原病式中然义有未悉敢再陈之夫燥兼风化者经云风能胜湿湿去则燥自生始因风甚而燥及于肺则木气有余侮所不胜而金受微邪复因燥甚而病及于肝则木气亢害承者制之而金行报复故筋脉劲强口噤风痫皮肤燥屑收敛急切之病生矣燥兼热化者热即火也易曰燥万物者莫熯乎火始由真阴耗竭遂致有克金之火而燥乃成复以肺金受邪不能生制火之水而燥益甚故消渴善饥噎隔胃稿二便秘塞燥裂枯涸等证生矣由热生风由风生燥燥又生热循环胜复至于髓液咸枯燥非浅患明矣致燥之因或遇阳明司天燥化大行或久劳于风日之中频迩于火气之畔外因也七情不节神伤血耗及大病汗吐下克伐太过亡其津液内因也食味辛热过多虚劳误投温补与夫服食家金石之剂发燥不内外因也凡此诸因皆令热极生风风火相煽阴中伏火煎熬津液而燥证生矣是以燥在外皮肤皴揭疥痒爪枯燥在中脾胃干涸消谷善饥燥在上则鼻燥咽焦燥在下则便难癃闷兼热则手足痿兼风则痫痉作虚而燥热必致痨咳实而燥热必见颠狂挟痰食者终为噎隔等症治燥之法当观沸釜之理以血喻汤而气喻火也若火猛汤沸则当沃薪减焰不使绝竭犹用芩连栀膏朴硝大黄大苦至寒治标等剂清降火邪则血不为衰而燥不为甚也若沸久将干又当添益新水使能胜火犹用地黄门冬参芪归芍甘寒甘温治本之剂气血双补则燥得以润而火有所制也(清·沈时誉《医衡·续燥论》)

三十、《本草纲目》原序

【说明】本文选自《本草纲目》。作者王世贞(公元 1529～1593 年),字元美,号凤洲,又号弇州山人,太仓(今属江苏)人,明代文学家、戏曲理论家,官至南京刑部尚书,著有《弇州山人四部稿》、《艺苑卮言》等。

本文是作者根据李时珍的口述所作,扼要说明《本草纲目》的写作原因、过程和概貌。通过自己的研读体会,介绍《本草纲目》的体例,推崇其价值,并指出刊行《本草纲目》的必要性。

纪①稱:望龍光知古劍②,覘寶氣辨明珠③。故萍實商羊④,非天明⑤莫洞;厥後博物稱華⑥,辨字稱康⑦,析寶玉稱倚頓⑧,亦僅僅晨星⑨耳。

①纪:通"记",记载。此指古书上的记载。

②"望龙光"句:《晋书·张华传》记载:张华望见牛斗二星之间常有紫气,雷焕认为是豫章丰城之剑气上通于天的缘故。张华即任雷焕为丰城县令。雷焕果然在监狱地基中掘得一石匣,内有龙泉、太阿双剑。龙光,指剑气。

③"覘宝气"句:据唐代苏鹗《杜阳杂编》卷上记载:唐肃宗李亨即位后,掌库者发现库中常有神光异气,肃宗认为大概是上清珠发出的,令人检出,外裹绛纱,垂泪告诉近臣说:这是自己儿时玄宗所赐之物。

④萍实:《艺文类聚》第 82 卷引《孔子家语》:楚昭王渡江,有物大如斗,圆而赤,直触王舟,无人能识,询于孔子。孔子说:此谓萍实,可剖食,惟霸者能得。李时珍在《本草纲目》草

条言萍实是水萍的果实。商羊：传说中的鸟名。《说苑·辨物》记载：齐有飞鸟，一足，下止殿前，舒翅而跳。齐侯大怪，使聘问孔子。孔子说：此名商羊，急告民治沟渠，天将大雨。后果如之。

⑤天明：犹"天才"，指像孔子这样的圣人。

⑥博物称华：谓广泛通晓事物要首推张华。张华有《博物志》10 卷。

⑦辨字称康：谓辨析字形、字义要首推嵇康。《艺文类聚》第 78 卷引《神仙传》：王烈在河东抱犊山一石室中发现两卷帛书，因不识其字，不敢取，遂记下十数字形体，向嵇康请教，嵇康尽识其字。

⑧倚顿：又作"猗顿"，春秋时鲁人，以经营畜牧业和盐业致富，后又经营珠宝，以能识别珠宝著称。

⑨晨星：清晨的星，比喻稀少，此喻人才稀少。

楚蘄陽李君東璧①，一日過予弇山園謁予，留飲數日。予窺其人，晬然貌②也，癯然③身也，津津然譚④議也，真北斗以南一⑤人。解其裝，無長物⑥，有《本草綱目》數十卷。謂予曰："時珍，荊楚鄙人也。幼多羸疾，質成鈍椎，長耽典籍，若啖蔗飴。遂漁獵羣書，搜羅百氏，凡子、史、經、傳、聲韻、農圃、醫卜、星相、樂府諸家，稍有得處，輒著數言。古有《本草》一書，自炎皇及漢、梁、唐、宋，下迨國朝，註解羣氏舊矣。第其中舛謬差訛遺漏，不可枚數。乃敢奮編摩之志，僭纂述之權。歲歷三十稔，書考八百餘家，稿凡三易。複者芟之，闕者緝之，訛者繩之。舊本一千五百一十八種，今增藥三百七十四種⑦，分爲一十六部，著成五十二卷。雖非集成，亦粗大備，僭名曰《本草綱目》。願乞一言，以托不朽。"

①楚：湖北。湖北古属楚国，故名。蘄阳：今蘄春县。东璧：李时珍的字。

②晬然貌：润泽的样子。

③癯然：清瘦的样子。

④津津然：兴味浓厚的样子。谭：通"谈"。

⑤北斗以南：指普天之下。一：第一。

⑥长物：多余的东西。

⑦三百七十四种：据人民卫生出版社 1975 年刘衡如校勘本，实有 377 种。

予開卷細玩①，每藥標正名爲綱，附釋名爲目，正始也；次以集解、辨疑、正誤，詳其土產②形狀也；次以氣味、主治、附方，著其體用也。上自墳典，下及傳奇，凡有相關，靡不備採。如入金谷之園③，種色④奪目；如登龍君之宮，寶藏悉陳；如對冰壺玉鑒⑤，毛髮可指數也。博而不繁，詳而有要，綜核究竟，直窺淵海。茲豈僅以醫書觀哉？實性理之精微，格物⑥之《通典》，帝王之秘錄，臣民之重寶也。李君用心嘉惠何勤哉！噫，碔玉莫剖，朱紫相傾⑦，弊也久矣。故辨專車之骨⑧，必俟魯儒；博支機之石，必訪賣卜⑨。予方著《弇州卮言》，恚博古如《丹鉛卮言》⑩後乏人也，何幸睹兹集哉！兹集也，藏之深山石室無當，盍鍥⑪之，以共天下後世味《太玄》⑫如子雲者。時萬曆歲庚寅⑬春上元日，弇州山人鳳洲王世貞拜撰。

①玩：研读。

②土产：本土所产之物。此指产地。

③金谷之园：晋代巨富石崇所筑的花园，在河南洛阳西的金谷涧中。

④种色：品种。色，种类。

⑤冰壶：盛冰的玉壶，比喻晶莹皎洁。玉鉴：玉制的镜子。鉴，镜子。

⑥格物：推究事物的原理。

⑦朱紫相倾：谓紫色排挤朱色，比喻以假乱真或真假不分。倾，排斥。

⑧专车之骨：占满一车的巨骨。据《国语·鲁语下》记载：吴国攻取越国之会稽，获一独占一车的巨骨，人皆不识，使聘询问孔子。孔子说：从前禹在会稽之山召集群臣，防风氏后至，禹杀之，其骨专车。专车，占满一车，独占一车。

⑨"博支机"两句：要通晓织女的支机石，必定要询问卖卜的严君平。《太平御览》第8卷引刘义庆《集林》：从前有一人寻河之源，一浣纱妇人给他一石。归来问严君平，严君平告知是织女支机石。

⑩《丹铅卮言》：指明代杨慎所著《丹铅余录》、《丹铅续录》、《丹铅摘录》等冠以"丹铅"之名的考据学著作。上述三书后由其门人合并为《丹铅总录》一书。

⑪鍥：刀刻。此指刻版印刷。

⑫《太玄》：《太玄经》的简称，汉代扬雄著。

⑬万历岁庚寅：公元1590年。万历，明神宗朱翊钧的年号。

【思考与练习】

一、辨析字体。

1.津津然譚議也

2.註解羣氏舊矣

3.兹豈僅以醫書覯哉

4.厥後博物稱華

5.時萬曆歲庚寅春上元日

二、今译。

1.予窥其人，晬然貌也，癯然身也，津津然谭议也，真北斗以南一人。解其装，无长物，有《本草纲目》数十卷。

2.上自坟典,下及传奇,凡有相关,靡不备采。如入金谷之园,种色夺目;如登龙君之宫,宝藏悉陈;如对冰壶玉鉴,毛发可指数也。博而不繁,详而有要,综核究竟,直窥渊海。

3.古有《本草》一书,自炎皇及汉、梁、唐、宋,下迨国朝,注解群氏旧矣。第其中舛谬差讹遗漏,不可枚数。乃敢奋编摩之志,僭纂述之权。岁历三十稔,书考八百余家,稿凡三易。复者芟之,阙者缉之,讹者绳之。

4.兹岂仅以医书觏哉?实性理之精微,格物之《通典》,帝王之秘箓,臣民之重宝也。

5.纪称:望龙光知古剑,觇宝气辨明珠。故萍实商羊,非天明莫洞;厥后博物称华,辨字称康,析宝玉称倚顿,亦仅仅晨星耳。

三、断句。

予读褚氏遗书有曰博涉知病多诊识脉屡用达药尝抚卷以为名言山居僻处博历何由于是广辑古今名贤治法奇验之迹类摘门分世采入列为书曰名医类案是亦褚氏博历之意也自夫三坟坠而九邱湮方书繁而经论废或指素难以语人鲜不以为迂者医之术日益滥觞通经学古世不多见昔郑公孙侨聘于晋适晋侯有疾卜云实沈台骀为祟史莫之知乃问于侨侨具述高辛元冥之遗参汾主封之故四时节宣之道通国惊异以侨为博物君子太史公作史记传淳于意备书其治病死生主名病状诊候方脉详悉弗遗盖将以析同异极变化求合神圣之道以立权度于万世轩岐俞扁之书匪直为虚诞已也今予斯编虽未敢僭拟先哲然宣明往范昭示来学既不诡于圣经复易通乎时俗指迷广见或庶几焉耳学者譬之由规矩以求班因彀以求羿引而伸之遡流穷源推常达变将不可胜用矣书凡十二卷为门一百八十有奇间附说于其下云嘉靖己酉莫秋既望撰(明·江瓘《名医类案·自序》)

第三章　实践篇

三十一、叶香嵒传

【说明】本文选自《归愚文钞余集》第5卷。作者沈德潜(公元1673～1769年),字确士,号归愚,长洲(今江苏吴县)人,清代诗人。乾隆四年进士,官至内阁学士兼礼部侍郎。博学工诗,著有《沈归愚诗文全集》,又著有《古诗源》、《五朝诗别裁》等书。本传记叙清代名医叶天士的生平事迹,详细介绍了叶氏的医学见解和成就,赞扬了他的卓越才能及乐于助人的美德。

　　君名桂字天士號香嵒先世自歙遷吳諸生崆山公曾祖也祖紫帆有孝行通醫理至君考陽生而精其術范少參長倩無子晚得伏庵太史生無穀道啼不止延醫視之皆束手陽生翁至曰是在膜裏須金刀割之割之而穀道果開太史既長爲紫帆翁作傳以報焉君少從師受經書暮歸陽生翁授以岐黃學年十四翁棄養君乃從翁門人朱君某專學爲醫朱君即舉翁平日所教教之君聞言即徹其蘊見出朱君上因有聞於時君察脈望色聽聲寫形言病之所在如見五臟徵結治方不執成見嘗云劑之寒溫視疾之涼熱自劉河間以暑火立論專用寒涼東垣論脾胃之火必務溫養習用參附丹溪創陰虛火動之論又偏於寒涼嗣是宗丹溪者多寒涼宗東垣者多溫養近之醫者茫無定知假兼備以倖中借和平以藏拙甚至朝用一方晚易一劑而無有成見蓋病有見證有變證有轉證必灼見其初終轉變胸有成竹而後施之以方否則以藥治藥實以人試藥也持論如是以是名著朝野即下至販夫竪子遠至鄰省外服無不知有葉天士先生由其實至而名歸也居家敦倫紀內行修備交朋忠信人以事就商爲剖析成敗利鈍如決疾然洞中窾會以患難相告者傾橐拯之無所顧藉君又不止以醫擅名者歿年八十配潘孺人子二奕章龍章亦善醫以君名掩孫二人曰堂曰堅曾孫三人習儒業食君之德高大家聲將於是乎在論曰自太史公傳倉公件繫其事陳承祚作華佗傳因之後戴九靈宋景濂仿其體作名醫傳君不欲以醫自名并不欲以醫傳後臨歿誡其子曰醫可爲而不可爲必天資敏悟又讀萬卷書而後可藉術濟世不然鮮有不殺人者是以藥餌爲刀刃也吾死子孫慎無輕言醫

三十二、《证治准绳》自序

【说明】作者王肯堂(公元1549～1613年),字宇泰,号损庵,自号念西居士,金坛(今属江苏)人,明代著名医学家,曾任翰林院检讨等职。所著《证治准绳》共44卷,分杂病、类方、伤寒、外、儿、妇等六科,故又称为《六科证治准绳》。该书以证论治,流传较广。此外,王氏还撰著了《郁冈斋笔塵》、《医论》、《医辨》,并汇辑《古今医统正脉全书》。本序表明作者以范仲淹"不为良相,愿为良医"作为志向,概述了由仕途而入医界的过程,说明撰著《证治准绳》的原因及其命名的含义。

　　余髮始燥則聞長老道說范文正公未逢時禱於神以不得爲良相願爲良醫因歎古君子之存心濟物如此其切也當是時頹蒙無所知顧讀岐黃家言輒心開意解若有夙契者嘉靖丙寅母病阽危常潤名醫延致殆徧言人人殊罕得要領心甚陋之於是銳意學醫既起亡妹於垂死漸爲人知延診求方戶屨恒滿先君以爲妨廢舉業常嚴戒之遂不復窮究無何舉於鄉又十年成進士選讀中秘書備員史館凡四年請急歸旋被口語終已不振因伏自念受聖主作養厚恩見謂儲相材雖萬萬不敢望文正公然其志不敢不立而其具不敢不勉以庶幾無負父師之教而今已矣定省之餘頗多暇日乃復取岐黃家言而肆力焉二親篤老善病即醫非素習固將學之而況乎輕車熟路也於是聞見日益廣而藝日益精鄉曲有抱沉痾醫技告窮者叩閣求方亡弗立應未嘗敢萌厭心所全活者稍稍衆矣而又念所濟僅止一方孰若著爲書傳之天下萬世耶偶嘉善高生隱從余遊因遂採取古今方論參以鄙見而命高生次第錄之遂先成雜病論與方各八巨袠高生請名余命之曰證治準繩高生曰何謂也余曰醫有五科七事曰脈曰因曰病曰證曰治爲五科因復分爲三曰內曰外曰亦內亦外并四科爲七事如陰陽俱緊而浮脈也傷寒因也太陽病也頭痛發熱身痛惡寒無汗證也麻黃湯治也派析支分毫不容濫而時師皆失之不死者幸而免耳自陳無擇始發明之而其爲三因極一方復語焉不詳李仲南爲永類鈐方枝分派析詳矣而入理不精比附未確此書之所以作也曰五科皆備焉而獨名證治何也曰以言證治獨詳故也是書出而不知醫不能脈者因證檢書而得治法故也雖然大匠之所取平與直者準繩也而其能用準繩者心目明也倘守死句而求活人以準繩爲心目則是書之刻且誤天下萬世而余之罪大矣家貧無貲假貸爲之不能就其半會侍禦周鶴陽公以按醱行縣至金壇聞而助成之遂行於世時萬曆三十年歲次壬寅夏五月朔旦念西居士王肯堂宇泰識

三十三、《汤头歌诀》自序

　　【说明】本文选自《汤头歌诀》。作者汪昂(公元 1615 ~ ?),字讱庵,休宁(今属安徽)人,清代医学家,著有《素问灵枢类纂约注》、《医方集解》、《本草备要》、《汤头歌诀》等。《汤头歌诀》第 1 卷刊于 1694 年,选录常用方剂 300 余首,编成七言歌诀 200 余首。每方附有简要注释,是一部流传较广的中医入门书。序文说明汤头的由来和意义,指出方剂配伍应遵从法度并加以变通,介绍《汤头歌诀》的撰写原因和体例。

　　古人治病藥有君臣方有奇偶劑有大小此湯頭所由來也仲景爲方書之祖其傷寒論中既曰太陽證少陽證太陰證少陰證矣而又曰麻黃證桂枝證柴胡證承氣

證等不以病名病而以藥名病明乎因病施藥以藥合證而後用之豈苟然而已哉今
人不辨證候不用湯頭率意任情治無成法是猶制器而廢準繩行陣而棄行列欲以
已病卻疾不亦難乎蓋古人制方佐使君臣配合恰當從治正治意義深長如金科玉
律以爲後人楷則惟在善用者神而明之變而通之如淮陰背水之陣諸將疑其不合
兵法而不知其正在兵法之中也舊本有湯頭歌訣辭多鄙率義弗該明難稱善本不
揣愚瞀重爲編輯並以所主病證括入歌中間及古人用藥制方之意某病某湯門分
義悉理法兼備體用具全前者心傳端在於此實醫門之正宗活人之轂率也然古方
甚多難以盡錄量取便用者得歌二百首正方附方共三百有奇蓋易則易知簡則易
從以此提綱挈領苟能觸類旁通可應無窮之變也是在善讀者加之意耳康熙甲戌
夏月休寧八十老人汪昂題

三十四、《素问》三则

【说明】《素问》全称《黄帝内经素问》,是现存最早的医学理论著作。它大约成书于战
国到两汉时期,由众多作者先后编撰而成。该书内容十分丰富,以人与自然统一观、阴阳学
说、五行学说、脏腑经络学说为主线,阐述了阴阳、脏腑、经络、病因、病机、诊法、治则及养生
防病等内容,奠定了中国医学的理论基础,至今仍广泛有效地指导着临床实践。《素问》原
书共9卷,其中第7卷早已遗失,后由唐代王冰以"旧藏之卷"补入,重新编次并加注释,改
编成24卷81篇,命名为《重广补注黄帝内经素问》。经北宋林亿等校正,成为今存《素问》
传本的依据,现有多种刊印本和注释本。

(一)

夫四時陰陽者萬物之根本也所以聖人春夏養陽秋冬養陰以從其根故與萬
物沉浮於生長之門逆其根則伐其本壞其眞矣故陰陽四時者萬物之終始也死生
之本也逆之則災害生從之則苛疾不起是謂得道道者聖人行之愚者佩之從陰陽
則生逆之則死從之則治逆之則亂反順爲逆是謂內格是故聖人不治已病治未病
不治已亂治未亂此之謂也夫病已成而後藥之亂已成而後治之譬猶渴而穿井鬥
而鑄錐不亦晚乎

——四氣調神大論

(二)

凡治病必察其下適其脈觀其志意與其病也拘於鬼神者不可與言至德惡于
鍼石者不可與言至巧病不許治者病必不治治之無功矣

——五藏別論

（三）

五藏者中之守也中盛藏滿氣盛傷恐者聲如從室中言是中氣之濕也言而微終日乃復言者此奪氣也衣被不斂言語善惡不避親疏者此神明之亂也倉廩不藏者是門戶不要也水泉不止者是膀胱不藏也得守者生失守者死夫五藏者身之強也頭者精明之府頭傾視深精神將奪矣背者胸中之府背曲肩隨府將壞矣腰者腎之府轉搖不能腎將憊矣膝者筋之府屈伸不能行則僂附筋將憊矣骨者髓之府不能久立行則振掉骨將憊矣得強則生失強則死

——脈要精微論

三十五、精神训

【说明】本文选自《淮南子·精神训》。《淮南子》又称《淮南鸿烈》，系刘安（公元前179～前122年）及其门客集体编著而成。刘安为汉高祖刘邦之孙，好读书，才思敏捷，善为文辞，是当时的思想家和文学家。《淮南子》原有内、中、外三书，今只传内书21篇和东汉高诱的注文。该书以道家的自然天道观为中心，结合阴阳、五行诸家学说，认为宇宙万物皆生于"道"，"道"就是包含阴阳二气的"元气"实体。人们应"达于道"、"究于物"，遵循事物的固有特性和发展趋势行事。书中还记载了不少自然科学方面的知识，对古代朴素唯物主义思想的发展有积极作用。本文探讨了精神的起源及其作用，认为形神来源不同，反映出作者形神二元论的折中观点；对于宇宙的形成，则反映出无神论的思想；认为形神相互制约，主张减少嗜欲，精神内守，方能"终其寿命"。由于过分强调精神的作用，认为精神"与天地俱生"，永不消灭，又陷入了精神不灭论的泥沼。

古未有天地之時惟象無形窈窈冥冥芒芠漠閔鴻濛鴻洞莫知其門有二神混生經天營地孔乎莫知其所終極滔乎莫知其所止息於是乃別爲陰陽離爲八極剛柔相成萬物乃形煩氣爲蟲精氣爲人夫天地之道至紘以大尚猶節其章光愛其神明人之耳目曷能熏勞而不息乎精神何能久馳騁而不既乎是故血氣者人之華也而五藏者人之精也夫血氣能專于五藏而不外越則胸腹充而嗜欲省矣胸腹充而嗜欲省則耳目清聽視達矣耳目清聽視達謂之明五藏能屬於心而無乖則悖志勝而行不僻矣悖志勝而行之不僻則精神盛而氣不散矣精神盛而氣不散則理理則均均則通通則神神則以視無不見也以聽無不聞也以爲無不成也是故憂患不能入也而邪氣不能襲故事有求之于四海之外而不能遇或守之於形骸之內而不見也故所求多者所得少所見大者所知小夫孔竅者精神之戶牖也而氣志者五藏之使候也耳目淫于聲色之樂則五藏搖動而不定矣五藏搖動而不定則血氣滔蕩而不休矣血氣滔蕩而不休則精神馳騁於外而不守矣精神馳騁於外而不守則禍福之至雖如邱山無由識之矣使耳目精明玄達而無誘慕意志虛靜恬愉而省嗜欲五

藏定寧充盈而不泄精神內守形骸而不外越則望於往世之前而視於來事之後猶未足爲也豈直禍福之閒哉故曰其出彌遠者其知彌少以言夫精神之不可使外淫也是故五色亂目使目不明五聲譁耳使耳不聰五味亂口使口爽傷趣舍滑心使行飛揚此四者天下之所養性也然皆人累也故曰嗜欲者使人之氣越而好憎者使人之心勞弗疾去則志氣日耗夫人之所以不能終其壽命而中道夭于刑戮者何也以其生生之厚夫惟能無以生爲者則所以脩得生也夫癲者趨不變狂者形不虧神將有所遠徙孰暇知其所爲故形有摩而神未嘗化者以不化應化千變萬抮而未始有極化者復歸於無形也不化者與天地俱生也夫木之死也青青去之也夫使木生者豈木也猶充形者之非形也故生生者未嘗死也其所生則死矣化物者未嘗化也其所化則化矣輕天下則神無累矣細萬物則心不惑矣齊死生則志不懾矣同變化則明不眩矣

三十六、医须通本草论

【说明】本文选自《本草经集注》敦煌残卷本,篇名另加。作者陶弘景(公元 456～536 年),字通明,自号华阳隐居,丹阳秣陵(今江苏南京)人。南朝齐梁时期道教思想家、医药学家。著有《本草经集注》、《陶氏效验方》、《补阙肘后百一方》、《药总诀》等书。《本草经集注》7 卷,系整理《神农本草经》,并增收魏晋间名医所用新方(又单称《名医别录》),合并成书,共载药物 730 种。该书首创以玉石、草木、虫、兽、果、菜和米进行药物分类,对本草学的发展有较大影响。原书已佚,其内容被历代本草书籍收载,得以流传。1899 年在敦煌发现残本。本文是陶氏对《神农本草经·序录》中"夫大病之主"一节所作的注文,主要阐述了医师必须精通本草的观点。

案今藥之所主各止說病之一名假令中風中風乃數十種傷寒證候亦廿餘條更復就中求其例類大歸終以本性爲根宗然後配合諸證以合藥耳病生之變不可一概言之所以醫方千卷猶未理盡春秋以前及和緩之書蔑聞道經略載扁鵲數法其用藥猶是本草家意至漢淳于意及華佗等方今之所存者亦皆修藥性張仲景一部最爲衆方之祖宗又悉依本草但其善診脈明氣候以消息之耳至於刳腸剖臆刮骨續筋之法乃別術所得非神農家事自晉世以來有張苗宮泰劉德史脫靳邵趙泉李子豫等一代良醫其貴勝阮德如張茂先裴逸民皇甫士安及江左葛稚川蔡謨殷淵源諸名人等並亦研精藥術宋有羊欣王徽胡洽秦承祖齊有尚書褚澄徐文伯嗣伯羣從兄弟等治病亦十愈其九凡此諸人各有所撰用方觀其指趣莫非本草者或時用別藥亦修其性度非相逾越范汪百餘卷及葛洪肘後其中有細碎單行經用者所謂出於阿卷是或田舍試驗之法殊域異識之術如藕皮散血起自庖人牽牛逐水近出野老餅店蒜虀乃下蛇之藥路邊地菘爲金瘡所秘此蓋天地間物莫不爲天地間用觸遇則會非其主對矣今庸醫處治皆恥看本草或倚約舊方或聞人傳說或遇

其所憶便攬筆疏之俄然戴面以此表奇其畏惡相反故自寡昧而藥類違僻分量參差亦不以爲疑脫偶爾之差則自信方驗若旬月未瘳則言病源深結了不反求諸己詳思得失虛構聲稱多納金帛非唯在顯宜責故將居幽貽譴矣其五經四部軍國禮服若詳用乖越者正於事迹非宜耳至於湯藥一物有謬便性命及之千乘之君百金之長何可不深思戒慎耶

三十七、除　疾

【说明】本文选自《褚氏遗书·除疾》。作者褚澄(公元? ~483年),字彦道,阳翟(今河南禹县)人。南朝齐高帝建元(公元479~482年)中出任吴郡(今江苏苏州)太守,精医术。著有医论10篇,世称《褚氏遗书》。该书所论大体本于《内经》,但其中颇有与他书大异者,如把人体分为窍、肤、关、余、附五体的说法等,均不见于他书。本文指出治病要探究病因,辨证施治,对症下药,重视单方独味,并认为世无不治之症,强调死生是可以认识的。这些看法,很有可取之处。

　　除疾之道極其候證詢其嗜好察致疾之由來觀時人之所患則窮其病之始終矣窮其病矣外病療內上病救下辨病臟之虛實通病臟之母子相其老壯酌其淺深以制其劑而十全上工至焉製劑獨味爲上二味次之多品爲下酸通骨甘解毒苦去熱鹹導下辛發滯當驗之藥未驗切戒急投大勢既去餘勢不宜再藥修而肥者飲劑豐羸而弱者受藥減用藥如用兵用醫如用將善用兵者徒有車之功善用藥者姜有桂之效知其才智以軍付之用將之道也知其方伎以生付之用醫之道也世無難治之病有不善治之醫藥無難代之品有不善代之人民中絕命斷可識矣

三十八、劝医论

【说明】本文选自《全上古三代秦汉三国六朝文》。作者萧纲(公元503~551年),字世缵,南朝兰陵(今江苏常州)人,南朝梁武帝萧衍第三子。太清三年即位,次年被侯景害死,追谥文帝。萧纲善诗文,其诗辞藻艳丽,多写宫廷生活,时称"宫体"。著有《昭明太子传》、《老子义》等书。本文是作者有感于其爱妃之病为庸医误治而作,意在劝诫医家要修养医德,精究医术,救死扶伤,名传功垂。

　　勸醫曰天地之中惟人最靈人之所重莫過於命雖修短有分夭壽縣天然而寒暑反常嗜欲乖節故瘥寒痛首致斃不同伐性爛腸摧身匪一拯斯之要實在良方故祇域醫王明於釋典如大師乃以醫王爲號以如來能煩惱病祇能治四大乖爲故亦有騷人之詠彭城秦國之稱和緩季梁之遇盧氏虢子之值越人爰至久視飛仙長生妙道猶變六一于金液改三七於銀丸蓄玉匣之秘研紫書之奧桃膠何是北斗靡遴其形金漿非遠明珠還恥其價能使業門之下鼓響獨聞雍祀之傍蕭聲猶在周禮疾

醫掌萬民之疾凡民之有病者分而治之歲終則各書其所治而入于醫師知其愈與
不愈以爲後法之戒也至如研精玄理考覈儒宗盡日清談終夜講習始學則負墟尚
諕積功則爲師乃著日就月將方稱碩學專經之後猶須劇談網羅愈廣鉤深理見厭
飫不癳惟日不足又若爲詩則多須見意或古或今或雅或俗皆須寓目詳其去取然
後麗辭方吐逸韻乃生豈有秉筆不訊而能善詩塞兌不談而能善義揚子雲言讀賦
千首則能爲賦況醫之爲道九部之診甚精百藥之品難究察色辯聲其功甚秘秋辛
夏苦幾微難識而比之術者未嘗稽合曾無討論多以少壯之時涉獵方疏略知甘草
爲甜桂心爲辣便是宴馭自足經方泯棄同庚骰之讀莊子異孔丘之好周易然而疾
者求我又不能盡意攻治假使不能爲地自可即爲己益所以然者若無隔貴賤精加
消息以前驗後自可解之日知所亡坐成妙術而又告以不能也治疾者衆必以孟浪
酬塞誤人者多愛人者鮮是則日處百方月爲千軸未嘗不輕其藥性任其死生淳華
之功于何而得及其愛深親屬情切友朋患起膏肓疴興府俞雖欲盡其治功思無所
出何以故然本不素習卒難改變故也胡麻鹿藿止救頭痛之疴麥曲芎藭暫止河魚
之疾思不出位事局轅下欲求反死者于玄都揚己名於綠帙其可得乎術道困窮於
斯實至誠當善思此意更興其美非直傳名於後亦是功德甚深比夫脫一鴆於權衡
活萬魚於池水不可同日而論焉

三十九、述　医

【说明】本文选自《皇朝文鉴》第 127 卷。作者龚鼎臣(公元 1010 ~ 1086 年) ,字辅之,郓
州须城(今山东东平)人,宋仁宗景祐元年(公元 1034 年)进士,一生致仕仁宗、英宗、神宗三
朝,历任太常博士、户部员外郎、谏议大夫等职。著有《东原录》1 卷,内容为辨订经史正误,
考论训诂得失,记录北宋掌故、杂事。本文是作者供职渠州(今四川渠县)时所作。作者有
感于巴楚之民信巫不信医,导致死者递相不绝的严重现实,遂作文揭露巫师的危害,论述医
学的作用。

　　周官載醫掌養萬民之疾病蓋凡受病者舉可治也唯久之不治遂革以死未見
其有始疾而不可治者也巴楚之地俗信巫鬼實自古而然當五氣相沴或致癘疫之
苦率以謂天時被是疾非醫藥所能攻故請禱鬼神無少暇雞豚鴨羊之薦唯恐不豐
迨其不能則莫不自咎事鬼神之未至或幸而愈乃曰由禱之勤也薦之數也不然烏
能與天時抗乎又有治之不早其疾氣之毒日相薰灼一家之人皆至乎病故雖親友
之厚百步之外不敢望其門廬以至得病之家懼相遷染子畏其父婦避其夫若富財
之人尚得一巫覡守之其窮匱者獨僵臥呻吟一室而已如是則不特絕醫藥之饋其
飲食之給蓋亦闕如是以死者未嘗不十八九而民終不悟余嘗訪於人其患非它縣
覡師之勝醫師耳嗚呼覡者豈能必勝諸醫哉其所勝之者蓋世俗之人易以邪惑也
夫疾病干諸內神鬼冥諸外良藥所以治內也今不務除疾於內而專求外福之來及

其甚也其存卹詢問之宜不得相通不其謬歟夫稼茂田疇爲螟蟘所害唯能悉除螟蟘則稼之秀可實也家畜高貨而盜入其門主人操刃持梃或殺或捕則貨之厚可全也人之身亦然冒陰陽之氣輒遇癘疫當得醫者察聲視色胗脈授藥使離諸腹心肝膈然後其體可平若不醫之用曷異不除螟蟘而望稼穡之實不驅盜賊而求家貨之全決不可得矧惟國家重醫藥之書最爲事要先朝編輯名方頒布天下郡國其間述時疫之狀實爲纖悉及慶歷中范文正公建言俾至京師以逮四方學醫之人皆聚而講習以精其術其黜庸謬救生靈倬然爲治道之助而世俗罔識朝廷仁愛之意如此而徒惑邪誕而夭性命愚實憫之今已戒醫博士日與醫之徒考神農子儀扁鵲秦和之術一會於岐伯俞附之道以正黜邪以誠消妄使可治之疾不終害是亦濟民之一事也而慮巴賓之俗尚安故態不知醫効之神倍禱淫祀之鬼故刻詞以告嘉祐四年七月二十日述

四十、使 医

【说明】本文选自《临川先生文集》第70卷。作者王安石（公元1021～1086年），字介甫，号半山，临川（今属江西）人，北宋著名的政治家、文学家。他22岁中进士，历任地方官达18年之久。神宗时，曾两度拜相，大力推行新法，以期富国强兵。因守旧派反对，后被迫辞职。曾封荆国公，也称王荆公。王安石善文工诗，为唐宋八大家之一，其著述后人辑为《临川先生文集》，共100卷。本文旨在说明任医须专，一旦选中良医，就应悉遵医嘱，而不能我行我素。文章言简意赅，富于哲理。

一人疾焉而醫者十並使之歟曰使其尤良者一人焉爾烏知其尤良而使之曰衆人之所謂尤良者而隱之以吾心其可也夫能不相逮不相爲謀又相忌也況愚智之相百者乎人之愚不能者常多而智能者常少醫者十愚不能者烏知其不九邪並使之智能者何用愚不能者何所不用一日而病且亡誰者任其咎邪故予曰使其尤良者一人焉爾使其尤良者有道藥云則藥食云則食坐云則坐作云則作夫然故醫也得肆其術而無憾焉不幸而病且亡則少矣藥云則食坐云則作曰姑如吾所安焉爾若人也何必醫如吾所安焉可也凡疾而使醫之道皆然而腹心爲甚有腹心之疾者得吾說而思之其庶矣

四十一、求医诊脉

【说明】本文选自《东坡全集》第70卷。作者苏轼（公元1037～1101年），字子瞻，号东坡居士，眉州（今四川眉山）人，北宋著名文学家。仁宗嘉祐二年（公元1057年）中进士，历任地方官，也曾任翰林学士等职。他做过不少兴利除弊、有益民生的事情。在新旧两派的政治斗争中，因不愿阿附而不见容于任何一方，导致一生仕途坎坷，屡次遭到贬谪，最后远徙琼州（今海南岛）。徽宗时遇赦，被召回，次年卒于常州，谥文忠。苏轼是一位具有多方面才能的文学艺术家,散文、诗、词、书法、绘画均有很高造诣,并有独特风格。著作有《东坡全集》(也称《东坡七集》),共110卷。本文是一篇医药杂著,主要论述病人在求医诊脉时应采取的态度,强调必须同医生积极配合。

　　脈之難明古今所病也至虛有實候而大實有羸狀差之毫釐疑似之間便有死生禍福之異此古今所病也病不可不謁醫而醫之明脈者天下蓋一二數騏驥不時有天下未嘗徒行和扁不世出病者未嘗徒死亦因其長而護其短耳士大夫多秘所患而求診以驗醫之能否使索病於冥漠之中辨虛實冷熱於疑似之間醫不幸而失終不肯自謂失也則巧飾掩非以全其名至於不救則曰是固難治也間有謹願者雖或因主人之言亦復參以所見兩存而雜治以故藥不效此世之通患而莫之悟也吾平生求醫蓋于平時默驗其工拙至於有疾而求療必先盡告以所患使醫者了然知患之所在然後求之診虛實冷熱先定於中則脈之疑似不能惑也故雖中醫治吾疾常愈吾求疾愈而已豈以困醫爲事哉

四十二、药　戒

【说明】本文选自《张右史文集》第48卷。作者张耒(公元1054~1114年),字文潜,号柯山,人称宛邱先生,淮阴(今属江苏)人,北宋诗人。自幼聪颖能文,弱冠中进士,历任著作郎、史官检讨、太常少卿等职。曾从苏轼游,与秦观、晁补之、黄庭坚并称"苏门四学士"。其诗效白居易,乐府仿张籍,风格平易。因屡遭迁谪,诗中多流露羁旅之思,对社会矛盾也有所反映。《张右史文集》原为100卷,已佚,今存影印旧抄本60卷。《四库全书》本名《宛邱集》,共76卷。《武英殿聚珍版书》本名《柯山集》,共50卷。本文叙述对痞证采取不同治法可产生相反的效果,急下则"茶然",缓攻则"疾平",并举秦国执苛政而速亡、三代行仁政而久存的史实,反复说明了"有甚快于予心者,其末必有伤;求无伤于终者,则初无望于快吾心"的观点,其中寄寓了治国之道。

　　張子病痞積於中者伏而不能下自外至者捍而不得納從醫而問之曰非下之不可歸而飲其藥旣飲而暴下不終日而向之伏者散而無餘向之捍者柔而不支焦膈導達呼吸開利快然若未始有疾者不數日痞復作投以故藥其快然也亦如初自是逾月而痞五作五下每下輒愈然張子之氣一語而三引體不勞而汗股不步而慄膚革無所耗於外而其中茶然莫知其所來嗟夫痞非下不可已余從而下之術未爽也而吾之茶然者獨何歟聞楚之南有良醫焉往而問之醫嘆曰子無嘆是茶然者也凡子之術固爲是茶然也坐吾語汝天下之理有甚快於予心者其末必有傷求無傷於終者則初無望於快吾心陰伏而陽畜氣與血不運而爲痞橫乎子之胸中者其累大矣擊而去之不須臾而除甚大之累和平之氣不能爲也必將擊搏震撓而後可夫人之和氣沖然而甚微泊乎其易危擊搏震撓之功未成而子之和氣嘗已病矣由是觀之則子之痞凡一快者子之和一傷矣不終月而快者五則子之和平之氣不旣索

乎故膚不勞而汗股不步而慄茶然如不可終日也且將去子之痞而無害於和也子
歸燕居三月而後予之藥可爲也張子歸燕居三月齋戒而復請之醫曰子之氣少完
矣取藥而授之曰服之三月而疾少平又三月而小康終年而復常且飲藥不得亟進
張子歸而行其說然其初使人懣然遲之蓋三投其藥而三反之也然日不見其所攻
之效久較則月異而時不同蓋終歲而疾平張子謁醫再拜而謝之坐而問其故醫曰
是治國之說也豈特醫之於疾哉子獨不見秦之治民乎勑之以命悍而不聽令勤之
以事放而不畏法令之不聽治之不變則秦之民嘗痞矣商君見其痞也屬以刑法威
以斬伐勁悍猛鷙不貸毫髮痛劀而力鋤之於是秦之政如建瓴流蕩四達無敢或拒
而秦之痞嘗一快矣自孝公以至於二世凡幾痞而幾快矣頑者已圮强者已柔而秦
之民無歡心矣故猛政一快者歡心一已積快而不已而秦之四肢枵然徒有其物而
已民心日離而君孤立於上故匹夫大呼不終日而百疾皆起秦欲運其手足肩膂而
漠然不我應矣故秦之亡者是好爲快者之過也昔者先王之民其初亦嘗痞矣先王
豈不知君然擊去之之爲速也惟其有懼於終也故不敢求快於吾心優柔而撫存之
教以仁義導以禮樂陰解其亂而徐除其滯使其悠然自趨於平安而不自知方其未
也旁視而懣然者有之矣然月計之歲察之則前歲之俗非今歲之俗也不擊不搏無
所忤逆是以日去其戾氣而不嬰其歡心於是政成教達安樂悠久而無後患矣是以
三代之治皆更數聖人歷數百年而後俗成則予之藥終年而愈疾者蓋無足怪也故
曰天下之理有甚快於余心者其末也必有傷求無傷於其終則無望於快吾心雖然
豈獨於治天下哉張子再拜出而記其說

四十三、按 摩

【说明】本文选自《圣济总录》第 4 卷。宋徽宗时朝廷拿出内府所收藏的禁方秘笈,又诏
集海内名医献方,纂辑而成。《圣济总录》共 200 余卷,载方 2 万余首。逐病分门,门各有
方;据经立论,论皆有统。首之以风痰之变动,终之以神仙之服饵,至于俞穴、经络、祝由、符
禁等则无不具备,集北宋以前医药之大成。该书历经辗转播迁,遂为残本,今本尚缺第 195、
第 199、第 203 卷。本文系统地论述了具有悠久历史的按摩疗法的特点、治病机理、适应病
症及其重大意义,是一篇关于按摩的重要文献。

可按可摩時兼而用通謂之按摩按之弗摩摩之弗按按止以手摩或兼以藥曰
按曰摩適所用也血氣形志論曰形數驚恐經絡不通病生於不仁治之以按摩此按
摩之通謂也陰陽應象論曰其剽悍者按而收之通評虛實論曰癩不知所按之不應
乍來乍已此按不兼於摩也華佗曰傷寒始得一日在皮膚當膏摩火灸即愈此摩不
兼於按必資之藥也世之論按摩不知析而治之乃合導引而解之夫不知析而治之
固已疎矣又合以導引益見其不思也大抵按摩法每以開達抑遏爲義開達則壅蔽
者以之發散抑遏則剽悍者有所歸宿是故按一法也有施于病之相傳者有施於痛

而痛止者有施於痛而無益者有按之而痛甚者有按之而快然者豈得陳之風寒客
於人毫毛畢直皮膚閉而爲熱或痹不仁而腫痛既傳於肝脅痛出食斯可按也肝傳
之脾名曰脾風發癉腹中熱煩心出黃斯可按也脾傳之腎名曰疝瘕少腹冤熱而痛
出白一名爲蠱斯可按也前所謂施于病之相傳有如此者寒氣客於脈外則脈寒寒
則縮踡縮踡則脈絡急外引小絡卒然爲痛又與熱氣相薄則脈滿而痛脈滿而痛不
可按也寒氣客於腸胃之間膜原之下血不得散小絡引急是痛也按之則血氣散而
痛止迫夫客于俠脊之脈其藏深矣按不能及故按之爲無益也風雨傷人自皮膚入
於大經脈血氣與邪並客於分腠間其脈堅大若可按也然按之則痛甚寒濕中人皮
膚不收肌肉堅緊榮血泣衛氣除此爲虛也虛則聶辟氣乏惟按之則氣足以温之快
然而不痛前所謂按之痛止按之無益按之痛甚按之快然有如此者夫可按不可按
若是則摩之所施亦可以理推矣養生法凡小有不安必按摩捼捺令百節通利邪氣
得泄然則按摩有資於外豈小補哉摩之別法必與藥俱蓋欲浹於肌膚而其勢騃利
若療傷寒以白膏摩體手當千遍藥力乃行則摩之用藥又不可不知也

四十四、不为良相　则为良医

【说明】本文选自《能改斋漫录》第 13 卷。作者吴曾（生卒年不详），字虎臣，崇仁（今属江西）人，南宋文学家。高宗时担任工部侍郎，出知严州，曾为秦桧的投降政策辩护。《能改斋漫录》是一部笔记，今本 18 卷。内容分事始、辨误、事实、地理、议论、乐府等 13 类，主要记载唐宋名人轶事、考订诗文故实和辨析名物制度，具有一定的史料价值。但书中颇有美化秦桧之处，阅读时应加注意。本文是一则历史琐闻。范仲淹以良相与良医为抱负，将经世与济民统一起来，其精神是难能可贵的。"不为良相，则为良医"这句话，也因其深刻的内涵，千百年来传诵于世。

　　范文正公微時嘗詣靈祠求禱曰他時得位相乎不許復禱之曰不然願爲良醫
亦不許既而嘆曰夫不能利澤生民非大丈夫平生之志他日有人謂公曰大丈夫之
志於相理則當然良醫之技君何願焉無乃失之卑耶公曰嗟乎豈爲是哉古人有云
常善救人故無棄人常善救物故無棄物且大丈夫之於學也固欲遇神聖之君得行
其道思天下匹夫匹婦有不被其澤者若已推而内之溝中能及小大生民者固惟相
爲然既不可得矣夫能行救人利物之心者莫如良醫果能爲良醫也上以療君親之
疾下以救貧賤之厄中以保身長年在下而能及小大生民者舍夫良醫則未之有也

四十五、三因论

【说明】本文选自《三因极一病证方论》第 2 卷。作者陈言（公元 1131～1189 年），字无择，青田（今属浙江）人，宋代医学家。所著《三因极一病证方论》，一作《三因极一病源论粹》，简称《三因方》，共 18 卷，成书于 1174 年。本书归纳病因为内、外、不内外三因，并据此论述内、外、妇、儿各科疾病,共分 180 门,录方 1500 余首,对研究病因和临床治疗均有参考价值。本文旨在强调"知致病之本",即了解病因对于治疗的重要意义。其立论精神与著作命名"三因极一"(即分别三因,归于一治)是完全一致的。

　　夫人稟天地陰陽而生者蓋天有六氣人以三陰三陽而上奉之地有五行人以五藏五府而下應之於是資生皮肉筋骨精髓血脈四肢九竅毛髮齒牙脣舌總而成體外則氣血循環流注經絡喜傷六淫内則精神魂魄志意思喜傷七情六淫者寒暑燥濕風熱是七情者喜怒憂思悲恐驚是若將護得宜怡然安泰役冐非理百痾生焉病症既成須尋所自故前哲示教謂之病源經不云乎治之極於一一者因得之閉戶塞牖繫之病者數問其情以從其意是欲知致病之本也然六淫天之常氣冐之則先自經絡流入内合於藏府爲外所因七情人之常性動之則先自藏府鬱發外形於肢體爲内所因其如飲食饑飽叫呼傷氣盡神度量疲極筋力陰陽違逆迺至虎狼毒蟲金瘡踒折疰忤附着畏壓溺等有背常理爲不内外因金匱有言千般疢難不越三條以此詳之病源都盡如欲救療就中尋其類例别其三因或内外兼並淫情交錯推其深淺斷其所因爲病源然後配合諸證隨因施治藥石針灸無施不可

四十六、病机论

　　【说明】本文选自《素问病机气宜保命集》上卷。作者刘完素(公元 1120～1200 年),字守真,别号宗真子,又号通元处士,河间(今属河北)人,金代著名医学家,金元四大家之一,寒凉学派的倡导者。刘氏自幼聪慧,喜读医书。对《素问》一书,朝夕研读,遂洞达医术。认为疾病多属火热,用药喜用寒凉,以降心火益肾水为主,认为"土为万物之本,水为万物之原","泻火清热,即所以保水土;滋水培土,则所以制火热"。平生著述颇多,重要的有《素问玄机原病式》、《黄帝素问宣明论方》、《素问病机气宜保命集》、《素问要旨论》、《伤寒直格方》、《三消论》、《伤寒标本心法类萃》、《伤寒医鉴》等。《素问病机气宜保命集》分上、中、下 3 卷。《病机论》是上卷 9 篇医论之一,其内容是就《素问·至真要大论》中所论病机 19 条逐条进行发挥,并增加"诸涩枯涸,乾劲皴揭,皆属于燥"一条。本文节选其中属于火热者 9 条。

　　諸熱瞀瘛皆屬於火熱氣勝則濁亂昏昧也瞀視乃昏也經所謂病筋脈相引而急名曰瘛者故俗謂之搐是也熱勝風搏併於經絡故風主動而不寧風火相乘是以熱瞀瘛而生矣治法祛風滌熱之劑折其火勢熱瘛可立愈若妄加灼火或飲以發表之藥則取死不旋踵諸禁鼓栗如喪神守皆屬於火禁栗驚惑如喪神守悸動怔忪皆熱之内作故治當以制火制其神守血榮而愈也諸逆衝上皆屬於火衝攻也火氣炎上故作嘔湧溢食不下也諸脹腹大皆屬於熱肺主於氣貴乎通暢若熱甚則鬱於内故肺脹而腹大是以火主長而高茂形現彰顯升明舒榮皆腫之象也熱去則見白利也諸躁狂越皆屬於火火實則四肢實而能登高也故四肢者諸陽之本經所謂陰不

勝陽則脈流薄疾病乃狂是以陽盛則使人妄言罵詈不避親疏神明之亂也故上善若水下愚若火此之謂也治之以補陰瀉陽奪其食則病已諸病有聲鼓之如鼓皆屬於熱腹脹大而鼓之有聲如鼓者熱氣甚則然也經所謂熱勝則腫此之類也是以熱氣內鬱不散而聚所以叩之如鼓也諸腹脹大皆爲裏證何以明之仲景曰少陰病腹脹不大便者急下之宜大承氣湯所謂土堅勝水則幹急與大承氣湯下之以救腎水故知無寒其熱明矣諸病胕腫疼酸驚駭皆屬於火胕腫熱勝內則陽氣滯故也疼酸由火實制金不能平木則木王而爲酸酸者肝之味也故經所謂二陽一陰發病主驚駭王注曰肝主驚然肝主之原其本也自心火甚則善驚所以驚則心動而不寧也故火衰木平治之本也諸轉反戾水液混濁皆屬於熱熱氣燥爍於筋故筋轉而痛應風屬於肝也甚則吐不止暍熱之氣加之以泄濕勝也若三氣雜乃爲霍亂故仲景曰嘔吐而利名爲霍亂故有乾霍亂有濕霍亂得其吐利邪氣得出名曰濕霍亂也十存八九若不得吐利揮霍撩亂邪無由出名曰幹霍亂十無一生二者皆以冒暑中熱飲食不節寒熱氣不調清濁相干陰陽乖隔則爲此病若妄言寒者大惧矣故熱則小便渾而不清寒則潔而不濁故井水煎湯沸則自然混濁也諸嘔吐酸暴注下迫皆屬於熱流而不腐動而不蠹故吐嘔酸者胃鬲熱甚則鬱滯於氣物不化而爲酸也酸者肝木之味或言吐酸爲寒者誤也暴注者是注泄也乃腸胃熱而傳化失常經所謂清氣在下則生飧泄下迫者後重裏急窘迫急痛也火性急速而能造物故也俗云虛坐弩責而痛也

四十七、内外伤辨惑

【说明】本文选自《内外伤辨惑论》第 1 卷。作者李杲(公元 1180～1251 年),字明之,号东垣老人,真定(今河北正定)人,金元著名医学家,金元四大家之一。他提出"胃土为本"的理论,发明"内伤"之证,创立"补土"学说。著有《脾胃论》、《内外伤辨惑论》、《兰室秘藏》等书,对后世影响很大。《内外伤辨惑论》又名《内外伤辨》,共 3 卷,刊于 1247 年。本文论述内伤是由于饮食不节、劳逸过度所致,治疗时应着重调理脾胃,当补不当泻。其论颇有见地。

外傷風寒六淫客邪皆有餘之病當瀉不當補飲食失節中氣不足之病當補不當瀉舉世醫者皆以飲食失節勞役所傷中氣不足當補之證認作外感風寒有餘客邪之病重瀉其表使榮衛之氣外絕其死只在旬日之間所謂差之毫釐謬以千里可不詳辨乎計受病之人飲食失節勞役所傷因而飽食内傷者極多外傷者間而有之世俗不知往往將元氣不足之證便作外傷風寒表實之證而反瀉心肺是重絕其表安得不死乎古人所謂實實虛虛醫殺之耳若曰不然請以衆人之耳聞目見者證之向者壬辰改元京師戒嚴迨三月下旬受敵者凡半月解圍之後都人之不受病者萬無一二既病而死者繼踵不絕都門十有二所每日各門所送多者二千少者不下一千似此者幾三月此百萬人豈俱感風寒外傷者耶大抵人在圍城中飲食不節乃勞

役所傷不待言而知由其朝饑暮飽起居不時寒溫失所動經三兩月胃氣虧乏久矣一旦飽食太過感而傷人而又調治失宜其死也無疑矣非惟大梁爲然遠在貞祐興定間如東平如太原如鳳翔解圍之後病傷而死無不然者余在大梁凡所親見有發表者有以巴豆推之者有以承氣湯下之者俄而變結胸發黃又以陷胸丸及茵陳湯下之無不死也蓋初非傷寒以調治差悞而似眞傷寒之證皆藥之罪也往者不可追來者猶可及輒以平生已試之效著內外傷辨惑一篇推明前哲之餘論歷舉近世之變故庶幾同志者審其或中觸類而長之免後人之橫夭耳僭易之罪將無所逃乎

四十八、不治已病治未病论

【说明】本文选自《丹溪心法》卷前。作者朱震亨(公元 1281～1358 年),字彦修,号丹溪,婺州义乌(今浙江义乌)人,元代著名医学家,金元四大家之一。早年好医学,继从许谦学理学,后得名医罗知悌之传。他潜心研读《内经》等古典医书,并受刘完素、李杲、张从正诸家学说的影响,提出"阳常有余,阴常不足"及"相火易动"等观点,主张滋阴降火,成为滋阴学派的代表人物。著有《格致余论》、《局方发挥》、《素问纠略》、《本草衍义补遗》等书。《丹溪心法》系后人整理而成,共 5 卷,分为以内科杂病为主的各科疾病 100 门,较全面地反映了朱氏的学术思想和临证经验。该书卷前有医论 6 篇,卷后附传文 2 篇。本文对《内经》中"不治已病治未病"的预防为主的思想加以发挥,说明了顺应四时气候的变化,注意饮食起居的规律,可以预防疾病,保障健康的道理。

與其救療於有疾之後不若攝養於無疾之先蓋疾成而後藥者徒勞而已是故已病而不治所以爲醫家之法未病而先治所以明攝生之理夫如是則思患而預防之者何患之有哉此聖人不治已病治未病之意也嘗謂備土以防水也苟不以閉塞其涓涓之流則滔天之勢不能遏備水以防火也若不以撲滅其熒熒之光則燎原之焰不能止其水火既盛尚不能止遏況病之已成豈能治歟故宜夜臥早起于發陳之春早起夜臥於蕃秀之夏以之緩形無怒而遂其志以之食涼食寒而養其陽聖人春夏治未病者如此與雞俱興于容平之秋必待日光于閉藏之冬以之斂神匿志而私其意以之食溫食熱而養其陰聖人秋冬治未病者如此或曰見肝之病先實其脾臟之虛則木邪不能傳見右頰之赤先瀉其肺經之熱則金邪不能盛此乃治未病之法今以順四時調養神志而爲治未病者是何意邪蓋保身長全者所以爲聖人之道治病十全者所以爲上工之術不治已病治未病之說著於四氣調神大論厥有旨哉昔黃帝與天師難疑答問之書未嘗不以攝養爲先始論乎天真次論乎調神既以法於陰陽而繼之以調於四氣既曰食飲有節而又繼之以起居有常諄諄然以養生爲急務者意欲治未然之病無使至於已病難圖也厥後秦緩達乎此見晉侯病在膏肓語之曰不可爲也扁鵲明乎此視齊侯病至骨髓斷之曰不可救也噫惜齊晉之侯不知治未病之理

四十九、张仲景伤寒立法考

【说明】本文选自《医经溯洄集》。作者王履（公元 1332～?），字安道，号畸叟，又号抱独老人，昆山（今属江苏）人，元末明初医学家、画家。曾从朱震亨学医，明初任秦王府良医正，术业精湛。擅画山水，有《华山图》1 册存世。《医经溯洄集》1 卷，著于 1368 年，记载论文 21 篇。该书对《内经》、《伤寒论》等医书的评说有一定见解，在伤寒和温热病的辨析方面有独到之处，对其后伤寒学和温病学的发展有所影响。本文探讨了《伤寒论》立法之意。作者认为冬日伤于寒，有"即病"和"不即病"之分，两者病因相同，而治法有别。说明"专为即病之伤寒设，不兼为不即病之温暑设"，乃是张仲景立法本意。

　　讀仲景之書當求其所以立法之意苟得其所以立法之意則知其書足以為萬世法而後人莫能加莫能外矣苟不得其所以立法之意則疑信相雜未免通此而礙彼也嗚呼自仲景以來發明其書者不可以數計然其所以立法之意竟未聞有表章而示人者豈求之而不得之歟將相循習而不求歟抑有之而余未之見歟余雖不敏僭請陳之夫傷於寒有即病者焉有不即病者焉即病者發於所感之時不即病者過時而發于春夏也即病謂之傷寒不即病謂之溫與暑夫傷寒溫暑其類雖殊其所受之原則不殊也由其原之不殊故一以傷寒而為稱由其類之殊故施治不得以相混以所稱而混其治宜乎貽禍後人以歸咎于仲景之法而委廢太半也吁使仲景之法果貽禍于後人傷寒論不作可也使仲景之法果不貽禍于後人傷寒論其可一日缺乎後人乃不歸咎於己見之未至而歸咎于立法之大賢可謂溺井怨伯益失火怨燧人矣夫仲景法之祖也後人雖移易無窮終莫能越其矩度由莫能越而觀之則其法其方果可委廢太半哉雖然立言垂訓之士猶不免失於此彼碌碌者固無足誚矣夫惟立言垂訓之士有形乎著述之間其碌碌者當趑趄猶預之餘得不靡然從命爭先快覩而趨簡略之地乎夫其法其方委廢太半而不知返曰惟簡便是趨此民生所以無籍而仲景之心之所以不能別白矣嗚呼法也方也仲景專為即病之傷寒設不兼為不即病之溫暑設也後人能知仲景之書本為即病者設不為不即病者設則尚恨其法散落所存不多而莫能禦夫粗工妄治之萬變果可憚煩而或廢之乎是知委廢太半而不覺其非者由乎不能得其所以立法之意故也今人雖以治傷寒法治溫暑亦不過借用耳非仲景立法之本意也猶六書假借雖移易無窮終非造字之初意夫仲景立法天下後世之權衡也故可借焉以為他病用雖然豈特可藉以治溫暑而已凡雜病之治莫不可借也今人因傷寒治法可藉以治溫暑遂謂其法通為傷寒溫暑設吁此非識流而昧原者歟

五十、诸医论

【说明】本文选自《古今图书集成·医部全录》第 502 卷。作者吕复（生卒年不详），字元膺,晚年自号沧州翁,鄞(今浙江宁波)人,元明之际医学家。少时从师学经,并习词赋,后因母病而攻医,师事名医郑礼之,潜心数载,医术大进。曾著有《内经或问》、《灵枢经脉笺》等书10余种,惜俱佚。《古今图书集成》原名《古今图书汇编》,清代康熙年间陈梦雷等原辑,雍正时蒋廷锡等重辑,共1万卷,是一部大型类书。其中《医部全录》520卷,约950万字,是我国至今最大的一部医学类书。本文对先秦、两汉至唐、宋、金、元的16位名医,从学术造诣及诊疗特点等方面,作了概括的评述。文章运用比喻手法和大量的成语典故,形象而又含蓄。

　　扁鵲醫如秦鑒燭物妍媸不隱又如弈秋遇敵著著可法觀者不能察其神機倉公醫如輪扁斲輪得心應手自不能以巧思語人張長沙醫如湯武之師無非王道其攻守奇正不以敵之大小皆可制勝華元化醫如庖丁解牛揮刃而肯綮無礙其造詣自當有神雖欲師之而不可得孫思邈醫如康成注書詳於訓詁其自得之妙未易以示人味其膏腴可以無饑矣龐安常醫能啟扁鵲之所秘法元化之可法使天假其年其所就當不在古人下錢仲陽醫如李靖用兵度越縱舍卒與法會其始以顱顖方著名於時蓋猶扁鵲之因時所重而爲之變爾陳無擇醫如老吏斷案深于鞫讞未免移情就法自當其任則有餘使之代治則繁劇許叔微醫如顧愷寫神神氣有餘特不出形似之外可模而不可及張易水醫如濂溪之圖太極分陰分陽而包括理氣其要以古方新病自爲家法或者失察欲指圖爲極則近乎畫蛇添足矣劉河間醫如橐駝種樹所在全活但假冰雪以爲春利於松柏而不利於蒲柳張子和醫如老將對敵或陳兵背水或濟河焚舟置之死地而後生不善效之非潰則北矣其六門三法蓋長沙之緒餘矣李東垣醫如絲絃新綯一鼓而竽籟並熄膠柱和之七絃由是而不諧矣無他希聲之妙非開指所能知也嚴子禮醫如歐陽詢寫字善守法度而不尚飄逸學者易於摹倣終乏漢晉風度張公度醫專法仲景如簡齋賦詩並有少陵氣韻王德膚醫如虞人張羅廣絡原野而脫兔殊多詭遇獲禽無足算者

五十一、医　原

　　【说明】本文选自《逊志斋集·杂著》。作者方孝孺(公元1357~1402年),字希直,又字希古,其书斋题为正学,故世称正学先生,宁海(今属浙江)人,明初著名文士。方氏幼年聪慧好学,擅长作文,人称"小韩子",后从宋濂学,明惠帝时任侍讲学士。建文四年(公元1402年),因拒绝为篡位的燕王朱棣(即明成祖)草拟即位诏书而被分尸于市、诛十族(共800余人)。直至170年后明神宗即位,在南京建表忠祠,孝孺位列第二,方得昭雪。著有《逊志斋集》,今本共24卷。本文旨在强调为医治病,必须博极医源,潜心体察,"求其为书之意",而不拘泥其说。文章批评了那些只读"浅陋拘阂之方书","按既试之法,铢比两较之,以治人之疾"的庸医,赞扬了"求之于言语之外,而得其所不言之意"的奇士。文末对邵真斋的表彰,点明了作文的目的。

羿能教人射而不能使人命中王良能教人禦而不能使人無銜橜之虞術之精微可以言語授而非言語所能盡可以度數推而非度數所能窮苟不默會於心而欲持昔人一定之說以應無涯之變其不至於遺失者寡矣況得其法而不知其說者乎醫之于術於生民之用最切其說之至粹而出於古者莫過素問難經述陰陽氣運之理辨形體榮衛之原以明養身治疾之道非古之神睿聰達者何足以與此然其精微之要得諸心而見於效者固有不可以言傳者矣書豈足以盡其意乎後之學者不能求其爲書之意而泥其說是以言論非不可喜而不良於用甚者棄其書不省而惟攻乎淺陋拘閡之方書天下之疾萬變無窮而風氣古今之殊資稟厚薄之異服食之品勞逸之差靜躁之度奉養嗜好居處習業所遭之時所遇之變人人相懸也狗吠深思博考以周知其故而欲按既試之法銖比兩較之以治人之疾此奚用鄉射之儀於臨敵制變之頃哉其取敗也必矣人固有盛寒而飲水者亦有遇風而欬者有披甲馳馬操劍槊行數百里而不汗者有出門輒勞憊不能行者相去寧啻十百此資稟之殊也古之人多碩大敦厚壽至百歲今人未壯而先衰不老而已病豈能及乎是風氣之不同也或飲酒至石不醉而或不敢染唇或噉腴鮮甘厚味而或羹藜茹藿或裌衣以禦冬或裘褐以處暑服食之品不特五方之人不類也富貴家子未嘗跣足沾手而小民終歲服勞與牛馬等知道之士怒不見於色而暴悍之夫動輒詬詈勞逸靜躁烏可同乎中州之人夏夜露臥而無恙使南人效之則病矣江海之人屏息水行鑿冰層而取魚鱉使山林之人效之則死矣人之耳目手足均也脈絡血氣筋骨均也而其變之乖殊若此醫豈易言乎藥豈易用乎其病在乎心也而藥其肺在乎寒也而以爲熱病乎實也而以爲虛病不能自言受藥而死者無所控訴故醫得用其術而莫之詰也諺有之曰山川而能語葬師食無所藏府而能語醫師色如土此言用藥之難也故智足以知古人之說矣而無所自得有所自得而不能察乎脈察脈精矣而不善藥欲犂然當乎疾而必愈皆不可致也則醫之以術名於世者焉可多得乎昔者貴人有疾而天方不雨醫來治者以十數皆莫效最後一人至脈已則以指計甲子曰某夕天必雨竟出不言治病之方貴人疑之曰豈謂吾疾不可爲邪何言雨而不及藥我也已而夕果雨貴人喜起而行乎庭達旦疾若脫去明日后至之醫來謁貴人喜且問曰先生前日脈疾而言雨今得雨而果瘳何也醫對曰君侯之疾以憂得之然私計君侯忠且仁所憂者民耳以旱憂以雨而瘳理固然也何待藥而愈邪若是醫者可謂得其道矣方書之所具夫人皆能用也求之於言語之外而得其所不言之意非奇士其孰能之始余聞四明又世醫邵君眞齋善爲方視人疾以爲不可治者必不治而所治必取奇效心竊識之今年眞齋過余坐而與之語畏慎恭愨不妄有所稱引而於察脈用藥信乎無所苟余益信服之生民之疾多矣不度可否以身試之而無成者相踵其有如眞齋之不苟用而必成功者乎有能求周公孔子之意於法度之表者乎苟難乎其人則余於眞齋不宜無說也作原醫以贈之

五十二、儒 医

【说明】本文选自《古今医统》第3卷。作者徐春甫(公元1520~1596年),字汝元,新安(今属安徽祁门)人,明代医学家,著有《古今医统》、《内经要旨》、《妇科心镜》等书。《古今医统》又名《古今医统大全》,成书于1556年。该书共100卷,辑录各家所长,分科汇编,是一部类书性质的著作,有较高的参考价值。本文叙述了进士沈常因仕途失意,转而学医,但又迷恋功名,自视甚高,于是习医三心二意,终究一事无成。文中用太医赵从古的话告诫说,医学"动关性命,非谓等闲,学者若非性好专志,难臻其妙"。这对于今天的习医者来说,也有所启迪。

赵從古曰慶歷中有進士沈常爲人廉潔方直性寡合後進多有推服未嘗省薦每自嘆曰吾潦倒塲屋尚未免窮困豈不知天命也乃入京師別謀生計因游至東華門偶見數朝士躍馬揚鞭從者雄盛詢之市人何官位也人曰翰林醫官也常又嘆曰吾窮孔聖之道焉得不及知甘草大黃輩也始有意學醫次見市廛貨藥者巧言艱苦復又恥爲疑貳不決與同人共議曰吾輩學則窮達方書師必趨事名公自非常流比也是時余爲太醫醫師常輒以長書請見急迎候之無敢輕怠常曰此來窮塞之人因同人相勉令某學醫聞君名公也故來師問余曰醫術比之儒術固其次也然動關性命非謂等閑學者若非性好專志難臻其妙足下既言窮塞是志未得遂復卻學醫深恐鬱滯之性未能精研常慚色曰吾雖窮塞乃自服儒讀孔孟之書粗識歷代君臣治國之道今徒志學技術豈爲高藝余曰恐非淺嘗能也君未諭上古三皇醫教姑且勿論即如漢之張仲景晉之葛洪齊之褚澄梁之陶隱君非不服儒有才有行吾聞儒識禮義醫知損益禮義之不修昧孔孟之教損益之不分害生民之命儒與醫豈可輕哉醫與儒其可分哉

五十三、习医规格

【说明】本文选自《医学入门》第8卷。作者李梴(生卒年不详),字健斋,南丰(今属江西)人,明代医学家。所著《医学入门》,刊于1575年,共8卷。该书系编纂各家医书分类而成,其特点是:以歌赋形式为正文,以注文作补充说明,参以个人见解,是一部较有影响的医学入门书。本文主要对医生的学习和品德修养进行论述,不少看法颇有见地,至今仍可借鉴。文中也反映了一些封建纲常及因果报应之说,应加以分析。

蓋醫出於儒非讀書明理終是庸俗昏昧不能疏通變化每午將入門大字從頭至尾逐段誦讀必一字不遺若出諸口如欲專小科則亦不可不讀大科欲專外科亦不可不讀內科蓋因此識彼則有之未有通於彼而塞於此者惟經涉淺深生熟故有分科不同熟讀後潛思默想究竟其間意義稍有疑難檢閱古今名家方書以廣聞見

或就有德高明之士委曲請問陶節庵云但不與俗人言耳蓋方藥不外於本草理趣不外於素難及張劉李朱縱有小方捷法終不是大家數慎不可爲其誣惑入門書既融會貫通而後可成一小醫愈加靜坐玩讀儒書稍知陰陽消長以己驗人由親及疎自料作車於室天下合轍然後可以應人之求及其行持尤不可無定規每五鼓清心靜坐及早起仍玩儒書一二以雪心源時時不失平旦之氣爲妙及其爲人診視先問證起何日從頭至足照依傷寒初證雜證及內外傷辨法逐一詳問證雖重而門類明白者不須診脈亦可議方證雖輕而題目未定者必須仔細察脈先單看以知各經隱曲次總看以決虛實死生既診後對病家言必以實或虛或實可治易治難治說出幾分證候以驗自己精神如有察未及者直令說明不可牽強文飾務宜從容擬議不可急迫激切以至恐嚇如診婦女須托其至親先問證色與舌及所飲食然後隨其所便或證重而就牀隔帳診之或證輕而就門隔幃診之亦必以薄紗罩手貧家不便醫者自袖薄紗寡婦室女愈加敬謹此非小節及其論病須明白開諭辨析斷其爲內傷外感或屬雜病或屬陰虛或內傷而兼外感幾分或外感而兼內傷幾分論方據脈指下所定不可少有隱秘依古成法參酌時宜年紀與所處順逆及曾服某藥否女人經水胎產男子房室勞逸雖本于古而不泥于古眞如見其臟腑然後此心無疑於人亦不枉誤用藥之際尤宜仔細治病既愈亦醫家分內事也縱守清素藉此治生亦不可過取重索但當聽其所酬如病家赤貧一毫不取尤見其仁且廉也蓋人不能報天必報之如是而立心而術有不明不行者哉或問一言爲約曰不欺而已矣讀入門書而不從頭至尾零星熟得一方一論而便謂能醫者欺也熟讀而不思悟融會貫通者欺也悟後而不早起靜坐調息以爲診視之地者欺也診脈而不以實告者欺也論方用藥療草而不精詳者欺也病癒後而希望貪求不脫市井風味者欺也蓋不患醫之無利特患醫之不明耳屢用屢驗而心有所得不纂集以補報天地公於人人者亦欺也欺則天良日以蔽塞而醫道終失不欺則良知日益發揚而醫道愈昌欺不欺之間非人之所能與也

五十四、治法提纲

【说明】本文选自《神农本草经疏》第1卷。作者缪希雍(公元1556～1627年),字仲淳,号慕台,常熟(今江苏常熟)人,明代医学家,著有《神农本草经疏》、《先醒斋医学广笔记》等书。缪氏历经30余载,对《神农本草经》逐条加以考订注疏,于1625年撰成《神农本草经疏》30卷,堪称本草学的一部力作。本文从阴阳、寒热、脏腑、经络、气血、表里、标本、虚实等8个方面,对疾病的治法逐一提出纲要。所论简明通俗,临床实践时可作参考。

病在於陰毋犯其陽病在於陽毋犯其陰犯之者是謂誅伐無過也病之熱也當察其源火苟實也苦寒鹹寒以折之若其虛也甘寒酸寒以攝之病之寒也亦察其源寒從外也辛熱辛溫以散之動于內也甘溫以益之辛熱辛溫以佐之經曰五臟者藏

精氣而不瀉者也故曰滿而不能實是有補而無瀉者其常也臟偶受邪則瀉其邪邪
盡即止是瀉其邪非瀉臟也臟不受邪毋輕犯也世謂肝無補法知其謬也六腑者傳
導化物糟粕者也故曰實而不能滿邪客之而爲病乃可攻也中病乃已毋盡劑也病
在於經則治其經病流於絡則及其絡經直絡橫相維輔也病從氣分則治其氣虛者
溫之實者調之病從血分則治其血虛則補肝補脾補心實則爲熱爲瘀熱者清之瘀
者行之因氣病而及血者先治其氣因血病而及氣者先治其血因證互異宜精別之
病在於表毋攻其裏病在於裏毋虛其表邪之所在攻必從之受邪爲本現證爲標五
虛爲本五邪爲標譬夫腹脹由於濕者其來必速當利水除濕則脹自止是標急於本
也當先治其標若因脾虛漸成脹滿夜劇晝靜病屬於陰當補脾陰夜靜晝劇病屬於
陽當益脾氣是病從本生本急於標也當先治其本舉一爲例餘可類推矣病屬於虛
宜治以緩虛者精氣奪也若屬沉痼亦必從緩治虛無速法亦無巧法蓋病已沉痼凡
欲施治宜有次第故亦無速法病屬於實宜治以急實者邪氣勝也邪不速逐則爲害
滋蔓故治實無遲法亦無巧法此病機緩急一定之法也

五十五、秋燥论

【说明】本文选自《医门法律》第 4 卷。作者喻昌(公元 1585～1664 年),字嘉言,晚号西
昌老人,新建(今江西南昌)人,明末清初医学家,著有《尚论张仲景伤寒论》、《医门法律》、
《寓意草》。《医门法律》共 6 卷,分风寒暑湿燥火六气及诸杂证等门,每门先冠以论,其次为
法,再次为律。论理透彻,多有创见。《秋燥论》是《医门法律》"伤燥门"的一篇论文,对六
气中的燥气性质、致病特点与治疗方法等方面作了比较系统的论述,使医者对燥气有了全面
的认识。

喻昌曰燥之與濕有霄壤之殊燥者天之氣也濕者地之氣也水流濕火就燥各
從其類此勝彼負兩不相謀春月地氣動而濕勝斯草木暢茂秋月天氣肅而燥勝斯
草木黃落故春分以後之濕秋分以後之燥各司其政今指秋月之燥爲濕是必指夏
月之熱爲寒然後可奈何內經病機一十九條獨遺燥氣他凡秋傷於燥皆謂秋傷於
濕歷代諸賢隨文作解弗察其訛昌特正之大意謂春傷于風夏傷於暑長夏傷於濕
秋傷於燥冬傷於寒覺六氣配四時之旨與五運不相背戾而千古之大疑始一抉也
然則秋燥可無論乎夫秋不遽燥也大熱之後繼以涼生涼生而熱解漸至大涼而燥
令乃行焉經謂陽明所至始爲燥終爲涼者亦誤文也豈有新秋月華露湛星潤淵澄
天香遍野萬寶垂實歸之燥政迨至山空月小水落石出天降繁霜地凝白鹵一往堅
急勁切之化反謂涼生不謂燥乎或者疑燥從火化故先燥而後涼此非理也深乎深
乎上古脈要曰春不沉夏不弦秋不數冬不濇是謂四塞謂脈之從四時者不循序漸
進則四塞而不通也所以春夏秋冬孟月之脈仍循冬春夏秋季月之常不改其度俟
二分二至以後始轉而從本令之王氣乃爲平人順脈也故天道春不分不溫夏不至

不熱自然之運悠久無疆使在人之脈方春即以弦應方夏即以數應躁促所加不三時而歲度終矣其能長世乎即是推之秋月之所以忌數脈者以其新秋爲燥所勝故忌之也若不病之人新秋而脈帶微數乃天眞之脈何反忌之耶且夫始爲燥終爲涼涼已即當寒矣何至十月而反溫耶涼已反溫失時之序天道不幾頓乎不知十月之溫不從涼轉正從燥生蓋金位之下火氣承之以故初冬常溫其脈之應仍從乎金之濇耳由濇而沉其濇也爲生水之金其沉也即爲水中之金矣珠輝玉映傷燥云乎哉然新秋之涼方以卻暑也而夏月所受暑邪即從涼發經云當暑汗不出者秋成風瘧舉一瘧而凡當風取涼以水灌汗迺至不復汗而傷其內者病發皆當如瘧之例治之矣其內傷生冷成滯下者并可從瘧而比例矣以其原來皆暑濕之邪外內所主雖不同同從秋風發之耳若夫深秋燥金主病則大異焉經曰燥勝則乾夫乾之爲害非遽赤地千里也有乾於外而皮膚皺揭者有乾於內而精血枯涸者有乾于津液而榮衛氣衰肉爍而皮著於骨者隨其大經小絡所屬上下中外前後各爲病所燥之所勝亦云熯矣至所傷則更屬燥金所傷本摧肝木甚則自戕肺金蓋肺金主氣而治節行焉此惟土生之金堅剛不撓故能生殺自由紀綱不紊若病起於秋而傷其燥金受火刑化剛爲柔方圓且隨型埴欲仍清肅之舊其可得耶經謂咳不止而出白血者死白血謂色淺紅似肉似肺者非肺金自削何以有此試觀草木菁英可掬一乘金氣忽焉改容焦其上首而燥氣先傷上焦華蓋豈不明耶詳此則病機之諸氣膹鬱皆屬於肺諸痿喘嘔皆屬於上二條明指燥病言矣生氣通天論謂秋傷於燥上逆而咳發爲痿厥燥病之要一言而終與病機二條適相脗合祇以誤傳傷燥爲傷濕解者競指燥病爲濕病遂至經旨不明今一論之而燥病之機了無餘義矣其左胠脅痛不能轉側嗌乾面塵身無膏澤足外反熱腰痛驚駭筋攣丈夫㿗疝婦人少腹痛目昧眥瘍則燥病之本於肝而散見不一者也內經燥淫所勝其主治必以苦溫者用火之氣味而制其勝也其佐以或酸或辛者臨病制宜宜補則佐酸宜瀉則佐辛也其下之亦以苦溫者如清甚生寒留而不去則不當用寒下宜以苦溫下之即氣有餘亦但以辛瀉之不以寒也要知金性畏熱燥復畏寒有宜用平寒而佐以苦甘者必以冷熱和平爲方制乃盡善也又六氣凡見下承之氣方制即宜少變如金位之下火氣承之則苦溫之屬宜減恐其以火濟火也即用下亦當變苦溫而從寒下也此內經治燥淫之旨可贊一辭者也至於肺氣膹鬱痿喘嘔欬皆傷燥之劇病又非制勝一法所能理也茲倂入燥門細商良治學者精心求之罔不獲矣若但以潤治燥不求病情不適病所猶未免涉於麤疏耳

五十六、察　弊

【说明】本文选自《轩岐救正论》第 6 卷。作者萧京(生卒年不详),字万舆,别号通隐子,闽中晋江(今属福建)人,明代末年医学家。自幼体弱,婴病后百治莫疗,后邀李时珍外孙胡慎斋医治得愈,于是从慎斋学医。后从父游蜀,遍访名医,沉醉于此 20 余年。归里后,目击时医治病,昧本从标,枉毙生灵,究其原因,盖以习医之人半属非人,而所学之法全非正法。深感欲治人之病,必先治医之病。于是尽自己之心得,悉灵素之奥蕴,发挥真假脉旨,阐明药性宜忌,昭揭病机虚实,朗悬医病两鉴,撰成《轩岐救正论》6 卷。卷 1 为医论,卷 2 为四诊正法,卷 3 为药性微蕴,卷 4 为伤寒门医案,卷 5 为杂病门医案,卷 6 为医鉴、病鉴。本文即病鉴中的一篇,论述医学"道大任巨",然而却难得其人。士人以其为方技者流而不屑顾及,因而使"至精至微之理,而付于至卑至贱之人",致使高尚的医学,沦为"市井亡赖"度活谋生的伎俩。

醫爲性命之學生成之主道大任鉅自唐書列之方技而縉紳名士每每不譚宋太保林億公云以至精至微之理而付於至賤至賤之人求其能起人之疾者鮮矣故世遞降而術益跕率多市井亡賴空門孽禿略識字畫素饒利辯者爲之是人之辱醫非醫之辱人也若輩學醫初隻挾脈訣捷徑湯頭歌括不一二帙乃就業於庸流之竊有虛名者奉爲明師教習記誦稍知浮沉遲數四綱頗明温涼寒熱各性遠則一年近則半載遂以爲道盡傳矣詣已超矣大開鋪肆高揭榜額不曰某某精傳則曰某某心授又則曰世傳神秘離經叛道執方待病輕淺偶中自恃神奇如是情迷壅斷計熟蠅頭而攀援之心萌矣念以爲非奉二三貴人爲我提掇何由虛聲日播乎思得當道尊官踐任之後豈乏延醫乃預謀之胥役隸卒之流賄托吹薦及當道有請何識賢愚便信然從之豈知此輩百凡布置復密通消息於官衙從僕備詢何人何證預得病機了了心中及一入診語言脗合依病處藥治或得驗儻不艷服爲果精良乎其始也介下役以爲進身今也奉尊官而爲廣揚微有題額高懸戶外往來見者承風趨影亦爭傳曰彼名醫也甚至士大夫高慧不免亦墜轂中疊見疑難重恙被其枉死者多矣一遇識者燭破肺府詞遁計拙破綻方彰嗚呼如此競逐邪流心如青黑之混指若鋒刃之險初亦何事不可度活乃至輕易冒醫殺人無算乎此古今之通弊也考昔劉伯温公言曰杭有賣果者善藏柑涉寒暑不潰出之燁然玉質而金色置於市價十倍人爭鬻之予買得其一剖之如有煙撲口鼻視其中則乾若敗絮予怪而問之曰若所市於人者將以實籩豆奉祭祀供賓客乎將炫外以惑愚瞽也甚矣哉爲欺也賣者笑曰吾業是有年矣吾業賴是以食我軀吾售之人取之未嘗有言而獨不足子所乎世之爲欺者不少矣而獨我也乎此伯温公憤世嫉邪之言也今醫者衒外以售柑矣而病者可愚瞽而受戮乎

五十七、风　温

【说明】本文选自《临证指南医案》第 10 卷。作者叶桂(公元 1667～1746 年),字天士,号香嵒,吴县(今属江苏)人,清代著名医学家,著有《温热论》,倡导温病卫、气、营、血的辨证和治疗方法,为温病学的奠基人之一。《临证指南医案》系其门人华岫云于 1764 年辑成。该书共 10 卷,按病证分为 89 门,包括内科、妇科及儿科等病案,反映了叶氏的医学思想和治疗经验。本文专论小儿风温,主张治疗时首用辛凉之剂,以清宣肺内热邪。其见解颇有临床参考价值。

風温者春月受風其氣已温經謂春氣病在頭治在上焦肺位最高邪必先傷此手太陰氣分先病失治則入手厥陰心胞絡血分亦傷蓋足經順傳如太陽傳陽明人皆知之肺病失治逆傳心胞絡幼科多不知者俗醫見身熱咳喘不知肺病在上之旨妄投荆防柴葛加入枳朴杏蘇葍子查麥廣皮之屬輒云解肌消食有見痰喘便用大黃礞石滾痰丸大便數行上熱愈結幼稚穀少胃薄表裏苦辛化燥胃汁已傷復用大黃大苦沉降丸藥致脾胃陽和傷極陡變驚癇莫救者多也按此症風温肺病治在上焦夫風温春温忌汗初病投劑宜用辛涼若雜入消導發散不但與肺病無涉劫盡胃汁肺乏津液上供頭目清竅徒爲熱氣熏蒸鼻乾如煤目瞑或上竄無淚或熱深肢厥狂躁溺澀胸高氣促皆是肺氣不宣化之徵斯時若以肺藥少加一味清降使藥力不致直趨腸中而上痺可開諸竅自爽無如城市庸醫僉云結胸皆用連蔞柴枳苦寒直降致閉塞愈甚告斃甚多按此症初因發熱喘嗽首用辛涼清肅上焦如薄荷連翹牛蒡象貝桑葉沙參梔皮蔞皮花粉若色蒼熱勝煩渴用石膏竹葉辛寒清散痧症亦當宗此若日數漸多邪不得解芩連涼膈亦可選用至熱邪逆傳入膻中神昏目瞑鼻竅無涕淚諸竅欲閉其勢危急必用至寶丹或牛黃清心丸病減後餘熱衹甘寒清養胃陰足矣

五十八、元气存亡论

【说明】本文选自《医学源流论》上卷。作者徐大椿（公元 1693～1771 年），一名大业，字灵胎，晚号洄溪老人，吴江（今属江苏）人，清代著名医学家。博学多才，工诗文，通晓音律、水利等学，尤精于医学。一生行医 50 年，临床经验丰富，著述甚多，有《难经经释》、《神农本草经百种录》、《医学源流论》、《兰台轨范》等。《医学源流论》是一部医学论文集，完成于1757 年，分上下 2 卷，93 篇，主要论述中国医学源流的利弊得失及理法方药的临床运用，集中体现了徐氏的学术观点。本文以“元气存亡”为题，从不同角度论述了元气对人生命的重要作用。全文一气呵成，明快畅达，不失为大医学家手笔。

養生者之言曰天下之人皆可以無死斯言妄也何則人生自免乳哺以後始而孩既而長既而壯日勝一日何以四十以後飲食奉養如昔而日且就衰或者曰嗜慾戕之也則絕嗜慾可以無死乎或者曰勞動賊之也則戒勞動可以無死乎或者曰思慮擾之也則屏思慮可以無死乎果能絕嗜慾戒勞動減思慮免於疾病夭札則有之其老而眊眊而死猶然也況乎四十以前未嘗無嗜慾勞苦思慮然而日生日長四十以後雖無嗜慾勞苦思慮然而日減日消此其故何歟蓋人之生也顧夏蟲而卻笑以爲是物之生死何其促也而不知我實猶是耳當其受生之時已有定分焉所謂定分者元氣也視之不見求之不得附於氣血之內宰乎氣血之先其成形之時已有定數

譬如置薪於火始然尚微漸久則烈薪力既盡而火熄矣其有久暫之殊者則薪之堅脆異質也故終身無病者待元氣之自盡而死此所謂終其天年者也至於疾病之人若元氣不傷雖病甚不死元氣或傷雖病輕亦死而其中又有辨焉有先傷元氣而病者此不可治也有因病而傷元氣者此不可不預防者也亦有因誤治而傷及元氣者亦有元氣雖傷未甚尚可保全之者其等不一故診病決死生者不視病之輕重而視元氣之存亡則百不失一矣至所謂元氣者何所寄耶五臟有五臟之眞精此元氣之分體者也而其根本所在即道經所謂丹田難經所謂命門內經所謂七節之旁中有小心陰陽闔闢存乎此呼吸出入繫乎此無火而能令百體皆溫無水而能令五臟皆潤此中一綫未絕則生氣一綫未亡皆賴此也若夫有疾病而保全之法何如蓋元氣雖自有所在然實與臟腑相連屬者也寒熱攻補不得其道則實其實而虛其虛必有一臟大受其害邪入於中而精不能續則元氣無所附而傷矣故人之一身無處不宜謹護而藥不可輕試矣若夫預防之道惟上工能慮在病前不使其勢已橫而莫救使元氣克全則自能托邪於外若邪盛爲害則乘元氣未動與之背城而一決勿使後事生悔此神而明之之術也若欲與造化爭權而令天下之人終不死則無是理矣

五十九、痰　证

【说明】本文选自《续名医类案》第 16 卷。作者魏之琇（公元 1722～1772 年），字玉横，别号柳州，钱塘（今浙江杭州）人，清代医学家，著有《续名医类案》、《柳州医话》。《续名医类案》编成于 1770 年，原书 60 卷，后人改编为 36 卷。该书搜集江瓘《名医类案》所遗漏的历代医案，并增补明、清以来的医家验案，依病症分为 345 门，内容丰富。本文记述清代名医沈明生的一则医案。患者由于思虑伤神，以致痰乘包络，惑乱神志。沈氏力排众议，独抒己见，以治痰为先，继之补血养心，终于使患者痊愈。

　　沈明生治玉峰李睵侯之恙也病萌于己亥夏風鶴之驚至九月間夜讀忽覺神思昏沉中心若墜嗣後怔忡不已一友見其素稟清弱勤於鉛槧虛症昭然勸令服參越兩月困怠轉加眩暈特甚則以參少力薄故益至五錢一劑約三四兩後見病日深輟參勿服曆叩醫家或以爲陰火亢盛當成勞瘵者或謂其冬得春脈當其時不能再見者或斷之終至癲癇者醫更藥雜歲將暮矣延診曰從前所議皆不悞也所以不即愈者未治痰也今當尙事豁痰徐議其虛可耳遂用二陳湯加鉤藤菖蒲等味漸進煎劑書一案云思慮傷神痰乘包絡以致虛靈之宰不獲自持時覺心繞千絲時覺腹無一物獨處則萬緒紛紜臨事則五色眩瞀痰上逆也痰爲火擾夜臥難甯痰助陽明多食不飽流於精道則夢失見之脈候則滑弦治宜先標後本驅其壅閉俾神明之官仍安厥位繼以補血養心庶滋潤之品不致泥膈而餘痾不治自愈矣歸以甯神至寶丹一料送服入春全愈

六十、望闻问切论

【说明】本文选自《笔花医镜》第1卷。作者江涵暾，生于清朝乾隆末年，字笔花，归安（今浙江吴兴）人，清代医学家。中年弃官从医，著有《笔花医镜》，共4卷。该书融汇诸家学说，论述简要，纲目清晰。其中脏腑用药的归类分析，便于临床选用，是一部较好的医学入门书。本文在肯定望闻问切四诊须密切结合的前提下，强调了望诊和问诊在临床诊断中的重要意义。文章中心突出，言简意赅，文字通俗，容易入门。

望者看形色也聞者聽聲音也問者訪病情也切者診六脈也四事本不可缺一而唯望與問爲最要何也蓋聞聲一道不過審其音之低高以定虛實嗽之悶爽以定升降其他則無可聞者切脈一道不過辨其浮沉以定表裏遲數以定寒熱強弱以定虛實其他則胸中了了指下難明且時大時小忽浮忽沉六脈亦難定準故醫家謂據脈定症是欺人之論也唯細問情由則先知病之來歷細問近狀則又知病之深淺而望其部位之色望其唇舌之色望其大小便之色病情已得八九矣而再切其脈合諸所問所望果相符合稍有疑義則默思其故兩兩相形虛和實相形寒與熱相形表與裏相形其中自有把握之處即可定斷愼斯術也以往其無所失矣

下编 基础知识

第一章 工具书

工具书是为了满足人们质疑求知的需要,把某一门类或各种门类的知识资料,按照一定的编排方法汇集在一起,专供人们查阅、征引,以解决各种具体问题的一种特定类型的图书。如字典、词典、书目、文摘、索引、类书、丛书、手册、年鉴、年表、百科全书、工具书指南等,都具有指点读书门径、解决疑难问题、提供资料线索与研究成果等作用。

字典是解释字的形体、读音、意义及其用法的工具书,如《说文解字》、《康熙字典》等。词典是解释词的意义及其用法的工具书,如《尔雅》、《汉语大词典》等。书目是图书目录的简称,又称为"目录",是记录图书的名称、作者、卷数、版本的工具书,有的书目还介绍学术源流、图书流传、内容评价及收藏单位等,如《四库全书总目提要》、《全国中医图书联合目录》等。文摘即论文摘要,简明扼要地摘录论文的主要论点,如《中国医学文摘——中医》、《中药研究文献摘要》等。索引又称为"通检"、"备检"、"引得",是把一种或多种书刊中的内容或项目分类摘录,标明出处,按照一定次序排列,单独编印成册,或附在一书之后,以供检索的工具书,如《十三经索引》、《医学期刊中医文献分类目录索引》等。类书是辑录汇编各门类或某一门类资料的工具书,如《古今图书集成·医部全录》、《医方类聚》等。丛书是把原先单独刊行的若干部书籍原封不动地汇编在一起,冠以一个总的书名,如《珍本医书集成》、《中国医学大成》等。手册又称为"便览"、"指南",简明摘录一定范围的经常需要查阅的文献资料或专业知识,以供读者随时翻检,如《中医方剂临床手册》、《中医儿科临床手册》等。年鉴是按年度出版,汇集一年内的各种大事和统计资料,以备参考的工具书,如《中国中医药年鉴》、《中国百科年鉴》等。年表是按照年代顺序排列,用表格形式编制,用以查考历史事件的工具书,如《中外历史年表》、《中国医史年表》等。百科全书是汇集某一方面或各个方面的知识,按照辞典的形式分列条目,并加以扼要说明,具有查考与教育双重作用的工具书,如《中国大百科全书》、《中国医学百科全书》等。工具书指南介绍工具书的内容、特点、用法,如《中医工具书使用法》、《针灸文献检索与利用》等。

第一节 工具书的编排方法

一、部首编排法

部首编排法是按照汉字部首的笔画数的次序编排的方法。部首是汉字的组成部分,也称为形符或偏旁。具有相同偏旁的汉字汇集在一起,成为一部。该部所共有的那个偏旁列于首位,称为部首。按部首编排汉字,可以从字形上显现出字义之间的联系。例如:芍、芩、苓、药等编入"艹"部,"艹"就是这一类字的部首,这一类字大致上都属于草本植物范畴或与草本植物有联系;病、瘿、瘵、瘼等编入"疒"部,"疒"就是这一类字的部首,这一类字一般都与疾病相关。

现以《康熙字典》为例,介绍部首编排法。《康熙字典》将所收的 47035 个汉字分为 214 个部首,按照十二地支的次序,把全书分成子、丑、寅、卯、辰、巳、午、未、申、酉、戌、亥十二集,每集又各分上、中、下三卷,然后把 214 个部首按照笔画数从少到多编入十二集中。有人把它编成歌诀:一二子中三丑寅,四卯辰巳五午寻,六在未申七在酉,八九戌部余亥存。意思是说,部首是一、二画的在子集,部首是三画的在丑集与寅集,部首是四画的在卯集、辰集与巳集,部首是五画的在午集,部首是六画的在未集与申集,部首是七画的在酉集,部首是八、九画的在戌集,部首是十画及其以上的都在亥集。

使用部首编排法检字,首先要了解该书有哪些部首,熟悉部首的次序;其次要分析判定所查字所属的部首,然后按照部首表查检。此外,还要注意以下几个问题:

第一,分析并确定形声字的形符。字典、词典一般都把形符作为部首。在现行汉字的总数中,形声字占到 90% 以上。其中多数是形符在左边,如河、桂、祺、悟。形符也有在其他位置上的:刺、欲、故、郡,形符在右;客、管、雾、究,形符居上;惑、吾、贽、蛰,形符在下;闾、固、匦、向,形符围外;闻、闷,形符存内;衢、瓣,左右合为形符;衷、衮,上下合为形符;嗣、荆,形符在左上;颖、毅,形符在左下;望、旭,形符在右上;腾、赖,形符在右下。

需要指出的是,古今各种字典的部首多少不等。多者如《说文解字》分为 540 部,少者如《新华字典》分为 189 部,《现代汉语词典》分为 188 部。部首多少不同,有些字的归部便有差异。

第二,熟悉部首的变体。所谓部首的变体,是指同一部首因处于汉字的不同部位而发生变化的形体。以《康熙字典》的部首为例,今、仁、以都属人部,沓、永、汗都属水部,灸、然都属火部,猷、猝都属犬部,怨、忪、恭都属心部,腐、肋、育都属肉部。

第三,识别本身就是部首的字。对于这一类字,不可误拆。例如:"采"不在爪部与木部,"音"不在立部与日部,"香"不在禾部与日部,"麻"不在广部与木部,"鼓"不在士部与支部,"鼻"不在自部与田部,它们都是独立的字。

第四,数清楚部首以外的笔画后查字。例如:"颡"属页部,左边的"桑"为 10 画,在页部的 10 画字内就可以查到"颡"。"癯"属疒部,里面的"瞿"为 18 画,在疒部的 18 画字内就可以查到"癯"。

第五,查阅难检字。对于有些不容易看出部首的难检字,可查"难检字表"或"笔画检字表"、"笔画索引"。

部首编排法的优点:一是主要以偏旁归属部首,便于读者从分析汉字结构的角度来查找与学习汉字;二是即使不明字的读音也可查检。缺点:一是有的部首不易确定;二是各种字典、词典的部首分类不统一。

二、笔画编排法

笔画编排法是按照汉字笔画多少、起笔笔形的顺序来编排的方法。即以该字或词条首字的笔画数为序,笔画数少的在前,多的在后。笔画数相同的,再按起笔的笔形归类。起笔笔形多按横、竖、撇、点、折的顺序排列,若词条的首字相同,则按次字笔画、笔形排列,依次类推。例如:《中国医学大辞典》、《中药大辞典》等按笔画编排法排列,一般字典、词典都有按笔画编排的索引,如《现代汉语字典》、《汉语大词典》、《辞海》、《辞源》等。

笔画编排法的优点是不受读音不准、部首难分的影响,因而比较容易掌握。其缺点有三:一是笔画要一笔笔地数,查找费时;二是汉字的手写体与印刷体的写法不一致,笔画时有出入;三是有些字的起笔与笔顺不易确定。

三、拼音字母编排法

拼音字母编排法是按照《汉语拼音方案》规定的 23 个拉丁字母顺序编排的方法。这 23 个拉丁字母的顺序是:A、B、C、D、E、F、G、H、J、K、L、M、N、O、P、Q、R、S、T、W、X、Y、Z。另有一个 V 不拼写普通话,而是用来拼写外来语、少数民族语言和方言。根据每个字的拼音,按照汉语拼音字母的顺序排列,第一个字母相同,则按第二个字母顺序排列,依次类推。字母完全相同的,再按声调(阴平、阳平、上声、去声)的顺序排列。《新华字典》、《现代汉语词典》等采用这种编排法。此外,在现代工具书中即使不采用这种编排法,也大多附有"音序检索表"。

拼音字母编排法的优点是:检索简便快捷,容易掌握,也符合国际化原则。缺点是:我国方言复杂,语音尚未规范统一,字的音素与四声有时不易分辨,查检颇感不便,尤其是只知道字形而不明读音的字更是无从查检。为了弥补这一不足,用拼音字母编排法编纂的工具书,一般都附有部首、笔画等辅助检索方法。

第二节　工具书的使用方法

一般来说,在使用工具书之前,首先要了解它的内容、性质和用途,其次要了解它的编写体例和查检方法,这就需要仔细阅读工具书的"前言"、"凡例"、"说明"、"目录"以及书后的"附录"。本节从需要解决的问题出发,介绍一些常用的工具书。

一、查寻普通字词与成语典故

查寻常用字,通常可翻检《新华字典》、《古汉语常用字字典》。查寻古字、冷僻字,可翻检《说文解字》、《康熙字典》、《中华大字典》、《现代汉语字典》。查寻词语,通常可翻检《辞源》、《辞海》、《汉语大词典》。查寻虚词,可翻检《助字辨略》、《经传释词》、《词诠》、《古书虚字集释》、《文言文虚词大词典》等。查寻成语典故,可翻检《汉语成语词典》、《中国成语大辞典》等。下面具体介绍几种重要的工具书。

《说文解字》　简称《说文》,是我国最早的一部字典。作者许慎(字叔重),是东汉著名的经学家与文字学家。《说文》共 15 篇(含后叙 1 篇),共收字 9353 个,其中重文(即异体字)1163 个。每个字头用小篆(少数用古文或籀文)书写,把不同于小篆的古文、籀文等异体字列为重文。用象形、指事、会意、形声、转注、假借"六书"的理论说字义,析字形,解释形、义与音的关系。该书首创了部首编排法,即把形旁相同的字汇集为一部,以该形旁作为部首,共分 540 部。《说文》最重要的贡献除了创立部首、确立"六书"的文字学理论体系外,还保存了汉代以前文字的古音、古训以及篆文的写法,从而有助于后人探究汉字的本源,辨识汉字的形体,了解汉字的本义。《说文》的原本早已失传,现今能见到的是经北宋徐铉校订的《说文解字》。清代研究《说文》的著作最多,成就很大,其中著名的有段玉裁的《说文解字注》、桂馥的《说文解字义证》、王筠的《说文释例》和《说文句读》、朱骏声的《说文解字通训定声》。段、桂、王、朱合称《说文》四大家。其中尤以段玉裁的《说文解字注》最实用。

《尔雅》 这是我国第一部训诂专书,也是最早的一部词典。约成书于西汉时期,作者已不可考。唐代陆德明《经典释文》记载:"尔,近也;雅,正也。言可近而取正也。"这便是"尔雅"二字的含义。《汉书·艺文志》记载:"古文应读尔雅,故解古今语而可知也。"这便是《尔雅》得名的由来。传世的《尔雅》全书共 3 卷 19 篇。前 3 篇为释诂、释言、释训,属于一般的词语训释,大致是以今语释古语,以通言释方言。后 16 篇为释亲、释宫、释器、释乐、释天、释地、释丘、释山、释水、释草、释木、释虫、释鱼、释鸟、释兽、释畜,对各种名物分类加以解释,具有百科知识性质,是考证我国古代名物制度的重要资料。《尔雅》解释词语的方式主要为同义互训,即把经传中具有共同意义的方言或古语汇总为一条,用一个通行词或今语作为注解。例如:"如、适、之、嫁、徂、逝,往也。"前 6 个是被释词,多为方言,用后 1 个当时比较通行的"往"作为训释词进行训释。"初、哉、首、基、肇、祖、元、胎、落、权舆,始也。"前 10 个是被释词,多为古语,用后 1 个今语"始"作为训释词进行训释。阅读《尔雅》,宜参看后人的注疏。晋代郭璞有《尔雅注》,宋代邢昺有《尔雅疏》,二者合称《尔雅注疏》,收入《十三经注疏》本中。清代注解《尔雅》影响较大的,有邵晋涵的《尔雅正义》和郝懿行的《尔雅义疏》。尤其是《尔雅义疏》运用"因声求义"、"音近义通"的方法,着重以声音贯穿训诂,探求词源,成绩卓著。

《汉语大字典》 徐中舒主编,共 8 卷,四川辞书出版社、湖北辞书出版社 1986~1990 年陆续出版。该书是以解释汉字形、音、义为主要任务的大型语文工具书,共收汉字 56000 个左右,包括历代古籍中大量的生僻字、异体字、俗别字。每个条目的组成一般包括字头、解形、注音、释义与引证。在继承前人成果的基础上,广泛吸纳今人的研究成果,尽可能历史地、准确地反映汉字形、音、义的发展。在字形方面,在楷书的单字条目下收录能反映该字形体演进的甲骨文、金文、小篆、隶书,并简要说明字形结构的演变。在字音方面,尽可能注出该字的现代读音,并收列中古的反切,标注上古的韵部。在字义方面,着重收录常用字的常用义,并考释常用字的生僻义和生僻字的义项,还适当收录复音词中的词素义。该书按照部首编排法编排,并附有《笔画检字表》。书末附录 11 个表:《上古音字表》、《中古音字表》、《通假字表》、《异体字表》、《历代部分字书收字情况简表》、《简化字总表》、《现代汉语常用字表》、《汉语拼音方案》、《普通话异读词审音表》、《国际音标表》、《〈汉语大字典〉主要引用书目表》。

《汉语大词典》 罗竹风主编,上海辞书出版社 1986~1994 年陆续出版。该书是大型的、历史性的汉语语文辞典,全书 12 卷,共收词目约 37 万条,5000 余万字。所收条目分为单字条目与多字条目,多字条目按"以字带词"的原则,列于单字条目之下。在《康熙字典》214 个部首的基础上加以改进,调整合并为 200 个部首。单字以有文献例证者为限,无例证的僻字、死字一般不收。在字形上,繁体字与简化字并用,正体字与异体字并存。在字音上,字头下标明现代音与古音,前者用汉语拼音字母标注,后者包括中古音与近古音,以中古音为主。在词义上,有释义与例证。释义着重从语词的历史演变过程加以全面阐述;例证的出处详尽,并按时代顺序排列;同时还注意关联条目的说明。该词典按照部首编排法编排,并附有《单字笔画索引》与《单字汉语拼音索引》。书前列《汉语拼音方案》、《广韵韵目表》等。

书末附录 7 个表:《中国历代度制演变测算简表》、《中国历代量制演变测算简表》、《中国历代衡制演变测算简表》、《公制计量单位进位和换算表》、《历代帝王纪年干支纪年公元纪年对照表》、《两晋南北朝时期的十六国政权简表》、《五代时期的十国政权简表》。该词典内容全面,古今兼收,源流并重,义项齐全,释义精当,书证丰富,是阅读古今书籍的重要工具书。

《辞海》 舒新城主编,中华书局 1936 年出版。从 1958 年起,对《辞海》重新修订,先后由陈望道、夏征农主编,上海辞书出版社 1979 年、1989 年先后再版。1989 年版共收单字16534 个,词语 12 万余条,包括成语、典故、人物、著作、历史事件、古今地名、团体组织以及各学科的名词术语等。所收词目以解决一般读者在学习、工作中"质疑问难"的需要为主,兼顾各学科的固有体系,注意吸收近、现代科技领域中的新技术、新学说。释义以介绍基本知识为主,简明扼要,注意材料与观点的统一。它采用部首检字法,但经过调整,设 250 个部首。不收古体字和生僻字,古词语的收录及古义的引证也相对较少。因此,阅读古籍的读者,还要与新《辞源》、《汉语大词典》配合使用。该书前有《部首表》与《笔画检字表》,后附《中国历史纪年表》、《计量单位表》、《天文数据表》、《汉语拼音索引》等。该书 1961 年以 16分册的形式出版试行本;1965 年出版上下两册本(即未定稿);从 1977 年起,按学科出版了若干分册(即修订稿);1982 年又分别出版了《语词增补本》和《百科增补本》,共增补词目18000 余条;最新的是 1999 年增订本。

《辞源》 陆尔奎、傅运森等主编,商务印书馆 1915 年出版正编,1931 年出版续编,1939年出版正、续编合订本,1949 年出版简编本;从 1958 年起,《辞源》开始重新修订。根据国家统一规划,《辞源》修订为阅读古籍用的工具书和古代文史研究工作者的参考书,以解决阅读古籍时关于语词典故和有关古代文物典章制度等知识性疑难问题。根据该书的性质、任务,删去旧《辞源》中的现代自然科学、社会科学和应用技术的词语,增补一些常见的词目。新《辞源》(修订本)共 4 册,广东、广西、湖南、河南《辞源》修订组及商务印书馆编辑部编,商务印书馆 1979 ~ 1983 年出版。全书采用繁体字,共收单字 12890 个,复词 84134 条。单字下注汉语拼音及注音字母,并加注《广韵》的反切,标出声纽。《广韵》不收的字,采用《集韵》或其他韵书、字书的反切。释义简明确切,并注意语词的来源及语词在使用过程中的发展演变情况,所引书证皆注明作者、书名、篇目、卷次。该书沿用《康熙字典》214 部首编排法。每册后各附《四角号码索引》,第 4 册末附有《单字汉语拼音索引》、《繁简字对照表》及《历代建元表》。

《助字辨略》 清代刘淇著,初刊于清代康熙五十年(公元 1711 年),中华书局 1954 年据开明书局原版重印。该书为现存最早的虚词专著。全书共收虚词(单音虚词)476 个,兼释复音虚词 530 个,取材范围广泛,从先秦至宋、元,凡经传、史籍、诸子、诗词、小说、笔记皆收。将全部虚词分为重文、省文、助语、断辞等 30 类,用正训、反训、通训、借训、互训、转训 6种方法说明,在虚词研究中具有首创性。全书内容丰富、资料翔实,对某些虚词的辨析论述详备精当,为古代汉语虚词研究奠定了基础。但全书体例尚不够完善统一,释义亦有错误,这在该书新版附录的刘师培与杨树达的两篇跋文中分别有所论述。该书按韵部四声编排,新版书末附有《笔画索引》。

《经传释词》 清代王引之著,初刊于清代嘉庆二十四年(公元 1810 年),中华书局 1956年重印出版。岳麓书社 1984 年出版点校本,天头处有黄侃、杨树达的批语。该书收录虚词160 个,主要选自秦、汉以前的古籍。该书的长处是训诂精辟,解说详备,引证广博,善于运用通假理论说明虚词的演变情况。不足之处为取材范围狭窄,收字数量不多,按声纽编排,查检不便。新版《经传释词》书末附录《语词误解以实义》(录自王引之《经义述闻》第 32 卷)与《王伯申新定助辞辨》(录自章炳麟《太炎文录》续编第 1 卷)。《经传释词》问世后,又出现了几部拾遗补阙、补充订正的著作,如清代孙经世《经传释词补》《经传释词再补》,清代吴昌莹《经词衍义》等,中华书局 1956 年都有重印本。

《词诠》 杨树达著,商务印书馆 1928 年出版,此后多次再版。该书收录古籍中常见虚词 530 个,体例次序为辨别词类、解释词义、举例说明。优点是条理比较清楚,系统性较强,叙述也较通俗;缺点是所用语法术语陈旧,分类过于琐细。该书按注音字母顺序编排,再版书末附有《汉语拼音索引》。

《中国成语大辞典》 王涛等编纂,上海辞书出版社 1986 年出版。该书从历代文献中收录古今汉语成语词目 18000 条并加以注音、释义。释义次序是:解释字、词的意义,串讲成语的字面意义或本义,说明成语的用法或引申义、比喻义,援引书证说明成语的含义、用法与源流演变。该书为读者提供了成语的结构形式、语义内容、源流演变等众多信息,是一部规模较大的综合参考性的成语工具书。该书按汉语拼音字母顺序排列,正文前有《词目首字拼音索引》,后附有《词目笔画索引》。

二、查寻中医药名词术语

查寻中医名词术语,可翻检《中国医学大辞典》《中医大辞典》《中医名词术语选释》;查寻中药名词术语,可翻检《中国药学大辞典》《中药大辞典》;查寻方剂名词术语,可翻检《中医方剂大辞典》。下面具体加以介绍。

《中国医学大辞典》 谢观编纂,商务印书馆 1921 年出版,1959 年、1995 年先后重印。该书从中国古代医籍中搜集词语,包括病名、药名、方名、身体、医家、医书、医学等 7 大类约 7 万条(实际不足此数),按照词目笔画顺序编排,是中国第一部具有现代工具书意义的综合性中医辞典。病名类记录源流、病因、治法,对名同实异者,则分条阐述;广泛采入药名类动物、植物、矿物,记录形态、性质、功用、炮制等;方名类记录通用方,详述其出处、功用、组方及临证加减诸法;身体类记录古今医籍中有关脏腑、骨肉、经络、俞穴、脉象、舌苔;医家类凡六朝以前者有见必录,唐以后则选择著名者记录;医书类共收古医书(包括日本、朝鲜古医籍)2000 多种,均标明书名、卷数、作者、年代及内容提要等;医学类收录上述 6 类不能涵盖的医学名词,如温清补夺等 13 剂,大方脉、小方脉等 13 科,汗和下消等治病 8 法,以及古方分量的沿革、君臣佐使汤丸膏散的解释等等。该书用笔画编排法编排,重印本书末附有《四角号码索引》。

《中医大辞典》(合编本) 李经伟、邓铁涛等主编,人民卫生出版社 1995 年出版。该书在原分编本的基础上全面修订,内容包括基础理论、医史文献、中药、方剂、内科、妇科、儿科、外科、骨伤科、五官科、针灸、推拿、气功、养生、食疗、现代中医术语、少数民族医学等,共收词目 36300 余条,字数达 450 多万,插图 140 幅。该书较全面地反映了中医药体系的内涵和中医药学发展的历史继承性,也反映了当代中医药学的面貌及中西医结合的状况,是目前比较权威和全面的中医药综合性辞典。该书按照笔画编排法编排,正文前有《笔画检字表》和按首字笔画次序编排的《词条目录》。

《中国药学大辞典》 陈存仁等编,世界书局 1935 年出版,人民卫生出版社 1956 年修订再版。该书从中国历代医药文献中收录各种有关药物的材料,对药物的解释,常用的不厌其详,冷僻的则从略。对常用药物,依次介绍命名的意义、处方用名、古籍别名、外国名词(有的列原名、学名)、产地、形态、种植、性质、成分、效能、主治、历代记述考证、辨伪、近人学说、配合应用、用量以及参考资料,内容堪称详尽。该书是中国第一部具有现代工具书意义的中药辞典,具有较大影响。但其中错误亦不少,修订版修正近1000处之多。该书使用笔画编排法编排。

《中药大辞典》　江苏新医学院编,上海科学技术出版社1977年出版,1997年重印。该书是自《中国药学大辞典》以来的第一部大型中药辞典。全书共收录中药5767味,以每味中药的正名为辞目,下分异名、基原、原植(动、矿)物、栽培(饲养)、采集、制法、药材、成分、药理、炮制、性味、归经、功用主治、用法与用量、宜忌、选方、临床报道、各家论述、备考等19项。其中以功用主治为必备的项目,其余资料不全者则从缺。该书引用参考的国内外文献,下限一般至1972年。该书辞目的排列,按首字笔画与字数多少等为序,分上、下两册。上册1~8画,下册9~28画。另又附编一册,附录8则内容:《中药名称索引》、《药用植(动、矿)物学名索引》、《化学成分中英名称对照》、《化学成分索引》、《药理作用索引》、《疾病防治索引》、《成分、药理、临床报道参考文献》、《古今度量衡对照表》。

《中医名词术语选释》　中国中医研究院、广州中医学院合编,人民卫生出版社1973年出版。全书共收中医常用名词术语4285条(人名、药名、方名、穴名不收),按照"阴阳五行"、"脏象"、"经络俞穴"、"病因病理"、"诊法"、"治则方药"、"针灸疗法"、"内儿科病证"、"妇产科病证"、"外伤科病证"、"五官科病证"、"医史"等12类编排。附录有《中医常用单字》、《中医书简目》、《体表部位名称图》、《古今度量衡对照表》以及《词目笔画索引》。该书的长处是分类清晰、释文简要,不足之处是收词较少,有的释文不准确。

《中医方剂大辞典》　彭怀仁主编,人民卫生出版社1993~1997年出版。全书从上自秦汉、下迄1986年底的1800多种古今医学文献中收录有方名的方剂共9万余条,其中以1911年前的方剂为重点,1911年后的择优选录。该书按方名首字笔画、笔顺、字数多少为序排列;同名的方剂按方源的成书年代或创方者的生卒年代先后排列;同方异名者,一般以最早出现的为正辞目,其余为副辞目。正辞目下设立方源、异名、组成、用法、功用主治、宜忌、加减、方论选录、临证举例、现代研究、备考等12项。副辞目仅列名称与出处,以及与相关正辞目的关系。该书共分11册,前10册为正编,每册书前都有《方名目录》,按方名笔画顺序编排。第11册为附编,附录有5则内容:《方名索引》、《主治病证索引》(按临床各科病证分类)、《古今度量衡对照表》、《主要引用书目》、《勘误表》。

如果要查寻针灸、气功、病名、证候等方面的一般材料,从《中国医学大辞典》与《中医大辞典》中都可翻检到。

三、查寻历史人物与地名

查寻历史人物与地名,一般可翻检《辞海》、《辞源》。如果要获取更为详尽的资料,查寻历史人物,可翻检《中国人名大辞典》;查寻地名,可翻检《中国古今地名大辞典》。下面具体加以介绍。

《中国人名大辞典》　臧励和等编,上海商务印书馆1921年出版,1958年重印,上海古籍书店1980年影印。全书收录自上古至清末各类名人简介4万余条,包括少数民族人物。每人一条,依次说明时代、籍贯、字号以及主要经历等。按姓氏笔画排列,相同姓氏则按第二字笔画排列,依次类推。大凡见于史料上的人物,皆可从中查到,而介绍评价也多依据正史。正文前有《笔画检字表》,后附《四角号码索引》、《姓氏考略》、《异名表》、《中国历代纪元表》。另有廖盖隆等主编、上海辞书出版社1990年出版的《中国人名大词典(历史人物卷)》也可查阅。

查寻重要的中医历史人物,一般可从上述两部人名辞典以及《辞海》、《辞源》、《中国医学大辞典》中查到。如果要了解比较详尽的材料或不大著名的中医历史人物,可翻检《中医人物辞典》、《中医人名辞典》。

《中医人物辞典》 李经伟主编,上海辞书出版社1988年出版。该书选收与中医有关的古今历史人物词目共6200多条,上自先秦、下迄现代已故的著名医学家。释文以浅近文言文表述,介绍人物的生卒年(或朝代)、字号别名、籍贯、主要经历、学术思想及医学成就、著作、授徒门生、习医亲属等。词目一般以本名作为正条,重要人物的常用字号另设参见条。词目按笔画数与起笔笔形顺序编排。正文前有《词目表》,后附《人名字号、别名及师徒、后裔索引》、《中医书名索引》。

《中医人名辞典》 李云主编,国际文化出版公司1988年出版。该书以陈邦贤《中国医学人名志》为基础,广泛查阅历代正史、野史、人物传记、笔记、书目、地方志、医书,从中收录历代中医人物共10500余名,当代在世的名医不收。用浅近文言文表述,扼要介绍医家姓名、生卒年、字号、时代、籍贯、简历、著作、师承关系等。每一词目后都注明资料出处。该书按姓氏笔画编排。正文前有《姓氏首字索引》、《目录》。

《中国古今地名大辞典》 谢寿昌、臧励和编,上海商务印书馆1931年出版,1935年再版,1959年重印,上海古籍书店1980年影印。该书辑录古今各类地名,包括省府郡县镇堡、山川、名城要塞、铁路港口、名胜古迹、寺观亭园等4万余条,说明古今地名名称的变化与地理位置的变迁。该书长处是资料丰富、解释详细,不足之处是有些资料陈旧过时。该书按地名首字笔画顺序编排。正文前有《笔画检字表》,后附《四角号码地名索引》、《各县异名表》。

另有魏嵩山主编、江西教育出版社1988年出版的《中国历史地名辞典》,也可供翻检。

四、查寻中医药文献

中医药学历史悠久,中医药文献浩如烟海。要从中查寻所需要的资料,必须善于运用书目与索引。书目与索引具有指示读书门径、研究学问向导、搜集资料指南的作用。下面从查寻中医药文献的书目与内容两个方面加以介绍。

查寻中医药书目,可翻检中医药专门目录书。中医药目录书品种较多。现存最早的是明代殷仲春《医藏书目》。其他著名的有纪昀主编《四库全书总目提要》,丁福保《历代医学书目提要》与《四部总录医药编》,裘庆元《三三医书书目提要》与《珍本医书集成总目》,曹炳章《中国医学大成总目提要》,陈存仁《皇汉医学丛书总目》、《中医图书联合目录》、《全国中医图书联合目录》,严世芸主编《中国医籍通考》。此外,还有日本学者丹波元胤的《医籍考》、冈西为人的《宋以前医籍考》等。以下选介三部。

《四库全书总目提要》 清代纪昀总纂。从清代乾隆三十七年(公元1772年)随《四库全书》的编撰而同时启动,10年纂修完稿。全书共200卷,分为经、史、子、集4部44类,共收书10259种,分著录书与存目书两部分,乾隆以前的历代重要著作基本都被收录。每种书都有提要,说明作者生平、著作内容、著述体例以及版本源流等。医药书在子部,著录书有《黄帝素问》

等 97 种,存目书有《素问运气图括定局立成》等 94 种,又附录《水牛经》等兽医书 6 种。此外,子部法家类有《疑狱集》等 6 种(著录书与存目书各 3 种),子部农家类有《救荒本草》等 3 种(著录书 2 种,存目书 1 种),子部术数类有《玄珠密语》、《太素脉法》2 种存目,子部谱录类有《疏食谱》7 种存目。以上共记录医药学方面的著作 215 种。中华书局 1956 年影印。

《中医图书联合目录》 中国中医研究院、北京图书馆合编,北京图书馆 1961 年出版。该书是中国第一部全国性的图书馆中医图书联合目录。收录 1959 年底以前全国 57 家图书馆馆藏及 2 位藏书家收藏的中医药图书共计 7661 种,分为 18 大类,每大类下分为若干小类,小类中以成书年代先后为序。每书著录书名、卷数、撰年、著者、著述方式、版本、收藏馆代号。书末附书名、人名索引。

《全国中医图书联合目录》 中国中医研究院图书馆编,薛清录主编,中医古籍出版社 1991 年出版。该书收录全国 113 家图书馆截至 1980 年底馆藏的 1949 年建国前出版的中文中医药图书 12124 种,比《中医图书联合目录》增收 4000 多种。采用分类编排法,将古医籍分为 12 大类:医经,基础理论,医史,伤寒金匮,诊法,针灸按摩,本草,方书,临证各科,养生,医案医话医论,综合性著作。每一大类分别列出二级与三级子目。每一书目有一总序号,说明书名卷数(包括异名、附录)、著作年代、著者(包括朝代、姓名、字、号、别名、著作方式)、版本(包括出版时间、地点、出版者、版本类别)、收藏馆代号。如该书曾收入丛书者,则标出丛书名称。正文前有《全国中医图书联合目录》参加馆代号表,后按书名与著者名各列笔画索引与音序索引,书末附《甲子表》、《岁阳岁阴表》、《历代建都简表》、《历代帝王名讳表》。该书分类比较科学、合理,为检索现存中医著作提供了有利条件。

查寻中医药书刊中的内容,可翻检中医药学的有关索引。索引以具体的符号、语词、事物名称、主题、观点为对象,对文献内容作全面的揭示,为检索者提供详尽、明确的指导,以及所需的各种特定信息,使检索者快速了解某一领域的概貌。中医药文献的索引按文献内容可分为古医书索引和中医药期刊索引。下面择要加以介绍。

《中医经典索引》 顾植山主编,安徽科学技术出版社 1988 年出版。该书是《素问》、《灵枢》、《难经》、《伤寒论》、《金匮要略》5 部中医经典的综合索引。分"文句"与"语词"两大部分。5 部典籍的底本,都选用人民卫生出版社出版的通行本。文句截取以句读为基础,但对上下句联系紧密、意义不可分割的则不加截断。方剂与方后语不便分割成文句,则集中编排在文句索引之后,方后语中的重要句、词,摘编自语词部分。语词索引包括名词术语和短句,语词部分后附录《药名索引》、《方名索引》、《穴名索引》。全书条目按笔画笔顺编排,正文前有《笔画笔顺检字表》,后附《四角号码检字表》、《汉语拼音检字表》、《繁体字、异体字、通借字、简化字对照表》、《五种医经篇目表》。

《医学史论文资料索引》 中国中医研究院中国医史文献研究所编,1981 年印行。该书收录 1903～1978 年出版的报刊 630 多种,论文资料 10200 余条。全书共分 6 类:一为总类(包括医药卫生政策与医学通史);二为中国古代医学史;三为中国近代医学史;四为中国现代医学史;五为外国医学史;六为其他。所收论文资料以中国与世界医学史为主,内容涉及医药卫生政策法令、医学通史、断代史、中医基础理论、基础医学、专科史、疾病史、医学人物传记、医学著作、药学史、医药学教育、医药学机构团体、中外医学交流、医药卫生考古发掘等。各类别均按发表先后排列,每篇论文都著录篇名、著译者、期刊名、出版年月、期数。书末附篇名索引和著者索引。

第二章　汉　字

汉字是汉民族共同使用的文字,也是我国人民记录汉语、传播知识的工具。了解汉字的起源和它的发展规律,以及前人造字、用字的方法,不但可以丰富我们的学识,而且有助于辨识字形、掌握字义,从而提高阅读中医古籍的能力,并为整理研究中医药学遗产打好基础。

第一节　汉字的起源

根据殷墟发现的甲骨文来考察,汉字在 3000 多年前已经是一种相当发达的文字体系了。至于汉字的起源,当然要比殷商时期早得多。《周易·系辞下》记载:"古者包牺(伏羲)氏之王天下也,仰则观象于天,俯则观法于地,观(一作视)鸟兽之文,与地之宜,近取诸身,远取诸物,于是始作八卦,以通神明之德,以类万物之情。"这是把"八卦"看作汉字起源的传说。该书又记载:"上古结绳而治,后世圣人易之以书契,百官以治,万民以察。"这是把"结绳"视为汉字起源的记载。总之,关于汉字的起源有很多传说,其中影响最大的是"仓颉造字"的传说。许慎在《说文解字·叙》里说:"黄帝之史仓颉,见鸟兽蹄迒之迹,知分(文)理之可相别异也,初造书契。"仓颉,一作"苍颉",传说是黄帝时期的史官。段玉裁不但没有否定许氏的说法,而且还在注文里作了解释和补充。他说:"史者,记事者也。仓颉为记事之官,思造记事之法,而文生焉。"当然,说仓颉造字,并不等于说造字的只有仓颉一人。据卫恒《四体书势》记载:"昔在黄帝,创制造物,有沮诵、仓颉者,始作书契,以代结绳。"由此观之,黄帝时的史官就有沮诵和仓颉两人。古书中有关造字的记载,一般只说仓颉,而不提及沮诵,段氏认为这是古人为文喜欢简略之故。黄帝以后,尧舜禹汤,都有史官,都要记事。于是经过无数个仓颉、沮诵的改进与增益,到了殷代盘庚的时候,汉字已发展成一种相当成熟的"书契"符号了。当然,传说不等于信史,仓颉在历史上是否实有其人,尚难肯定。但文字总是人类创造的,其中有个别的专业人员把群众创造出来的文字,进行收集、整理、改进和提高,也是合乎情理的。

第二节　汉字形体的演变

汉字是从图画文字演化而来的,从甲骨文、金文以及篆书中的许多象形文字中,还可以看到图画的痕迹。汉字的形体经过几千年的变化,才形成了现在通行的字体。汉字形体的演变经历了以下几个阶段:一是甲骨文(殷商);二是金文(西周);三是篆书(春秋、战国、秦);四是隶书(秦、汉);五是楷书、草书、行书(汉、魏、晋);六是简化字(现代)。

甲骨文是殷商时期刻写在龟甲和兽骨上的文字。清朝末年开始在河南安阳商朝都城遗址中发现,因此也称为殷墟文字。内容大多是殷人占卜的记录,因此又叫"卜辞"。它是商朝第二十代君王盘庚迁都于殷(今河南安阳小屯村一带)至纣王亡国这一时期通行的字体,距今已有 3000 多年的历史了。

金文是西周时期浇铸在钟、鼎及其他青铜器上的文字。古人谓铜为金,所以后世称之为

"金文"。在出土的青铜器中,由于钟和鼎占多数,因此也称为"钟鼎文"。内容记录做器人姓名、做器原因和用途,也有记录重要事件的。字数少至一两个,多至几百个不等。它是西周时期通行的字体。

篆书是春秋战国到秦朝时通行的字体。它的特点是每笔都要引长书写,所以叫"篆书"。许慎说:"篆,引书也。"(见《说文解字·竹部》)正是此意。篆书又分为大篆和小篆两种。大篆的笔画较繁复,通行于春秋和战国初期。小篆是秦朝李斯等在大篆的基础上稍加整理简化而成的,因此也叫"秦篆"。它是当时秦王朝全国统一的文字字体。自秦朝创制使用小篆以后,就把以前的篆书称为大篆。

隶书是由篆书演变而成的。它是汉朝通行的字体,因此也叫"汉隶"。隶书产生于秦代,开始时只是在徒隶之间使用,因名隶书。当时的统治者以其为徒隶所作,不予重视。到了汉代,由于它书写简便,就渐渐通行起来了。它把篆书的圆曲线条改为方折笔画,使汉字进一步符号化。隶书的产生,标志着今文字的起始,使汉字形体演变到一个崭新的阶段。

楷书、草书、行书是在汉、魏、晋时期形成并通行的几种字体。楷书兴于汉代,约在西汉宣帝年间已有萌芽,至东汉末年渐趋成熟。三国时代的钟繇是第一个著名的楷书书法家,东晋王羲之更是楷书书法家的杰出代表。楷书笔画平直,结构方正。魏晋以来,楷书便成了应用汉字的主要字体。

草书可分为章草、今草和狂草三种。章草的特点是存隶书波折之势,字字不相连,带有明显的隶意。今草则全失隶意,每字笔画连写,字与字之间也常常互相勾连。狂草则属于后起,是唐代张旭等人所创的一种字体。它随意钩形,笔画万变,且字字相连,很难辨识,因而完全失去了实用价值,只能作为一种艺术品供人欣赏。

行书,就是用草书笔法写楷书。它既保存了楷书的形体,又受今草的影响,具有草书书写速度快的长处,又无草书潦草难认的缺点。晋代王氏父子是最负盛名的行书名家。晋宋以来,行书一直成为我国人民通用的手写字体。

简化字也叫简体字,是简化汉字的笔画而成的一种字体。简化字早在战国时期就产生了,后经历代人民不断补充、扩大,才有了进一步的发展。解放后,中国文字改革委员会广泛搜集、整理了群众创造的简化字,并对繁体字进行了简化,于1956年公布了第一个汉字简化方案,共3个简化字表。包括:(1)14个简化偏旁;(2)132个可作为简化偏旁用的简化字;(3)352个不得作为偏旁使用的简化字。1977年又公布了第二个汉字简化方案,但未正式推广使用。

在汉字的演变过程中,有两个方面值得我们注意:

第一,汉字形体从形、义结合到形、义分离,并朝着表音方向发展。篆书之前,字的形、义是结合的。隶书之后,字的形、义便分离了。后来随着形声字的不断涌现,汉字又逐渐朝着表音的方向发展。

第二,汉字朝着逐步简化的方向发展。所谓简化,包括两个方面:一是简化汉字的笔画,使形体由繁难到简易。二是精简汉字的数目,淘汰异体字,使文字从分歧到统一。

第三节 "六书"与汉字结构

关于汉字结构的分析,可以上溯到春秋时期,在《左传》里就有"止戈为武"、"皿虫为蛊"的记载了。但真正形成分析汉字结构的理论体系,是在汉代。东汉许慎概括出汉字的六种造字方法,称为六书,并用六书的理论分析了9000多个汉字的结构,写成我国历史上第一部分析研究汉字的专书——《说文解字》。

六书中的象形、指事、会意、形声,是汉字的四种造字方法;转注、假借,则是运用汉字的两种方法。现分别介绍如下:

一、象形

文字是从图画演变而来的。对一些有形可象的具体事物,就根据它的形状特征画下来,并和语音相结合,这就是象形字。许慎所谓"画成其物,随体诘诎",正是这个意思。例如:

　　鳥　(鸟)像长尾巴的鸟。
　　馬　(马)像马的头、尾及四足。
　　羊　(羊)像羊有两只弯曲的角。
　　兔　(兔)像兔子跳跃的形状。
　　鼠　(鼠)像老鼠的形状。
　　貝　(贝)像贝壳动物的形状。
　　皿　(皿)像器皿的形状。
　　子　(子)像孩子蹦跳的形状。

象形字比较接近图画,但跟图画有本质的区别。第一,象形字的字形一般是固定的,而图画则没有固定的形式;第二,象形字有形有音(即字形和语音结合),而图画则有形无音。

二、指事

《说文解字·叙》记载:"指事者,视而可识,察而见意,上下是也。"对于一些比较抽象的事物,无法用实际的图画来表示,于是就采用纯粹的指事符号,或在象形字的基础上另加指事符号来表示,这就是指事字。

(一)单纯符号性的指事字

例如:

丄,一竖在横线上方,表示上。

、,《说文解字》记载:"有所绝止,、而识之也。"古人读书断句的符号,既是一个字,也是一个部首。

(二)在象形字上另加符号的指事字

例如:

　　本　(本)在"木"字下加一横,表示所指是树木的根本。
　　末　(末)在"木"字上加一横,表示所指是树木的末梢。
　　刃　(刃)在"刀"字上加一点,表示所指是刀口。
　　寸　(寸)在"手"字下加一横,表示所指是手的寸口动脉。
　　叉　(叉)在"手指"间加一横,表示所指是手指间夹着东西。
　　血　(血)在"皿"字上加一横,表示所指是盆子里盛的血。

指事字所表示的概念虽然比较抽象,但它并没有完全脱离象形,尤其是后一类在象形字基础上加指事符号而成的指事字更是如此。许慎说"指事者,视而可识,察而见意",意思是说,指事字没有完全脱离象形字,所以看到就认识;即使是表示比较抽象的概念,也能通过仔细审察而明白它的含义。

象形字和指事字有一个共同的特点,就是字体一般都不能分拆为两个或两个以上的独立部分,所以称它们为"独体字"。随着社会发展而引起事物的不断增多和概念的复杂化,只用独体的象形字和指事字不能适应表达的需要,于是就在它们的基础上产生了"合体字"。合体字就是把两个或两个以上的独体字拼合起来,成为一个可以表示新的含义的字。它包括会意字和形声字。

三、会意

会意字是由两个或两个以上表示意义的形符组成的。许慎说:"会意者,比类合谊,以见指㧑。"比类,就是比合两个或两个以上的字;合谊,就是"合义",把意义组合起来;以见指㧑,即从中看出所指的新义。例如:

㐱 (信)人言为信,表示说话要诚实。

从 (从)两人一前一后,表示跟从。

雥 (集)表示三只短尾鸟聚在树上。

寒 (寒)一个人钻进屋子内的草堆里,外面地上结着冰,表示天气寒冷。

会意字的出现,标志着汉字从表形阶段发展到了表意阶段,这是造字方法的一大进步。会意字虽然仍以象形字为基础,但它是在社会发展、事物渐繁而字形不能随事制名又不能都有形可象、有事可指的情况下产生的。

然而我们的祖先在记录有声语言时,仍旧解决不了字少概念多的矛盾,他们总是感到文字不够用。如造个"寒"字,可以说是挖空心思了,若是遇到一些比较抽象的概念,就更无法解决。由此可见,会意字的局限性是显而易见的,必须找到一种更先进的造字方法。世界上很多民族就因此创造了表音文字,逐渐走向表音化。而我们汉族发明了一种造字能力较强的表意兼表音的文字,这就是形声字。

四、形声

形声字是由形符和声符两部分组成的,形符表示意义,声符表示读音。许慎说:"形声者,以事为名,取譬相成,江河是也。"段玉裁解释说:"事,兼指事之事、象形之物言,物亦事也。名,即古曰名、今曰字之名。譬者,谕也;谕者,告也。以事为名,谓半义也;取譬相成,谓半声也。江河之字,以水为名,譬其声如工、可,因取工、可成其名。"(见《说文解字·叙》注)随着汉字的发展,形声字大量涌现,在现行汉字中形声字占90%以上。例如:

柱 (柱)是由形符"木"和声符"主"组成的。形符"木"表示"柱"跟树木有关,声符"主"表示"柱"的读音。

肝 (肝)是由形符"月(肉)"和声符"干"组成的。形符"月"表示"肝"跟肉有关,声符"干"表示"肝"的读音。

蛾 (蛾)是由形符"虫"和声符"我"组成的。形符"虫"表示"蛾"属于昆虫,声符"我"表示"蛾"的读音。

形声字和会意字都是合体字,它们的区别是:形声字由形符和声符组成,有标音成分;会意字由两个或两个以上的形符组成,无标音成分。

五、转注

关于"转注"的含义,历来众说纷纭、莫衷一是。许慎说:"转注者,建类一首,同意相受,考老是也。"段玉裁解释说:"建类一首,谓分立其义之类,而一其首。如《尔雅·释诂》第一条说'始'是也。同意相受,谓无虑诸字,意旨略同,义可互受相灌注,而归于一首,如'初、哉、首、基、肇、祖、元、胎、俶、落、权舆',其于义或近或远,皆可互相训释而同谓之'始'是也。独言考老者,其显明亲切者也。老部曰:'老者,考也;考者,老也。'以考注老,以老注考,是之谓转注。"(见《说文解字·叙》注)由此可见,段氏认为两字意义相同,可以互相解释,就是转注。又如"问"、"讯"两字,《说文解字》记载:"问,讯也。""讯,问也。"这也是从字义上互相转注的。

六、假借

假借是指读音相同或相近的字互相借替,两字之间可以没有必然的意义联系。许慎说:"假借者,本无其字,依声托事,令长是也。"所谓"依声托事",意思是说,要表示一个新的意义,但找不到能表示这个意义的字,于是就借一个已有的字来代替。而这个字本来不是表达这个意义的,只不过是读音跟要表示新义的字的读音相同罢了。例如:

    儿 (八)原意是分别,后来借作数目字用。
    亦 (亦)原意是腋(胳肢窝),后来借作副词用。
    其 (其)原意是箕,后来借作代词用。
    乌 (乌)原意是鸟名(孝鸟),后来借作叹词用(乌呼,今作呜呼,呜为形声字,属后起字)。
    北 (北)原意是两个人相背而行,即违背的"背"的本字,后来借作方位名词用。
    来 (来)原意是麦(象形),后来借作动词用。
    难 (难)原意是鸟名(雏鸟),后来借作形容词用。

从上述例子看,这纯粹是同音的关系,我们称这种假借为"声借",或称为"无意义的假借"、"通借"。它是一种不产生新字的用字方法。

若从许慎所举的"令、长"二字来分析,"令"是"发号"(即号令)的意思,"长"是"久远"(包括长久、年长)的意思(均据《说文解字·叙》段玉裁注)。"县令、县长本无字,而由发号、久远之义,引申辗转而为之,是谓假借。"(同上)由此可见,"令"和"县令"、"长"和"县长"之间,是有意义上的联系的。我们称这种假借为"引申",或称为"有意义的假借"。

假借字的产生,原是"本无其字",才"依声托事"的,但后来"本有其字"的,也依声托起事来了。(参见本章第四节"通借字")

总之,"六书"的理论是前人从汉字的结构和用字方法中逐步总结归纳出来的。学习这一理论,将有助于我们更好地从汉字的形体结构和声音方面去分析汉字的本义和引申义以及偏旁关系,从而进一步熟悉汉字部首,提高查阅字典、词典的能力,解决学习中的疑难问题。

第四节　古今字与通借字

在汉字漫长的发展过程中,它的形体和声音都产生了一些差异。从形体方面看,除了篆、隶、楷、草、行等书写不同外,还有古今字、异体字和繁简字等差别;从声音方面看,除了古今音变外,还有通借字。

一、古今字

从总的发展趋势看,汉字的形体结构是由独体趋向合体,字义是由博返约。开始一个字同时有几种意义,后来又另造一个新的合体字来分担原字所表示的一部分概念。这个原字和新字之间,便构成了古今字的关系。古字,文字学上称为"初文";今字,称为"后起形声字"或"后起字"。

下面列举两个字例来说明古今字的变化情况。

包(古文作"⦿"),《说文》记载:"包象人裹妊;'巳'在中,象子未成形也。"可以看出,"包"(象形字)的本义像胞胎。但"包"兼有"包裹"等引申义,为了区分"胞胎"和"包裹",特地在"包"的左边加上偏旁"月(肉)",以"胞"字来分担"包"所表示的"胞胎"这一意义。"包"出现在前,"胞"是后起的,因此,"包"、"胞"是古今字(结构上由独体的象形字变为合体的形声字)。

莫(古文作"䒼"),《说文》记载:"日且冥(日光快暗)也,从日在艹(草)中。"可见,"莫"(会意字)的本义就是"暮"。但"莫"兼有别的意义,后人为了区分,于是在"莫"下加"日",另造"暮"字来分担"莫"所表示的"日且冥"这一意义。"莫"出现在前,"暮"出现在后,因此,"莫"、"暮"也是古今字(结构上由会意字变为形声字)。

通过以上两个字例的剖析,可以比较清楚地看出产生古今字的一个主要原因:在古代,汉字的数量远比要表达的概念少,因此,每个汉字除表示本义外,还兼有别的意义。为了解决"兼职"过多的矛盾,后来往往另造新字,于是便产生了古今字。

二、通借字

通借字,也叫通假字。两个字的形体和意义本不相同,由于读音一样或比较接近,甲字被借作乙字,这就叫通借字。例如:

"蚤",本义指跳蚤;"早",本义指早晨。这两个字的意义毫不相干。但在古书里,我们看到该用"早"字的地方却用了"蚤"字。如《扁鹊仓公列传》记载:"能使良医得蚤从事,则疾可已。"这里把早晨的"早"写成跳蚤的"蚤",从意义上说是不通的,但由于读音相同,"蚤"便借作"早"用了。

"而",这是一个大家都熟悉的文言虚字,它在古代汉语中最常见的是用作连词。但是这个连词"而"一开始就借用了本义"络腮胡子"(《说文》有"而,颊毛也"),也就是说,表示"络腮胡子"的"而"被借作连词"而"用了。

从上面两个字例中,我们可以看出通借字的产生,大致有两种原因:

一是原先有一个本字,但写字的人因受同音或音近的影响,错把甲字当作乙字,后来相沿习用,得到了社会的公认。如把"早"写成"蚤"之类。借字和被借字同时并存,我们说的通借字主要指这一类。

二是原先没有本字,从一开始就借用某一个字。这以虚字的应用最为明显,如"而"字。被借字往往因久借不还,便另造新字。

关于通借字的读音问题,一般来说,借用某个字,就要读某个字的音。如"能冬不能夏"的"能",借作"耐"后,就要读"nài",而不读"néng"了。

第五节　异体字与简繁字

一、异体字

读音相同,意义也完全相同,只是形体不同的字,称为异体字,也就是一字多形。例如:
(1)视　眡　眎　　　　　(2)泛　汎　氾
(3)灾　災　烖　菑　　　　(4)暖　煖　煗
(5)蛔　蚘　蛕　痐　蜖

异体字和古今字不同。古今字只有一部分意义相同,只有当它表示这部分意义时,古字才能被今字所替代。而异体字的意义则完全相同,在任何情况下都可以代替。

汉字形体结构复杂,与语音不能密切结合,这是造成一字多形的根本原因。概括地说,有下列几种情况:

1.有些形声字的形符,由于所表示的意义相同或相近,有时可以互相代替,因而产生异体字。例如:膀—髈、秕—粃、呵—訶、险—嶮。

2.有些形声字的声符,由于读音相同或相近,有时可以互相代替,因而产生异体字。例如:柏—栢、菇—菰、裤—袴、踪—蹤。

3.形声字的形符与声符,一般来说,它们的位置是固定的,但有时两者的位置可移动或对换,于是产生了一些异体字。例如:胸—胷、期—朞、峰—峯、群—羣。

4.形声字的形符,由于采用了不同的变体,也可以产生一些异体字。例如:惭—慙、煮—煑、裙—裠、揪—揫。

5.形声字的声符,由于采用了不同的变体,也可以产生一些异体字。例如:瘤—癅、廉—亷、删—刪、撑—撐。

6.同一意思,采用不同的造字方法,也产生一些异体字。例如:草—艸、泪—淚、奸—姦、野—壄。

汉字中大量异体字的存在,对阅读、写作、印刷等都增加了许多不必要的麻烦。1956年,中国文字改革委员会对异体字进行了整理,公布了《第一批异体字整理表》,停止使用的异体字共计1055个。但是在古籍中仍存在异体字,为了阅读、整理古典医籍,就必须掌握它。

二、简繁字

经过简化,笔画比较简单的汉字,叫简化字;对未经简化的字,称为繁体字。简繁字和正异体字各自的区分标准不同。简繁字是以笔画的简繁来区分的。正异体字则是在同音同义的条件下,以形体的差异来区分的。简化的方法有下列几种:

（一）省略

只保留繁体字的一部分，而省略其余的部分。例如：号（號）、灭（滅）、亩（畝）、术（術）、医（醫）。

（二）改形

改变或简化繁体字的部分形体或全部形体。例如：改变声符的：怜（憐）、沟（溝）、牺（犧）。简化形符的：诉（訴）、饮（飲）、红（紅）。形符、声符都改变或简化的：范（範）、讲（講）、继（繼）。

（三）同音代替

借用原有的笔画简单的字替代一个或几个和它同音的繁体字。例如：了（瞭）、姜（薑）、干（幹、乾）、系（係）、台（臺、檯）。

（四）草书楷化

采用草书，或根据草书而略加改变，然后加以楷化。例如：东（東）、专（專）、为（爲）、书（書）。

（五）恢复古字

用初文代替后起字。例如：从（從）、网（網）、气（氣）、云（雲）。

（六）另造新字

如果不容易采用以上几种方法来简化的，就另造新字。例如：灶（竈）、尘（塵）、丛（叢）、惊（驚）。

上述几种方法，是历代人民简化繁体字的方法。今天我国通用的简化字，其中不少就是历代相传下来的。我们要从繁体字的简化规律中，弄清简繁字的对应关系。特别是有些简繁字之间，它们不是一对一的关系，而是一个简化字包括两三个繁体字。如"当"包括"當、噹"，"历"包括"曆、歷"，"脏"包括"髒、臟"，"钟"包括"鍾、鐘"，"复"包括"復、複、覆"，"蒙"包括"矇、濛、懞"等等。熟悉简繁字的对应规律，对我们提高阅读中医古籍的能力，无疑是有很大帮助的。

第三章 词 汇

第一节 词义的演变

语音、语法、词汇是语言里的三大要素。它们都随着社会的发展而变化,其中词汇对于客观事物的变化反应最为敏锐,因而变化最为迅速。如古代很重视畜牧业,所以反映牲畜的词汇就极为丰富,以《说文》为例,三岁的牛称"犙",四岁的牛称"牭",黄色黑唇的牛叫"犉"等等,后来人们认为没有必要再作如此苛细的分类,因此,这些词汇也就随之消失。在汉语里,有一些词从形体上看,古今完全一样,它们所体现出来的意义却迥然不同。如"走",古代指迅跑或逃跑,现代汉语指走路;"兵",古代指兵器,现代汉语指战士等等。这是古今意义迥别的词。古今词汇的变异,给我们阅读古代作品造成了一定的困难。

另一方面,汉语词汇里有一部分属于基本词汇。虽然数量很少,但它们是词汇的基本组成部分。这部分词汇的意义,从产生之时到今天,几乎没有发生过多少变化,如"日、月、山、水、牛、马、人、手"等等。正是由于基本词汇的存在,才保证了汉语的稳定性和连贯性,这就为我们学习古代汉语提供了有利的条件和可能性。

在研究古今词义变化的时候,要特别注意古今词义在范围上所产生的种种演变。这些变化,使古今词义的异同交织在一起。

一、词义范围的扩大

菜 《说文》记载:"草之可食者。"《素问·藏气法时论》记载:"五畜为益,五菜为充。"王冰注:"谓葵、藿、薤、韭、葱也。"《素问·五常政大论》记载:"谷肉果菜,食养尽之,无使过之,伤其正也。"李时珍《本草纲目·菜部》记载:"五味之所入有偏胜,民生日用而不知,乃搜可茹之草凡一百五种为菜部。"可见古代所谓"菜"字,专指蔬菜而言,不包括鱼、肉、蛋在内。后来"菜"字表示的词义范围有所扩大,鱼、肉、蛋等均称为菜。

江、河 《孟子·滕文公下》记载:"水由地中行,江、淮、河、汉是也。"这里的"江"、"河"分别指长江、黄河。在汉代的著作中,"江"、"河"仍然保持这个词义,如《史记·秦始皇本纪》记载:"浮江,至湘山祠,逢大风,几不得渡。"后来词义扩大,泛指一切河流。

词义扩大的特点是今义大于古义,古义包括在今义中。词义扩大是词义发展的重要途径。

二、词义范围的缩小

寡 在上古和中古,男女丧偶都称寡。约在中古以后,"寡"字才专指丧夫的妇女。《诗经·鸿雁》毛传:"偏丧曰寡。"《左传·襄公二十七年》记载齐国的大夫崔杼丧妻说:"齐崔杼生成及疆而寡。"可见"寡"字当时不专指无夫的妇女。直至唐人,仍然这样使用"寡"字。柳宗元《与杨京兆凭书》说自己"寡居十余年"。后来,男人无妻不再称寡,"寡"字所指的范围缩小了。

删　古代有"删掉"、"删取"两个意义。去掉为"删",节取也为"删"。段玉裁在《说文》注中对"删"字的这两个义项讲得很透彻:"凡言删剟者,有所去即有所取。如《史记·司马相如传》曰:'故删取其要,归正道而论之。'删取犹节取也。"又说:"《艺文志》曰:'今删其要,以备篇籍。'删其要谓取其要也。不然,岂刘歆《七略》之要,孟坚尽删去之乎?"后来"删"的词义范围缩小,只保留"删掉"这一义项,淘汰了"删取"(节取)的意思。

禽　古代鸟兽都称禽。《尚书·五子之歌》记载:"外作禽荒。"《白虎通·田猎》记载:"禽者何?鸟兽之总名。"《华佗传》记载:"吾有一术,名五禽之戏:一曰虎,二曰鹿,三曰熊,四曰猿,五曰鸟。"后来专指鸟类为禽。

所谓词义范围的缩小,是指古义所表示的范围大于今义。

三、词义范围的转移

涕　在先秦时代,涕只作眼泪讲,不指鼻涕。秦代以前的文献,"涕"字都指眼泪,而把鼻涕称为"泗"或"洟"。如《诗经·陈风·泽陂》记载:"涕泗滂沱。"毛传:"自目曰涕,自鼻曰泗。"《礼记·檀弓》记载:"垂涕洟。"正义:"目垂涕,鼻垂洟。"可见,在上古"涕"与"泗"、"洟"的区别是很明显的。到了汉代,"涕"的词义开始转移。当时人们另造了"泪"(淚)字,于是"涕"转为鼻涕之义。汉代王褒《僮约》说:"目泪下落,鼻涕长一尺。"《曹娥碑》:"泣泪掩涕,惊动国都。"说明汉魏人已经把"涕"、"泪"二字分开了。《扁鹊仓公列传》中"流涕长潸"的"涕"作眼泪讲,可见司马迁时代对"涕"、"泪"二字尚未严格区分。在《素问》里有许多"涕"字,如《阴阳应象大论》记载:"下虚上实,涕泣俱出矣。"《宣明五气篇》记载:"肺为涕,肝为泪。"这几例中的"涕",王冰都训为鼻涕。在现代汉语中,除了一些成语如"感激涕零"、"痛哭流涕"还保留着"眼泪"这一古义外,在其他场合,"涕"均指鼻涕。

脚　《说文》记载:"胫也。"膝下踝上叫胫,俗称小腿。《素问·水热穴论》记载:"三阴之所交结于脚也。""三阴"指足太阴、足少阴、足厥阴,"脚"这里指"胫",而不是指"足"。古代的"足"字与今天的"脚"义相当。后来"脚"的词义转变为"足",如《千金要方·论风毒脚气》记载:"然此病发,初得先从脚起,因即胫肿。"这里"脚"与"胫"相对而言,"脚"当指"足"无疑。

汤　古代把热水叫"汤"。《说文》记载:"汤,热水也。"《素问·痹论》记载:"胞痹者,少腹膀胱按之内痛,若沃以汤。"《素问·逆调论》记载:"人有身寒,汤火不能热,厚衣不能温。"在现代汉语里,"汤"是指煮熟食物的汁液,如"鸡汤"、"菜汤"等。在一些成语里,还保留着"汤"字的古义,如"赴汤蹈火"、"扬汤止沸"。

所谓词义范围的转移,是指一个词产生新义之后,旧义一般就不复存在,而新旧义之间又存在着一定的联系。

词义范围的扩大、缩小、转移,是词义演变的三种基本形式,经常注意从这三个方面分析词义的变化,对于正确地掌握词义是很有益处的。

此外,在论述古今词义演变的时候,我们应该注意古今词义感情色彩的变化。如"爪牙",《现代汉语词典》解释为"比喻坏人的帮凶",《新华字典》解释为"党羽,狗腿子",已经成了一个十足的贬义词。而在上古和中古汉语里,它是一个褒义词,常常指武臣或得力的助手。《诗经·小雅·祈父》记载:"祈父,予王之爪牙。"《汉书·李广传》记载:"将军者,国之爪牙也。"这里的两个"爪牙"均指捍卫国家的勇武之臣。直至唐代,"爪牙"仍作褒义词使用,如《千金要方·论风毒脚气》记载:"爪牙之寄,作镇于彼。"

第二节　单音词与复音词

古代汉语以单音词为主,现代汉语则以复音词(主要是双音词)为主。由于古今汉语词汇存在着这样大的区别,因此,在学习古代汉语词汇时,要注意以下几个问题。

一、不要把两个单音词误认为一个双音词

在古书里,往往出现这样的现象:两个单音词连用后,正好与现代汉语的双音词同形。这时仍要分别解释这两个单音词,而不能把它们当作现代汉语中的一个双音词来理解。这大体上有两种情况:

（一）连用的两个单音词构成词组

庶几病者观之,得以印证;用者据之,不致径庭。宁非卫生之一助欤?(《医方集解·序》)

翁自幼好学,日记千言。(《丹溪翁传》)

恐散于末学,绝彼师资。(《黄帝内经素问注·序》)

少时留心经济之学。(《徐灵胎先生传》)

上述四例中的"卫生"、"日记"、"师资"、"经济",在现代汉语里都是双音节名词,而在古代汉语里,都是由两个单音词构成的词组。"卫生"意为养生,是动宾词组;"日记"意为每日记诵,是状谓词组;"师资"意为授学的依据,是定(定语)心(中心语)词组;"经济"意为经国济民,是联合词组。

（二）连用的两个单音词未构成词组

疟脉缓大虚,便宜用药,不宜用针。(《素问·刺疟》)

然所谓风者,寒中之风,所谓温者,寒中之温,以其书本论伤寒也。(《温病条辨·叙》)

夫伤寒、温暑,其类虽殊,其所受之原则不殊也。(《张仲景伤寒立法考》)

即或衰年无俚,有此附会,则亦当牵连书之,而不可尽没有所由来。(《与薛寿鱼书》)

上述四例中的"便宜"、"书本"、"原则"、"没有",在现代汉语里都是双音节的名词或动词,而在上述各句中都是各不相干的单音词,只不过是偶然连用在一起罢了。"便宜"的"宜"释为应当,"书本"的"本"意为本来,"原则"的"原"指病源,"没有"的"没"是湮没的意思。

二、联绵词不能分别释义

联绵词又称为联绵字、连语,为古代汉语双音词的一部分。它的特点是:在语音上,两字或双声,或叠韵,或双声叠韵;在词义上,两字不能单独成义。

处判针药,无得参差。(《大医精诚》)

不可令如水流离。(《伤寒论·桂枝汤方》)

何须臾而忘反!(《哀郢》)

恬憺虚无,真气存之。(《素问·上古天真论》)

第一例的"参差"和第二例的"流离"都是双声联绵词,第三例的"须臾"和第四例的"虚

无"皆属叠韵联绵词,"恬憺"为双声叠韵联绵词。

关于联绵词,须注意三点:

1. 组成联绵词的两字共同表达一个词义,不可分训。王念孙的《读书杂志·汉书第十六》有"连语"一条,其中指出:"凡连语之词,皆上下同义,不可分训。说者望文生义,往往穿凿而失其本旨。"如果将联绵词分开解释,就会出现错误。如《素问·五藏生成篇》记载:"徇蒙招尤,目冥耳聋。"王冰注:"招,谓掉也,摇掉不定也。尤,甚也。目疾不明,首掉尤甚,谓暴病也。""招尤"即"招摇"(《普济本事方》第 2 卷、《妇人良方》第 4 卷第 4 引"招尤"皆作"招摇")。"摇"与"尤"一声之转,为不定之意。"招摇"系叠韵联绵词,两字同义,自然不可分训。

2. 判定联绵词,不能用现代音读作标准,而应以古音为根据。如《诗经》有"十月蟋蟀入我床下"句,其中,"蟋蟀"二字,现在读成"xī shuài",既非双声又非叠韵,但以古音来考察,这两字都在"心"纽,为双声联绵词。又如车前草别名"芣苢",普通话读作"fú yǐ",两字不是双声或叠韵关系,但在古代它们都属"之"韵,是叠韵联绵词。

3. 联绵词往往有多种书写形式。由于联绵词是由两个音节连缀而成的词,重声而不重形,因此,同一个联绵词在古书中有时会出现不同的书写形式。如《风赋》"然后倘佯中庭"里的"倘佯"为叠韵联绵词,亦可写作"徜徉"、"尚佯"、"常羊"、"相羊"等。

三、复合词只表示一个单纯意义

由两个独立的语素所组成的双音词,叫复合词。它虽然由两个语素构成,但不是词组,而只是一个表示单纯意义的词。复合词的构成主要有下面两种情况。

(一)由两个同义、近义语素构成

驰骋常人之域,故有一切之寿。(《养生论》)

所从来者至深远,淹滞永久而不废。(《七发》)

愚者之动作也,必果而速。(《伤寒论·伤寒例》)

或谓死丧疾病之相救助,固乡党朋友之事。(《赠医师何子才序》)

上述四例中的"驰骋"、"淹滞"、"动作"、"朋友"都是同义(近义)语素。构成复合词的两个语素的具体意义有细微的差别。在分别使用时,各自保留它们原有的意义。如第一例,"驰,大驱也。""骋,直驰也。"(并见《说文》)第二例,《广韵》训"淹"为"滞",《说文》释"滞"为"水不通"。第三例,"动,作也。""作,起也。"(并见《说文》)第四例,"同门曰朋","同志曰友"(分别见《公羊传·定公四年》注、《诗经·关雎》郑笺)。当它们像上述例句这样连在一起使用时,就往往存大同而弃小异,即由它们的共同之处决定这个复合词的词义。

(二)由两个对义语素构成

吐利止,而身痛不休者,当消息和解其外。(《伤寒论·辨霍乱病脉证并治》)

为医误治,危在呼吸。(《景岳全书·杂证谟·肿胀》)

凡此者实求本之道 ,诚幼科最要之肯綮。(《小儿则总论》)

即病者亦但知膏肓难挽,而不悟药石杀人。(《温病条辨·叙》)

上述四例中的"消息"、"呼吸"、"肯綮"、"膏肓"都是对义复合词。对义复合词与构成它的两个语素的原义往往不同,而成为原义的某种引申义。如第一例的"消息"意为斟酌,与消除、生长的意义有别;第二例的"呼吸"形容时间的短促,与出气、入气的意义有别;第三例的"肯綮"比喻关键,与筋骨结合处的意义有别;第四例的"膏肓"指重危之病,与心膈之间的人体部位有别。

另外,对义复合词还可偏义,其词义不是两个语素意义的总和,而是偏于其中的一个语素。

第三节　本义与引申义

一、分析本义的方法

所谓词的本义,从严格意义上来说,应是语言产生时所具有的最初的意义。但是,人类语言的历史比文字的历史悠久。因此,一个词最初的意义是什么,已经无从考证。现在所说的词的本义,是指文献语言材料所能证明的本来的意义。掌握词的本义,对于探讨词义的发展演变很有帮助。

汉字属于表意系统的文字,古代汉语以单音词为主,基本上一个字就是一个词。因此,分析汉字的形体结构,是掌握本义的一个重要方法。这里所说的分析汉字的形体结构,是指分析甲骨文、金文、篆文的形体。这些文字距离造字的时代较近,形体结构大体上还能表现它们所要反映的意义。许慎的《说文解字》就是通过分析小篆的形体来讲解词的本义的。书中虽然有一些不确切的地方,但这部书仍是研究词的本义的最重要的参考书。如:

又　（彐）手也,象形。三指者,手之列多,略不过三也。

斤　（斤）斫木斧也,象形。

"又"的篆文形体像人的手形。汉字虽为表意文字,但它毕竟与图画不同。所以许慎对"又"字的形体作解释说,这个字之所以只画三个指头,不画五个指头,是画其大略罢了。了解"又"字的本义为"手",有许多字的意义就容易理解了。如"及"字,《说文》有"从又人",意思是用手拽住一个人,所以《说文》训"及"为"逮"。"斤"的形体像斧,段玉裁说:"横者象斧头,直者象柄,其下象所斫木。"《说文》训"斤"为"斫木斧",正确不正确呢?古代文献的确有这么使用的,如《齐桓晋文之事》有"斧斤以时入山林",《灵枢·五变》有"匠人磨斧斤砺刀削"。

第二章"汉字"所提到的"本"、"末"两字,都是指事字。《说文》记载:"木下曰本。""木上曰末。"指事符号"一"置于"木"下表示植物之根,置于"木"上表示植物的末梢。《素问·移精变气论》记载:"治以草苏草荄之枝,本末为助。"王冰注:"凡药有用根者,有用茎者,有用枝者,有用华实者,汤液不去则尽用之,故云本末为助也。"可见《素问》所用正是这二字的本义。

秉　（秉）禾束也。从又持禾。

分　（分）别也。从八刀。刀以分别物也。

这是两个会意字。"秉"的篆文形体是手持禾的形状。从字形上看,它的本义应该是一把谷物,所以《说文》训为"禾束也"。这个本义也能从上古的语言材料里得到证实。《诗经·小雅·大田》记载:"彼有遗秉。"毛传:"秉,把也。""分"的篆文形体从八从刀。"八"也是分开之意。《素问·离合真邪论》记载:"阴阳不别,天地不分。""分"与"别"相对成文,用的正是本义。

痦,不能言也,从疒音声。

张,施弓弦也,从弓长声。

这是两个形声字。"痦"的形符是"疒",凡与疾病有关的字大都从"疒",可知"痦"是一种疾病。《素问·宣明五气篇》记载:"搏阴则为痦。"王冰注:"邪内搏于阴,脉则不流,故令痦不能言。"这里用的正是"痦"的本义。"张"的本义是把弦安装在弓上。《素问·平人气象论》记载:"死肝脉来急益劲,如新张弓弦。"用的也是"张"的本义。

从汉字的结构来看,象形、指事、会意三种文字,最容易反映字的本义。形声字的形符主要是反映字的意义范畴。它虽然不等于本义,但与本义有密切的联系。探讨词的本义,要分析字形结构,因其形而求其义;也要重视这个本义是否有文献语言作为根据。如果这个本义虽然与字形结构相吻合,但是不能从古代书面语言里取得必要的证据,那么,这个本义是否正确就值得怀疑。反之,一个字的字形结构所反映出来的词义,与这个词在书面语言中所具有的意义相一致,那么,这个本义就是正确而可信的。

二、本义和引申义的关系

本义和引申义的关系,主要表现为直接引申和间接引申两个方面。下面以新《辞源》的"极"字为例,说明引申义的两种类型。

"极"在《辞源》里共有14个意义,其中前9项的词义是(这里只引用其中的部分例句):①屋脊之栋。《庄子·则阳》记载:"孔子之楚,舍于蚁丘之浆,其邻有夫妻臣妾登极者。"②顶点,最高地位。《世说新语》记载:"不知便可登峰造极。"旧时也指君位。南朝宋鲍照《鲍氏集·河清颂序》记载:"圣上天飞践极,迄兹二十有四载。"③中,中正的准则。《书·君奭》记载:"作汝民极。"传:"为汝民立中正矣。"④至,达到最高限度。《国语·鲁下》记载:"齐朝驾,则夕极于鲁国。"《史记·李斯传》记载:"当今人臣之位无居臣上者,可谓富贵极矣。"⑤穷尽,终了。《诗·唐风·鸨羽》记载:"悠悠苍天,曷其有极。"⑥远。《楚辞·九歌·湘君》记载:"望涔阳兮极浦,横大江兮扬灵。"⑦边境。《尔雅·释地》记载:"东至于泰远,西至于邠国,南至于濮铅,北至于祝栗,谓之四极。"注:"皆四方极远之国。"⑧最,很,狠。汉王充《论衡·本性》记载:"告子之以决水喻者,徒谓中人,不指极善极恶也。"《晋书·索统传》记载:"(宋)桷手把两杖,极打之。"⑨疲困。《汉书·王褒传·圣主得贤臣颂》记载:"匈喘肤汗,人极马倦。"

一个"极"字的词义竟然如此纷繁,似乎漫无纲纪,很难掌握,其实只要掌握它的本义和引申义的各种联系,表面看来杂乱无章的词义也就如珠在贯了。

"极"的本义是屋的脊檩。《说文》记载:"极,栋也。""栋",也称脊檩。《辞源》把它作为第一个义项是很对的。屋之脊檩是一屋的顶点,因此,引申为"顶点"。这是直接从本义引申出来的词义,称为直接引申。在封建社会,帝王的社会地位最高,因此又引申为"最高地位"、"君位"。这个意义不是直接从"屋脊之栋"这个本义引申出来的,而是从顶点这个引申义中引申出来的,它和本义的关系是间接的,所以称为间接引申。"屋脊之栋"处于一屋的中心地位,不偏不倚,所以又直接引申为"当中",再由"中"加以引申,即成为"中正的准则"之义。对于一座具体的房屋来说,脊檩已经到了最高的限度,所以又直接引申为"至"以及"达到最高限度"。达到极限就有"穷尽"之义,因此,又间接引申为"穷尽,终了"。动作行为达到最大限度,形容这种程度也称"极",因此又间接引申为程度副词"最、很、狠"之义。

"极"又可直接引申为"远",由"远"间接引申为"边境"。人们使用自己的精力超过限度就会疲倦,所以又间接引申为"疲困"。

又如"府"字。《说文》记载:"文书藏也。"段玉裁注:"文书所藏之处曰府。"这是"府"的本义。《汉书·艺文志·序》及《汉书·艺文志·方技略》有"下及诸子传说,皆充秘府"句,用的正是本义。由收藏文书之处引申为收藏财物的地方,《礼记·曲礼下》有"在府言府"。郑玄注:"府谓宝藏货贿之处也。"又间接引申为掌管财币百物之官,《周礼·天官》有"内府"、"外府"等,均指掌管财物的官吏。再间接引申为官署,《周礼·天官·大宰》有"以八法治官府"。郑玄注:"百官所居曰府。"在官署的意义上加以引申,凡官僚贵族的住宅或尊称别人的住宅亦曰府,《后汉书·张湛传》注:"郡守所居曰府。府者尊高之处。"《文选·东京赋》有"据其府库"。李善引三国薛氏注:"官吏所止为府,车马器械所居曰府。"住宅是人所居住的地方,因此又引申为聚集之处。《素问·经脉别论》记载:"毛脉合精,行气于府。"王冰注:"府,谓气之所聚处也。"《脉要精微论》记载:"夫脉者,血之府也。"王冰注:"府,聚也。"《尔雅·广诂》记载:"府,丛也。""丛"也是"聚"的意思。

"府"的本义和引申义的关系用示意图表示出来,则是:国家收藏文物的地方→收藏财物的地方→掌管财货的官吏→官署→官吏的住宅或尊称他人的住宅→聚集的地方。

从本义与引申义所表示的概念来看,引申义总是按照由具体到抽象、由个别到一般的方式发展的。

在讨论词的引申义的时候,我们应注意两个问题:第一,要对一个词的引申义作出系统的、清晰的分析与说明,理出引申义与本义之间的联系与脉络,必须掌握丰富的语言材料,占有充分的例证,在认真分析的基础上,找出本义与引申义的各种联系。第二,词义的引申不但与本义有关,而且与民族心理、人们的认识等有密切关系。在讲解引申义的时候,要尽可能避免以推理和体会代替语言事实。缺乏语言资料,只凭推理和想象对词义加以引申,很容易流于主观臆测,这样的词义引申是不可靠的。

第四章　语　法

语法是语言的结构规律。古代汉语语法是古代汉民族语言的结构规律。古代汉民族的口语我们已无从得知,因此,通常说的古代汉语语法只是古代的书面语,即文言文的结构规律。它分为词法和句法两部分。词法包括词的构造、变化、分类等内容。句法包括词组和句子的构成以及句法成分和分类等内容。

第一节　词类、词组和句子

一、词类

词的语法分类叫词类。按照词的语法功能,可以分为实词和虚词两大类。实词包括名词、动词、形容词、数词、量词,虚词包括代词、副词、介词、连词、助词、叹词。

(一)名词

表示人或事物名称的词。如山、川、草、木、扁鹊、华佗、内经、伤寒论、意志、精神等。另有些表示时间或方位、处所的词也是名词。如朝、夕、日中、春、秋,表示时间;东、南、上、下、内、外、左、右、前、后,表示方位;洛阳、东海,表示处所。

名词的语法特征是:一般不受副词的修饰;在句法结构中主要作主语、宾语和定语,在表示判断的句子里可作谓语。

(二)动词

表示动作、行为和存在、变化的词。如走、饮、闻、察,表示动作、行为;兴、亡、有、无、生、死,表示存在、变化;思、虑、畏、恨、爱,表示心理活动;使、令,表示使令;上、下、进、出,表示趋向;可、能、足、当、宜、欲,表示可能、意愿。在上列各类动词中,饮、有、无、思、虑、使、令等,能带宾语,又称及物动词;走、趋、生、死等,不能带宾语,称为不及物动词,又叫自动词。表示可能、意愿的动词叫能愿动词,它们一般不独立表示动作、行为,只用在其他动词前面,两者一起构成能愿词组。

动词的语法特征是:可直接受副词和数词的修饰、限制;在句法结构中主要作谓语,有时也可作状语。

(三)形容词

表示性质、状态的词。如善、恶、寒、热、虚、实、大、小、长、短、厚、薄、凛冽、缤纷、孟浪、冥冥、愦愦等。

形容词的语法特征是:不能带宾语,能受副词(主要是程度副词)和否定副词“不”的修饰;在句法结构中主要作谓语和定语,一部分形容词还可作状语。

古代汉语中,有些形容词带有“然、如、尔、若”等词尾,如“目眩然而不瞚”、“脉大而虚,按之关部豁如”、“蕞尔之躯”、“其叶沃若”等。

(四)数词

表示数目的词。数词分为基数词、序数词、分数词、约数词等。

数词的语法特征是:能直接修饰名词和动词,能单独充当主语、谓语或宾语。

(五)量词

表示事物或动作的单位的词。表示事物单位的叫物量词,如斛、刅、壮、痏等;表示动作单位的叫动量词,如遍、遭、场、番等。

量词一般不单独使用,而是跟数词结合成数量词组。

(六)代词

代替词、词组或句子的词。代词分为人称代词、疑问代词、指示代词三类。

古代汉语代词不受其他词修饰。它们的句法功能因类而异,甚至同一类代词的句法功能也不一样。因此,代词是古代汉语虚词学习中的重点和难点。

(七)副词

用在动词、形容词前面(或后面),起修饰(或补充)作用的词。副词可分为程度、范围、时间、肯定与否定、语气五类。各个类别的副词有不同的用法,同一类副词也有不同的意义。因此,掌握不同类别的副词也是古代汉语虚词学习中的重点。

(八)介词

用在名词、代词或名词性词组前面,一起构成介宾词组,表示时间、处所、方向、对象、方法、原因、凭借、比较等的词。

在古代汉语中,介词的数量并不多,经常使用的不过七八个,如与、于(於)、为、以、因、用、自、由等,但是它们的用法比较复杂。

(九)连词

连接词、词组或句子,并表示某种逻辑关系的词。如与、则、及、若、况、使、虽、是故、而、以等。在古代汉语中,连词的数量较多,有的连词有多种用法,掌握了它们,对于理解各类词组的结构关系以及各类复句的逻辑关系,都是十分重要的。

(十)助词

表示结构关系或语气的词。表示结构关系的叫结构助词。古代汉语中的结构助词主要有之、是。表示各种语气的词叫语气助词。此类助词有句首、句中、句末之分。句首语气助词又称为发语词,有夫、盖、夷、粤、维等。句中语气助词起调整音节、舒缓语气的作用,有曰、云、言、其、于、之等。句末语气助词表示陈述、疑问、感叹等语气,有也、矣、耳、焉、乎、耶(邪)、欤(与)、哉、夫等。

(十一)叹词

不跟句子发生结构关系,只表示感叹声音的词。常见的有噫、嗟乎、乌呼(呜呼)等。

二、词组

词组又叫短语,是介于词与句子之间的语言单位,由两个或两个以上的词组成。在汉语尤其是古代汉语中,词组不仅可以充当各种句法成分,而且在具备语气语调的情况下,还可以单独构成句子。因此,了解不同类型的词组,对准确理解句子的意思,有着十分重要的作用。

(一)按结构分类

根据词组构成成分之间不同的结构关系,可以把词组划分为以下7类。

1.联合词组:构成成分之间具有联合关系,其间可以用连词。

标本	阴阳	背及胸	礼与法
生死	出入	呼吸吐纳	开合
虚实	弱以缓	沉而迟	新且浅

上列第一组是"名＋名"的联合词组,第二组是"动＋动"的联合词组,第三组是"形＋形"的联合词组。

2.偏正词组:构成成分之间有修饰关系,其间可以用助词或连词。

古方	诸医	肝之病	蕞尔之躯
久坐	必行	仰面大笑	俯身以视
至妙	甚急	大实	弥热

上列词组中,被修饰的成分在后,称为中心语。第一组的中心语是名词,修饰它们的成分叫定语;第二组的中心语是动词;第三组的中心语是形容词,修饰它们的成分叫状语。

3.述宾词组:构成成分之间有支配关系。

求医	诊脉	立法	蠲毒	祛之
业医	药之	安神	寒之	归耗气

上列词组中,起支配作用的成分叫述语。第一组是由及物动词充当述语,第二组是由活用作动词的名词、形容词或不及物动词充当述语。两组中被支配的成分叫宾语,常由名词或代词充当。

4.述补词组:构成成分之间有补充关系。

饮竟	积久	暴干	击破
热极	幸甚	青于蓝	昧于源本

上列词组中,前面的成分是叙述某种动作行为或性质状态的,称为定语。第一组由动词充当述语,第二组由形容词充当述语。后面的成分补充说明动作行为或性质状态的结果、程度、比较对象、方式等,叫补语。

5.主谓词组:构成成分之间有陈述关系。

神授	仙遗	体病	疾瘳
肺热	肤冷	理奥	情笃

上列词组中,被陈述的成分表示人或事物,称为主语,陈述主语的叫谓语。谓语通常是表示主语的动作行为或性质状态的。第一组的谓语由动词充当,第二组的谓语由形容词充当。

6.复指词组:构成成分所指相同。

舍客长桑君　　军吏李成　　太尉黄琬

复指词组的构成成分之间有互相注释以及互相说明的作用,它在形式上跟联合词组相似,但实际关系并不相同。复指词组总是由名词性词组构成。

7.介宾词组:由介词及其连带的表示人或事物的词语组成。

以古知今	从东方来	与寻常摇铃求售者迥异
傅以神膏	求医于秦	寒于冰

介宾词组在句法结构中经常用在动词、形容词之前作状语,如第一组;或用在动词、形容词之后作补语,如第二组。

古代汉语中的词组,除上述7种基本类型外,常见的还有者字词组、所字词组、方位词组、数量词组、连动词组、兼语词组、能愿词组等。

（二）按功能分类

除介宾词组和主谓词组外，其余各种结构关系的词组可以归纳为以下 3 类：

1. 名词性词组：又叫名词短语，包括"名 + 名"的联合词组、"定 + 中"的偏正词组、复指词组以及者字词组、所字词组、方位词组、数量词组。其句法功能跟名词相当，可以作主语、宾语和定语。

2. 动词性词组：又叫动词短语，包括"动 + 动"的联合词组、"状 + 动"的偏正词组、"动 + 宾"的述宾词组、"动 + 补"的述补词组以及连动词组、兼语词组、能愿词组。其句法功能跟动词相同，主要作谓语。

3. 形容词性词组：又叫形容词短语，包括"形 + 形"的联合词组、"形 + 补"的述补词组。其句法功能跟形容词相当，主要作谓语。

三、句子

句子是由词或词组构成，能表达相对完整意义的语言单位。与词组分类法相仿，句子也可按结构和功能分类。

（一）按结构分类

剖析句子结构，可分为单句和复句两种。

1. 单句

单句有主谓句和非主谓句之分。

主谓句，由主谓词组构成的句子。例如：

桓侯遂死。（《扁鹊仓公列传》）

佗舍去。（《华佗传》）

这两例都是结构简单的主谓句。

对于结构较为复杂的主谓句，可用二分法加以分析。

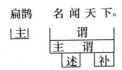

由于古代汉语的句子省略现象普遍存在，所以不少以非主谓词组形式出现的句子，往往可以补出主语，同样是主谓句。如"十年竟死"、"少时为人舍长"、"将子诣诸"，补出主语即可构成主谓句。

非主谓句，由非主谓词组构成的句子。例如：

咄嗟呜呼。（《伤寒论·序》）

岂可以药石为补哉！（《汗下吐三法该尽治病诠》）

这两个句子都没有主语，并且在任何情况下都不需要补出主语。

2. 复句

复句亦称复合句，由两个或两个以上在意义上有逻辑联系的分句组成。分句间的逻辑关系主要有下列几种：

并列关系。例如：

尼没而微言绝,七十子丧而大义乖。(《〈汉书·艺文志〉序及方技略》)

顺承关系。例如:

晋侯有疾,求医于秦。(《秦医缓和》)

递进关系。例如:

一剂之谬,尚不能堪,而况其甚乎!(《小儿则总论》)

选择关系。例如:

与其救疗于有疾之后,不若摄养于无疾之先。(《不治已病治未病论》)

转折关系。例如:

固非敢弄斧班门,然不屑沿街持钵。(《类经·序》)

假设关系。例如:

若虑可寄于眼分,眼何故不寄于耳分?(《神灭论》)

因果关系。例如:

今在骨髓,臣是以无请也。(《扁鹊仓公列传》)

(二)按功能分类

具有不同语气语调的句子,有不同的交际功能。

有的是向别人述说一件事,表示肯定或否定的,叫陈述句。例如:

长桑君亦知扁鹊非常人也。(《扁鹊仓公列传》)(表肯定)

未之闻也。(《伤寒论·序》)(表否定)

有的是提出疑问的,叫疑问句。例如:

何以言太子可生也?(《扁鹊仓公列传》)

服汤否?(《甲乙经·序》)

有的是要求或禁止别人做什么事的,叫祈使句。例如:

儒其可不尽心是书乎!(《类经·序》)(表要求)

公毋泄!(《扁鹊仓公列传》)(表禁止)

有的是表达某种强烈感情的,叫感叹句。例如:

何幸如之!(《类经·序》)

痛夫!(《伤寒论·序》)

第二节　实词的用法

古代汉语实词区别于现代汉语的一些特殊用法,归纳起来主要有以下两个方面。

一、实词活用

实词中的某个词属于哪一类,有什么意义和功能,一般有相对固定性。但是在一定的语言环境中,某个词临时从甲类变成了乙类,语法特征起了变化,意义也相应有所改变,这种语言现象叫"实词活用"。如《本草纲目·原序》记载:"汔者绳之。"这句话的意思是"错误的内容纠正它"。"绳"本来是名词,可是句中用在代词"之"的前面,便活用为动词,跟代词"之"构成述宾关系。因为木工使用墨绳的目的在于矫正木材的扭曲,所以"绳"在句中就当作"纠正"讲了。由此可见,实词活用以后产生的临时意义跟这个词固有的意义是有联系的,所以它跟一词多类的现象不同。如"诚"这个词,在"待人以诚"中是形容词,在"诚知非雅"中是副词,在"诚能留心研究"中是连词。这种一词多类现象,实质上是同音同形词的异类异用,各类的意义相对固定,它们之间没有必然的联系。下面介绍几种常见的活用现象。

(一)名词、形容词、数词活用为动词

1. 名词活用为动词

名词活用为动词的情况比较复杂,从语法关系和词汇意义方面去综合分析,大致有以下几条规律:

(1)前面有副词。

大患危疾,色脉不顺而莫针。(《标幽赋》)

经之有《难经》,句句皆理,字字皆法。(《类经·序》)

名词"针"和"理"、"法"分别同副词"莫"和"皆"结合。"针"意为"扎针","理"、"法"分别意为"合乎道理"、"合乎法则"。这是因为副词不能同名词结合,而能同动词结合,所以当名词同副词结合时,便活用为动词。

(2)前面有能愿动词。

六月丙午,晋侯欲麦。(《秦医缓和》)

明能烛幽。(《类经·序》)

名词"麦"和"烛"分别跟能愿动词"欲"和"能"结合,活用为动词。"麦"活用为"吃麦食","烛"意为"照见"。这是因为能愿动词不能跟名词结合,而能跟动词组成能愿词组,所以当名词与能愿动词一起构成能愿词组时便活用为动词。

(3)前面有特殊指示代词"所"。

闻子敬所饵与此类。(《与崔连州论石钟乳书》)

所下之物止余些小。(《医贯·痢疾论》)

名词"饵"和"下"分别同特殊指示代词"所"组合,活用为动词。"饵"意为"服食","下"意为"泻下"。这是因为特殊指示代词"所"不能同名词结合,而能同动词组成所字词组,所以当名词与"所"组成所字词组时,便活用为动词。

(4)后面有代词宾语。

知我罪我,一任当世。(《温病条辨·叙》)

囊之可枕。(《菊》)

名词"罪"和"囊"的后面各有代词宾语"我"、"之","罪"、"囊"便活用为动词,分别解释为"谴责"和"用口袋装"。这是因为古代汉语中的代词不能受其他词语修饰,可受动词支配,所以当名词出现在代词之前,并与之发生支配关系时,便活用为动词。

(5)后面有介宾词组。

不翼以说,其奥难窥。(《类经·序》)

邪之客于形也,必先舍于皮毛。(《素问·缪刺论》)

名词"翼"和"客"、"舍"之后各有介宾词组"以说"和"于形"、"于皮毛",活用为动词,分别释为"辅佐"和"侵犯"、"留止"。这是因为介宾词组不能作名词的补语,而能作动词的补语,所以当名词受介宾词组补充时,便活用为动词。

(6)前面或后面有连词"而"。

其误人之迹常著,故可得而罪也。(《汗下吐三法该尽治病诠》)

闻而藏之,则而行之。(《灵枢·师传》)

名词"罪"和"则"的前后各有连词"而",活用为动词。"罪"意为"责罚","则"意为"效法"。这是因为"而"一般不连接名词,可连接动词,所以当"而"连接名词时,这个名词就可能活用为动词。

(7)两个名词连用,如果不构成名词性词组所包括的任何一种关系,那么,其中一个名词必定活用为动词。

菊春生夏茂,秋花冬实。(《菊》)

有目医为小道,并是书弁髦置之者,是岂巨慧明眼人欤?(《类经·序》)

第一例中的"秋花"、"冬实"都是主谓关系,"花"、"实"分别释为"开花"、"结实";第二例的"目医"是述宾关系,"目"释为"视"。"花"、"实"、"目"名词活用为动词。

2.形容词活用为动词

人每贱薄之。(《串雅·序》)

辨专车之骨,必俟鲁儒;博支机之石,必访卖卜。(《本草纲目·原序》)

形容词"贱薄"和"博"各自带了宾语"之"和"支机之石",都活用为动词,分别释为"鄙视"和"通晓"。这是因为形容词不能带宾语,而动词能带宾语,所以当形容词在句中带宾语时,便活用为动词。

3.数词活用为动词

循道而不贰,则天不能祸。(《天论》)

两之以九窍之变,参之以九藏之动。(《医师章》)

第一例的数词"贰"受副词"不"修饰,活用为动词,意为"违背"。这是因为副词不能修饰数词,而能修饰动词,所以当数词受副词修饰时,便活用为动词。第二例中的数词"两"带宾语"之",活用为动词,意为"再次诊察"。这是因为数词不能带宾语,而动词可带宾语,所以当数词带宾语时,便活用为动词。

(二)名词活用为状语

名词出现在动词前面,如果不是主语,便活用为状语。一般有以下几种情况:

1.表示比况

熊颈鸱顾,引挽腰体。(《华佗传》)

大天而思之,孰与物畜而制之。(《天论》)

名词"熊"、"鸱"和"物"分别作动词"颈"、"顾"和"畜"的状语,意为"像熊一样的"、"像鸱一样的"和"当作一般事物"。

2.表示凭借、依据

夫神仙虽不目见……(《养生论》)

存其可济于世者,部居别白,都成一编,名之曰"串雅"。(《串雅·序》)

名词"目"和"部"分别作动词"见"和"居"的状语,意为"凭眼睛"和"按类别"。

3.表示时间、处所

然月计之,岁察之,则前岁之俗,非今岁之俗也。(《药戒》)

故学者必须博极医源,精勤不倦,不得道听途说,而言医道已了。(《大医精诚》)

"月计之"、"岁察之"的"月"和"岁"都是表示时间的名词,分别作动词"计"和"察"的状语,意为"每月"、"每年"。在"道听途说"这一联合词组中,"道"、"途"是表示处所的名词,分别作"听"、"说"的状语,意为"在路上"。

4. 表示工具、方式

决死生,验差剧,若烛照而龟卜,无爽也者。(《赠医师葛某序》)

余欲针除其疾病,为之奈何?(《素问·宝命全形论》)

名词"烛"、"龟"和"针"分别作动词"照"、"卜"、"除"的状语,意为"用蜡烛"、"用龟甲"和"用针"。

名词活用为状语,有的相当于表示比况的动宾词组(像……一样),有的相当于介宾词组,而介宾词组的宾语正好是这个活用为状语的名词。

(三)使动用法、意动用法和为动用法

使动、意动、为动是述语跟它的宾语之间的几种特殊的意义关系。

1. 使动用法

动词或活用为动词的形容词及名词在充当述语时,它的意义不是主语发出的,而是主语含有"使宾语怎么样"的意思。这种用法叫使动用法。具有使动用法的词叫使动词。

(1)动词的使动用法,使(让)宾语具有这个动词所表示的动作行为或变化。

天下尽以扁鹊为能生死人。(《扁鹊仓公列传》)

(牡菊)烧灰撒地中,能死蛙黾。(《菊》)

"生"、"死"都是使动词。"生死人"即"使死人复生","死蛙黾"即"使蛙黾死去"。

古代汉语中,不及物动词带宾语,一般都具有使动用法,如上面两例。及物动词的使动用法比较少见。

(2)形容词的使动用法,使(让)宾语具有这个形容词所表示的性质或状态。

固守元气,所以老其师。(《用药如用兵论》)

庶厥昭彰圣旨。(《黄帝内经素问注·序》)

"老"、"昭彰"都是使动词。"老其师"即"使其师老"(使敌人的士气衰退),"昭彰圣旨"即"使圣旨昭彰"(使圣人的旨意明晰)。

(3)名词的使动用法,使(让)宾语具有这个名词所表示的意义。

虑此外必有异案良方,可以拯人,可以寿世者,辑而传焉。(《与薛寿鱼书》)

若司气用寒之时,病在表而不在里,反以寒药冰其里。(《儒门事亲·攻里发表寒热殊途笺》)

"寿"、"冰"都是使动词,"寿世"即"使世寿"(使世人长寿),"冰其里"即"使其里冰"(使体内寒冷)。

2. 意动用法

活用为动词的形容词及名词在充当述语时,它的意义不是主动发出的,而是主语含有"认为宾语怎么样"或"把宾语当成什么"的意思。这种用法叫意动用法。具有意动用法的词叫意动词。

(1)形容词的意动用法,认为宾语具有这个形容词所表示的性质或状态。

舍客长桑君过,扁鹊独奇之。(《扁鹊仓公列传》)

犹且各是师说,恶闻至论。(《温病条辨·叙》)

"奇"、"是"都是意动词,"奇之"即"认为他奇异","是师说"即"认为师说正确"。

(2)名词的意动用法,把宾语当作这个名词所表示的人或事物。

抗志以希古人，虚心而师百氏。(《温病条辨·叙》)

吾与子渔樵于江渚之上，侣鱼虾而友麋鹿。(《前赤壁赋》)

"师"和"侣"、"友"都是意动词。"师百氏"即"把百氏当作老师"，"侣鱼虾"即"把鱼虾当作伴侣"，"友麋鹿"即"把麋鹿当作朋友"。

3.为动用法

动词或活用为动词的形容词、名词在充当述语时，它的意义不是主语发出的，而是主语含有"替(给)宾语怎么样"的意思。这种用法叫为动用法。具有为动用法的词叫为动词。

公曰："良医也!"厚为之礼而归之。(《秦医缓和》)

感往昔之沦丧，伤横夭之莫救。(《伤寒论·序》)

"为"、"感"、"伤"都是为动词。第一例的"为"是一个动词意义很活的词，从上下文来考虑，可以译为"备办"，"厚为之礼"即"替他备办丰厚的礼物"的意思。第二例是"为往昔沦丧、横夭莫救而感伤"的意思。

二、数量的表示法

(一)各类数词的表示法

1.零数的表示法

上古汉语中，十以上的数被认为是整数，十以下的数被认为是零数。整数和零数之间常加上"有"字或"又"字。

嘉庆十有七年壮月既望。(《温病条辨·叙》)

我受命为子之鼻，今二十又二冬。(《鼻对》)

"十有七年"即"十七年"，"二十又二冬"即"二十二冬"。

2.分数的表示法

建安纪年以来，犹未十稔，其死亡者，三分有二，伤寒十居其七。(《伤寒论·序》)

夜来痛减十之五，痛减十之七。(《医案三则》)

是以死者未尝不十八九，而民终不悟。(《述医》)

"三分有二"即"三分之二"，"十居其七"即"占十分之七"，"十之五"、"十之七"即"十分之五"、"十分之七"，"十八九"即"十分之八九"。

3.约数的表示法

与确切数目相接近的数叫约数。古代汉语表示约数常用"许"、"所"、"可"等词。"许"、"所"意为"左右"，"可"意为"大约"。

乃以辛凉之剂，吐痰一升许，而蒙首之绵减半。(《丹溪翁传》)

十八日所而病愈。(《扁鹊仓公列传》)

乃出药一丸，可兼方寸。(《鉴药》)

4.虚数的表示法

含有夸张意味，表示众多的数叫虚数。古代汉语中的虚数常用"三"、"九"来表示，有时还用其他数字或"百"、"千"、"万"等来表示。

然张子之气，一语而三引。(《药戒》)

南取汉中，包九夷。(《谏逐客书》)

故虽亲友之厚，百步之外不敢望其门庐。(《述医》)

亦稍慰夫愚者之千虑云尔。(《伤寒论注·自序》)

5.序数的表示法

古代汉语中有时不用"第",而直接用数词来表示序数。

所谓三世者:一曰《针灸》,二曰《神农本草》,三曰《素女脉诀》。(《赠医师葛某序》)

吾有一术,名五禽之戏:一曰虎,二曰鹿,三曰熊,四曰猿,五曰鸟。(《华佗传》)

(二)物量和动量的表示法

古代汉语常用数词直接修饰名词来表示物量,直接修饰动词来表示动量。

言久服去三虫。(《华佗传》)

尔时虽十周程张朱何益?(《与薛寿鱼书》)

时珍年十四,补诸生;三试于乡,不售。(《李时珍传》)

涣乎若一听圣人辩士之言。(《七发》)

前两例,数词"三"和"十"分别修饰名词"虫"和名词性词组"周程张朱"。"三虫"即"三条虫","十周程张朱"即"十个周程张朱"("十"为虚数)。后两例,数词"三"和"一"分别修饰动词"试"和"听"。"三试"即"考试三次","一听"即"听了一次"。

第三节　虚词的用法

古代汉语虚词的数量虽然有限,但是用法灵活多样。掌握各类虚词的用法对正确理解句意关系很大。这里着重介绍代词和副词的一些特点。

一、代词

(一)人称代词

自称:我、予、吾、余等。

对称:汝(女)、乃、若、尔、而等。

他称:之、其、彼、渠等。

反身:自、己等。

人称代词一般可作主语、宾语和定语,但对称代词"乃"和"而"不作宾语,反身代词"自"不作定语,至于他称代词,情况还要复杂一些,后面再专门介绍。

1.复数的表示法

现代汉语人称代词表示复数通常要加"们",而古代汉语人称代词的单复数常常是同形的,除了从上下文体会以外,没有什么语法标志。

扁鹊独奇之。(《扁鹊仓公列传》)

人每贱薄之。(《串雅·序》)

前一例的"之"指长桑君,是单数;后一例的"之"指走方医,是复数。

有时在人称代词之后加上"辈"、"侪"、"等"、"属"、"曹"等字来表示复数。"我辈"、"吾侪"等都是"我们"或"我们这类人"的意思,"尔曹"、"若属"都是"你们"或"你们这类人"的意思。

2.敬称和谦称

由于社会交际的需要,古人在对话和书信中,称呼对方多用敬称,称呼自己多用谦称。

君何轻命也。(《甲乙经·序》)

先生得无诞之乎?(《扁鹊仓公列传》)

子之获是药几神乎,诚难遭已。(《鉴药》)

以上"君"、"先生"、"子"都是敬称。

臣幼苦羸疾,长成钝椎。(《李时珍传》)

仆方思辑其梗概,以永其人。(《与薛寿鱼书》)

愚实悯之。(《述医》)

桓侯曰:"寡人无疾。"(《扁鹊仓公列传》)

以上"臣"、"仆"、"愚"、"寡人"都是谦称。

直道己名也是一种表示谦称的方式。如《本草纲目·原序》有"时珍,荆楚鄙人也"。

3. 他称代词

古代汉语没有专用的他称代词。如"之"、"其"、"彼"都是由指示代词转化而来的,"渠"则是以后才逐渐使用的。

他称代词"之"通常只作宾语,"其"常作定语或主谓词组中的主语。"之"、"其"有时可用来表示自称或对称。

仆昔疾病……而先生独能以一刀圭活之。(《与薛寿鱼书》)(之,自称)

张锐戒云:"明日早,且忍饥勿啖一物,俟锐来为之计。"(《医说》第5卷)(之,对称)

钱仲阳于肾有补而无泻,其知此意者乎?(《丹溪翁传》)(其,对称)

"彼"常作主语或宾语。

彼良医也。(《秦医缓和》)

以草木之偏性,攻脏腑之偏胜,必能知彼知己。(《用药如用兵论》)

(二)指示代词

近指:此、斯、兹、是、之、若、尔、然等。

远指:彼、夫、其等。

旁指:他、异等。

虚指:或、有等。

无指:莫、靡、无等。

特指:者、所等。

近指代词相当于现代汉语的"这"、"这个"、"这样"、"这里"等。其中"此"、"斯"、"兹"、"是"常作主语、宾语或定语。

此可以活人。(《华佗传》)

自古如斯!(《温病条辨·叙》)

何幸睹兹集哉!(《本草纲目·原序》)

水泉不止者,是膀胱不藏也。(《〈素问〉三则》)

上述第四例中的"是"在句中指代"水泉不止",不要把它误认为判断词。

近指代词"之"通常用作定语和宾语。

之二虫又何如?(《逍遥游》)

有之,自草泽医始。(《串雅·序》)

远指代词相当于现代汉语的"那个"、"那里"、"那些"、"那样"。

其时彼处小儿,正染温疹痢症。(《医林改错·脏腑记叙》)

亦稍慰夫愚者之千虑云尔。(《伤寒论注·自序》)

苟不以闭塞其涓涓之流,则滔天之势不能遏。(《不治已病治未病论》)

"彼"可作主语、宾语或定语。"夫"和"其"通常只作定语。比较而言,"夫"的指示作用要弱一些。

旁指代词"他"、"异"意为"别的"、"另外的",一般都作定语。

诗文他集失传。(《李时珍传》)

异日进和药,乃复初。(《鉴药》)

"或"是指代不能或不必说明的人或事物,所以叫虚指代词,通常译作"有人"、"有的"等,一般只作主语。"或"在使用上有一个很重要的特点:除了单独出现外,还可以同前置词一道出现,这时两者是整体与部分的关系。

药或非良,奈何哉?(《良方·自序》)

或闻而庆予。(《鉴药》)

第一例中的"药或"一般译为"有的药物",但是从"药"与"或"的结构关系看,应译为"药物中有的药"。由于现代汉语没有这种表达方式,因此一般不这样直译。第二例是"或"单独作主语,译作"有人"。

跟虚指代词"或"在用法上大体相当的还有一个代词"有"。

客有谓予。(《鉴药》)

小臣有晨梦负公以登天。(《秦医缓和》)

这两例中的"有"常被误认为动词,以为"客有"即"有客","小臣有"即"有小臣",其实二者并不相同。"客"与"小臣"都是虚指代词"有"的前置词,跟"有"也是整体与局部的关系。

因为虚指代词"或"和"有"用法大致相同,所以它们常常连用或构成互文。

世或有谓:神仙可以学得,不死可以力致者。(《养生论》)

或求之于外者,失之于内;有守之于内者,失之于外。(《精神训》)

第一例"或"、"有"连用,并且同义,"或有"一般译作"有人";第二例"或"、"有"义同,都可译作"有的"。

"莫"、"靡"、"无"是最常见的无指代词,都是"没有谁"、"没有什么"的意思。因为它们指代的对象是被排除的,所以称为无指代词。此类代词通常跟前置词一道出现,并且总是用在否定副词"不"的前面,一般只作主语。

凡所食之气,蒸性染身,莫不相应。(《养生论》)

声色证候,靡不赅备。(《脉经序》)

食生物者无不死,死无不出。(《楚惠王吞蛭辨》)

"者"和"所"不能单独使用。它们的指代作用只有跟其他词或词组结合的时候才能显示出来,充当结构成分,因此称为特殊指示代词。

"者"通常用在动词、形容词以及动词性词组之后,一道构成名词性词组,即"者"字词组,其语法作用与名词大致相同,表示"……的人"、"……的事物","者"所指代的就是其中的人或事物。

拙者失理,以愈为剧,以生为死。(《〈汉书·艺文志〉序及方技略》)

时因肩舆道远腹饿,即在病者榻前进食。(《医话三则》)

予昧者也。(《鉴药》)

促和蠲毒者投之。(《鉴药》)

这四例中的"者"分别粘附于动词"拙"、"病",形容词"昧"和动词性词组"蠲毒"之后,构成"者"字词组。"拙者"充当主语,"病者"充当定语,"昧者"充当谓语,以上三个"者"都指代"人";"蠲毒者"充当宾语,其中的"者"指代"药物"。

"者"有时用在数词之后,同样构成"者"字词组,表示几种人、几样事物或几个方面。

此五者,邦之蠹也。(《五蠹》)

六者洞然,又何难治之有?(《小儿则总论》)

"五者"即"五种人","六者"即"六个方面"。

"所"跟"者"在句法结构中的位置正好相反,它是用在动词及其词组的前面,一道构成名词性词组,即"所"字词组,其语法作用也与名词大略相同,一般表示"……的事物","所"指代的就是其中的事物。

所希在数十年之后。(《养生论》)

若能寻余所集,思过半矣。(《伤寒论·序》)

所传异同,咸悉载录。(《脉经·序》)

是所独失也。(《〈汉书·艺文志〉序及方技略》)

这四例中的"所"分别粘附于动词"希"、"集"、"传"和动词性词组"独失"之前,构成"所"字词组。"所希"充当主语,"所集"充当宾语,"所传"充当定语,"所独失"充当谓语,其中的"所"都指代事物。

从上面的分析可以看出,在"所"、"者"词组中,"者"大多指代行为的主动者,"所"一般指代行为的对象。如患者,患病的人;言者,说话的人;所患,患的病;所言,说的话。

(三)疑问代词

谁 孰 何 曷 胡 奚 安 恶 焉

疑问代词是用来询问人或事物的,由于它们询问的方式不一样,所以用法也不尽相同。

"谁"的用法跟现代汉语没有什么差别,是专门询问人的,常作主语、宾语,有时也作谓语。

"孰"既可询问人,也可询问事物,通常译作"谁"或"什么",一般只作主语。

至道在微,变化无穷,孰知其原?(《素问·灵兰秘典论》)

竟不知孰可摘而孰可遗?(《类经·序》)

"何"询问事物、处所、原因等,常作宾语、定语、状语,有时还作主语和谓语。

骐骥不多得,何非冀北驽群?(《病家两要说》)

五脏六腑,寒热相移者何?(《素问·气厥论》)

前一例"何"询问事物,作主语;后一例"何"询问原因,作谓语。

"曷"、"胡"、"奚"通常询问处所,常作状语和宾语,译作"怎么"、"什么"、"哪里"等等。

人之耳目,曷能久驰骋而不既乎?(《精神训》)

嗟尔远道之人,胡为乎来哉?(《唐诗三首》)

彼且奚适也。(《逍遥游》)

"安"、"恶"、"焉"通常询问处所,有时也询问原因。"安"和"恶"常作状语和宾语,

"焉"常作状语,译作"哪里"、"怎么"等。

安知采藏之家不尝烘煜哉?(《良方·自序》)

皮之不存,毛将安附焉?(《伤寒论·序》)

人恶得而知?(《温疫论·杂气论》)

彼且恶乎待哉?(《逍遥游》)

二、副词

在古代汉语虚词中,副词所占的数量最多,使用十分广泛和频繁。副词通常只作状语,每个副词在语义上并不太复杂,所以掌握起来不算十分困难。

(一)程度副词

少　稍　略

颇　至　殊　甚　极　最　太

愈　益　弥　尤

这些副词在语义上所表示的程度有轻重之别。第一组是表示轻度的,都有"稍微"的意思;第二组是表示重度的,有"相当"或"很"、"非常"的意思;第三组是表示比较的,有"更加"、"特别"的意思。其中"少"、"稍"、"颇"的古今意义差别较大。

古代汉语中,表示"稍微"的意思常用"少"而罕用"稍"。

纵少觉悟,咸叹恨于所遇之初,而不知慎众险于未兆。(《养生论》)

太后之色少解。(《触詟说赵太后》)

"稍"具有"稍微"之义,一般认为起于唐代。古书中的"稍"多为"渐渐"、"逐渐"之义。

反复更秋,稍得其绪,然后合两为一。(《类经·序》)

妇稍小差。(《华佗传》)

"稍得其绪"是"逐渐整理出它的头绪"的意思,"稍小差"是"(病势)逐渐好转"的意思。

"颇"是一身兼二职的程度副词,既表示重度,相当于"很";又表示轻度,相当于"稍微"。

质其道,颇有奥理。(《串雅·序》)

夫邪之中人,轻则传久而自尽,颇甚则传久而难已,更甚则暴死。(《汗下吐三法该尽治病诠》)

第一例的"颇"意为"很",第二例的"颇"是"稍微"的意思。

(二)范围副词

唯(惟、维)　独　特　弟(第)　但　徒　直　仅　止

皆　毕　俱　咸　悉　尽　举

第一组是表示小范围的,起限制的作用,通常都译作"只";第二组是表示大范围的,起总括的作用,相当于"都"或"全"。

"唯"(惟、维)常跟"是"构成"唯……是"的格式来提前宾语。"唯"等除了用在动词前面以外,还常用在非判断句的名词谓语或数量词谓语前面,既表示小范围也表示少数,这时候它的意思是"只有"。

夫粗工之与谬工,非不误人,惟庸工误人最深。(《汗下吐三法该尽治病诠》)

今之奉行,唯八卷耳。(《黄帝内经素问注·序》)

"独、特、弟(第)、但、徒、直"作为范围副词,都是一声之转,是同一个词的不同书写形式。"但"在现代汉语里,一般只作转折连词,而在古代汉语中,却是"仅仅"、"只是"的意思。

(三)时间副词

始　方　乃　甫

将　欲　且　行

适　方

既　业　已　向　曾　尝

卒　竟　终

立　斯须　须臾

复　更　犹

第一组表示动作行为刚出现。

惟脉脱、下虚、无邪、无积之人,始可议补。(《汗下吐三法该尽治病诠》)

历十二年,方臻理要。(《黄帝内经素问注·序》)

异日进和药,乃复初。(《鉴药》)

良言甫信,谬说更新。(《不失人情论》)

以上"始"、"方"、"乃"是"才"的意思,"甫"是"刚才"的意思。

第二组表示动作行为将要发生。

君有疾在腠理,不治将深。(《扁鹊仓公列传》)

府君胃中有虫数升,欲成内疽。(《华佗传》)

时人以为年且百岁而貌有壮容。(《华佗传》)

行年四岁,舅夺母志。(《陈情表》)

以上"将"、"欲"是"将要"的意思,"且"、"行"是"将近"的意思。

第三组表示动作行为正在进行。

适值佗见收。(《华佗传》)

时方盛行陈师文、裴宗元所定大观二百九十七方。(《丹溪翁传》)

以上"适"、"方"是"正"、"正在"的意思。

第四组表示动作行为已经过去或成为过去。

岁月既淹,袭以成弊。(《黄帝内经素问注·序》)

宋臣高保衡等叙业已辟之。(《类经·序》)

余宗族素多,向余二百。(《伤寒论·序》)

竹头木屑,曾利百家。(《类经·序》)

予尝论治病有五难。(《良方·自序》)

以上"既"、"业"、"已"是"已经"的意思,"向"是"过去"的意思,"曾"、"尝"是"曾经"的意思。不过在汉代以前"曾"并不表示时间,只表示语气,表示时间通常只用"尝"。

第五组表示动作行为的终结。

他人靳靳守古,翁则操纵取舍,而卒与古合。(《丹溪翁传》)

佗遂下手,所患寻差。十年竟死。(《华佗传》)

使辨之不力,终将无救正日矣。(《类经·序》)

以上"卒"、"竟"、"终"是"最终"、"终于"的意思。

第六组表示动作行为在顷刻之间发生。

翁治以流痰降火之剂……立愈。(《丹溪翁传》)

即作汤二升,先服一升,斯须尽服之。(《华佗传》)

去而去之,不须臾而除甚之大累。(《药戒》)

以上"立"是"立刻"、"马上"的意思,"斯须"和"须臾"是"一会儿"的意思。

第七组表示动作行为的频率。

百余日复动,更呼佗。(《华佗传》)

心解分剂,不复称量,煮熟便饮。(《华佗传》)

太子起坐,更适阴阳,但服汤二旬而复故。(《扁鹊仓公列传》)

佗恃能厌食事,犹不上道。(《华佗传》)

现代汉语表示动作的重复发生,常用"再"、"又",而古代汉语常用"复"、"更"。"复动"即"又动","更呼佗"即"又呼佗","不复称量"即"不再称量","更适阴阳"即"再适阴阳"。古代汉语中的"再"表示"两次"或"第二次",与现代汉语的"再"不同。"犹不上道"的"犹"意为"仍旧"。

(四)肯定、否定副词

必　固(故)　果　良　诚　信　确

不　弗　毋(无)　勿　未　莫　靡　罔　非

第一组是肯定副词,其中"必"常作"必定"、"一定"讲,"固(故)"常作"本来"、"当然"讲。

祭祀必祝之,祝曰:"必勿使反!"(《触詟说赵太后》)

吾固知夫子未达也。(《鉴药》)

神故非质,形故非用,不得为异,其义安在?(《神灭论》)

除"必"、"固(故)"以外,其他几个肯定副词都侧重强调事物的实在性。"果"作"果然"讲,"良"、"诚"、"信"都作"的确"讲,"确"作"确实"讲。

已而果剧,治乃愈。(《赠医师葛某序》)

致微疴成膏肓之变,滞固绝振起之望,良有以也。(《脉经·序》)

子之获是药几神乎,诚难遭已。(《鉴药》)

若妻信病,赐小豆四十斛。(《华佗传》)

但能确得其本而撮取之,则一药可愈。(《小儿则总论》)

第二组为否定副词。表示一般性否定是"不"、"没有"的意思,表示禁止性否定是"别"、"不要"的意思,语义比较单纯,用法却各有区别。

"不"和"弗"通常表示一般性否定,但"不"的范围要广得多,既可否定副词,也可否定形容词。"弗"通常只否定不带宾语的动词。

已行,非弗思也。(《触詟说赵太后》)

"毋(无)"和"勿"经常用于表示禁止性否定而出现于祈使句中。

我有禁方,年老,欲传于公,公毋泄!(《扁鹊仓公列传》)

凡食之道,无饥无饱。(《尽数》)

愿勿复再言!(《苏武传》)

"勿"有时还表示一般性的否定,用于陈述句中。

俾工徒勿误,学者惟明。(《黄帝内经素问注·序》)

"未"表示事物尚未出现,相当于"不曾"、"未曾"。

未挹上池之水,空悬先天之图。(《〈理瀹骈文〉二则》)

"未"也表示一般性的否定,跟"不"的意思大体相同。

仆病,未能也。(《七发》)

"莫"既可表示一般性的否定,也可表示禁止性的否定。

不拾以图,其精莫聚。(《类经·序》)

色脉不顺而莫针。(《标幽赋》)

上例是一般性否定,下例是禁止性否定。

"靡"、"罔"通常只表示一般性否定。

不自知结习至此,老而靡倦。(《串雅·序》)

世俗罔识朝廷仁爱之意如此。(《述医》)

比较而言,"非"的用法更复杂一些。它经常用在判断句中,以否定主语和谓语之间的关系,构成所谓"否定的判断"。此外,往往还具有撇开或假设的意味。

忽然不见,殆非人也。(《扁鹊仓公列传》)

夫粗工之与谬工,非不误人,惟庸工误人最深。(《汗下吐三法该尽治病诠》)

且将升岱岳,非径奚为?(《黄帝内经素问注·序》)

(五)语气副词

岂 其 宁 庸

请 惟 幸

殆 其 庶(庶几)

曾 竟 乃

窃 谨 伏

第一组表示反问语气,意思是"难道"、"怎么"等。

是岂群芳可伍哉!(《菊》)

繇此言之,儒其可不尽心是书乎?(《类经·序》)

老当益壮,宁移白首之心。(《滕王阁序》)

古人所未言,人情所不测者,庸可尽哉!(《良方·自序》)

第二组表示祈使语气,常无对译的词,有时译作"希望"。

余宿尚方术,请事斯语。(《伤寒论·序》)

惟好生者略察之!(《病家两要说》)

幸仁人君子鉴而谅之!(《医林改错·脏腑记叙》)

第三组表示测度语气,意思是"大概"、"或许"等。

忽然不见,殆非人也。(《扁鹊仓公列传》)

子之病其兴居之节舛、衣食之齐乖所由致也。(《鉴药》)

虽未能尽愈诸病,庶可以见病知源。(《伤寒论·序》)

疾有相似者,庶几偶值云尔。(《良方·自序》)

第四组表示惊疑语气,意思是"竟然"、"简直"等。

不能若是,而欲生之,曾不可以告咳婴之儿!(《扁鹊仓公列传》)

竟不知孰可摘而孰可遗。(《类经·序》)

阿针背入一二寸,巨阙胸脏乃六五寸。(《后汉书·方术列传》)

第五组表示谦敬语气,一般没有对译的词。

窃闻高义之日久矣。(《扁鹊仓公列传》)

愈,谨谢客。(《七发》)

伏念本草一书,关系颇重,谬误实多。(《李时珍传》)

(六)特殊用法的副词

相　见

这两个副词用在动词之前,常常有间接指称作用。

相成之德,谓孰非后进之吾师云。(《类经·序》)

小儿戏门前,逆见,自相谓。(《华佗传》)

病不能相杀也。(《后汉书·方术列传》)

相对斯须,便处汤药。(《伤寒论·序》)

生孩六月,慈父见背。(《陈情表》)

"相成"是"成就我"的意思,"相谓"是"对自己"的意思,"相杀"是"杀害您"的意思,"相对"是"面对病人"的意思,"见背"是"丢弃我(而死)"的意思。一般来说,"相"可以间接指称各类人称,"见"只能间接指称第一人称。

三、常见的复音虚词和凝固结构

在古代汉语虚词系统中,复音虚词和凝固结构占有一定的比重,了解它们的意义和用法,对扫除阅读障碍很有帮助。下面我们选取其中最常见的加以例释。

1. 而后:表示事情连续发生,译作"然后"。

必能知彼知己,多方以制之,而后无丧身殒命之忧。(《用药如用兵论》)

2. 既而:表示有关事件的连续发生,译作"不久"、"紧接着"。

若在肠胃,则断截湔洗,除去疾秽,既而缝合。(《后汉书·方术列传》)

3. 自非:译作"如果不是"或"除非"。

自非才高识妙,岂能探其理致哉!(《伤寒论·序》)

4. 然而:意为"这样"、"却"。

老者衣帛食肉,黎民不饥不寒,然而不王者,未之有也。(《齐桓晋文之事》)

5. 然则:意为"既然这样,那么"。

乃知圣人止有三法,无第四法也。然则圣人不言补乎?(《汗下吐三法该尽治病诠》)

6. 虽然:意为"即使这样,但是"。

其余五气,概未之及,是以后世无传焉。虽然,作者谓圣,述者谓明,学者诚能究其文,通其义,化而裁之,推而行之,以治六气可也,以治内伤可也。(《温病条辨·叙》)

7. 乃今:表示时间,译作"如今"或"而今"。

乃今我里有方士沦迹于医。(《鉴药》)

8. 方且:表示动作行为正在进行,译作"正"或"正在"。

承其后者又不能阐明其意,禅补其疏,而下士闻道若张景岳之徒,方且怪而訾之。(《温

病条辨·叙》)

9.犹且(且犹):译作"尚且"。

犹且各是师说,恶闻至论。(《温病条辨·叙》)

臣意且犹不尽,何有于病哉!(《郭玉传》)

10.未尝:表示动作行为从未发生。与"不"连用,表示从未如此,译作"总是"。

余每览越人入虢之诊,望齐侯之色,未尝不慨然叹其才秀也。(《伤寒论·序》)

11.若夫:用于句首,以承接上文,起另提一事的作用,相当于"至于"。

病方进,则必穷其所之……若夫虚邪之体,攻不可过。(《用药如用兵论》)

12.且夫:用于句首,"且"含有递进的意味。

且夫水之积也不厚,则其负大舟也无力。(《逍遥游》)

13.乎哉:表示反问,而且有强调语气的作用,译作"吗"。

若寡人者,可以保民乎哉?(《齐桓晋文之事》)

14.而已:同"耳",译作"罢了"。

奚独吾侪小人理身之弊而已。(《鉴药》)

15.奈何(如何、若何):通常译作"怎么办"、"怎么样"或"为什么"等。

医诚艺也,方诚善也,用之中节也,而药或非良,奈何哉?(《良方·自序》)

黄柏知母既所禁用,治之将如何?(《医贯·血症论》)

"奈何"(如何、若何)又可分开,成为"奈……何"等格式,译作"对……怎么办"。

甚思之,奈为医者戒余勿食何?(《医话三则》)

其一曰:"居肓之上,膏之下,若我何?"(《秦医缓和》)

其在骨髓,虽司命无奈之何。(《扁鹊仓公列传》)

16.所以……

(1)表示动作行为凭借的方法、工具等,译作"……的方法(工具)"。

传经之邪,而先夺其未至,则所以断敌之要道也。(《用药如用兵论》)

(2)表示动作行为发生的原因,译作"……的原因"。

原庄宗之所以得天下,与其所以失天下,可以知之矣。(《五代史·伶官传序》)

17.有以:凝固结构,作用跟能愿动词相当,译作"有什么(办法)"或"能够"。

冀有以发隐就明,转难为易。(《类经·序》)

18.无以:译作"没有什么(办法)"或"不能"。

臣无祖母,无以至今日;祖母无臣,无以终余年。(《陈情表》)

19.之谓:译作"叫"或"称他为"。

因寒热而有反用之方,此之谓行间之术。(《用药如用兵论》)

20.不亦……乎:表示委婉的反问,其目的在于肯定,译作"不是……吗","亦"在句式中已虚化。

病已成而后药之,乱已成而后治之,不亦晚乎?(《〈素问〉三则》)

21.得无(得毋)……乎:表示测度语气,译作"莫非(不是)……吗"。

先生得无诞之乎?(《扁鹊仓公列传》)

此何字也,得毋所谓丁字乎?(《医学三字经·附录》)

第四节　语序和省略

一、语序

语序,就是词组或句子中各种结构成分的位置次序,比如主语在谓语之前,宾语在述语之后,定语在中心语之前等等。除了古今汉语这种"一致性"的语序外,古代汉语还有它自身的一些语序特点。这主要表现在下列几个方面:

(一)陈述句中的主谓倒装

为了表示某种强烈感情或急切语气,在现代汉语的疑问句、祈使句和感叹句中,谓语常提到主语前面。这种主谓倒装,在古代汉语中除常见于感叹句外,陈述句中也时有所见。

岑岑周体,如痁作焉。(《鉴药》)

睟然貌也,瘟然身也,津津然谭议也。(《本草纲目·原序》)

呜呼远哉! 天之道也。(《素问·六微旨大论》)

宜乎百姓之谓我爱也。(《齐桓晋文之事》)

在这几例中,前两例语气比较平缓,后两例语气较重。主谓倒装的情况也不完全一样。第一例是充当主语的主谓词组倒装,"岑岑周体"即"周体岑岑"。第二例是三个分句的谓语都倒装于主语之前。第三例是整个句子的主谓倒装。谓语"呜呼远哉"置于主语"天之道也"之前。第四例是"宜"作谓语而置于主语之前。

(二)宾语前置

现代汉语中,宾语总是在述语之后;要前置宾语,除非改变结构关系,即改变句式。例如:"我打破了杯子。"这是一般陈述句,谓语是述宾词组。如果要把宾语(杯子)提到述语前面,通常就得把句子变成把字句:"我把杯子打破了。""杯子"跟"把"字结合,成了"打破"的修饰语,句子的谓语就是一个偏正词组,"打破"和"杯子"不发生直接的结构关系。可是在古代汉语中,只要具备某种语言环境,或者通过某种语法手段,宾语就可以前置。

1. 在疑问句中,疑问代词作宾语时,往往置于述语之前

君子何叹?(《大同》)

彼且奚适也?(《逍遥游》)

皮之不存,毛将安附焉?(《伤寒论·序》)

苟或血病写气,气病写血,是谓诛伐无过,咎将谁归?(《古今医统大全·或问》)

这几例中的疑问代词"何"、"奚"、"安"、"谁"分别作"叹"、"适"、"附"、"归"的宾语。

2. 否定句中,代词作宾语时,常常置于述语之前

秦欲运其手足肩膂,而漠然不我应。(《药戒》)

苟不余信,请以证之。(《张仲景伤寒立法考》)

保民而王,莫之能御也。(《齐桓晋文之事》)

其为医,专事乎大观之方,他皆愦愦,绝弗之省。(《赠医师葛某序》)

这几例都是否定句,因为各有否定词"不"、"莫"、"弗"等。依靠否定词表示否定语气的句子叫否定句。否定词包括否定副词、无指代词以及动词"无"等。代词宾语"我"、"余"、"之"分别提到了述语"应"、"信"、"能御"、"省"的前面。

3.用"之"、"是"作为宾语前置的标志,或以"唯……是"、"唯……之"的格式提前宾语

"他人有心,予忖度之。"夫子之谓也。(《齐桓晋文之事》)

孜孜汲汲,惟名利是务。(《伤寒论·序》)

夫惟病机之察,虽曰既审,而治病之施,亦不可不详。(《丹溪心法》)

在这几例中,"夫子之谓"即"谓夫子","惟名利是务"即"惟务名利","惟病机之察"即"惟察病机"。现代汉语中保留了"唯……是"的格式,如"唯命是听"、"唯你是问"等。

4.介词宾语前置

古代汉语介词宾语前置,一般有下列几种情况:

(1)除介词"于"以外的其他介词的宾语,如果是疑问代词,往往提到介词之前。

何以言太子可生也?(《扁鹊仓公列传》)

淹沉之乐,浩唐之心,遁佚之志,其奚由至哉?(《七发》)

子卿尚复谁为乎?(《苏武传》)

嗟尔远道之人,胡为乎来哉?(《唐诗三首》)

在这几例中,由疑问代词"何"、"奚"、"谁"、"胡"充当宾语,分别提到介词"以"、"由"、"为"的前面。

(2)介词"以"的宾语,虽不是代词,但有时为了强调,宾语也可前置。

以讹传讹。(《类经·序》)

多方以制之。(《用药如用兵论》)

色以应日,脉以应月。(《素问·移精变气论》)

甘草干姜汤以温之。(《金匮要略·肺痿肺痈咳嗽上气病脉证治》)

第一例的"讹"、第二例的"多方"、第三例的"色"和"脉"、第四例的"甘草干姜汤",都是介词"以"的前置宾语。

(三)定语后置

古代汉语中,为了突出定语,或者因定语过长,而常常把定语放到中心语之后。

1.用"者"粘附于定语之后作为标志

但不得用野菊名苦薏者尔。(《菊》)

乃令嬖臣美手腕者与女子杂处帷中。(《郭玉传》)

古人好服食者,必生奇疾。(《用药如用兵论》)

阿从佗求方可服食益于人者。(《后汉书·方术列传》)

在这几例中,"名苦薏"是"野菊"的后置定语,"美手腕"是"嬖臣"的后置定语,"好服食"是"古人"的后置定语,"可服食益于人"是"方"的后置定语。

2.数词或数量词作定语,常于中心语之后

并国二十,遂霸西戎。(《谏逐客书》)

历岁三十,功始成就。(《李时珍传》)

乃出药一丸,可兼方寸。(《鉴药》)

漆叶屑一升,青粘屑十四两,以是为率。(《华佗传》)

在这几例中,数词"二十"、"三十"分别为"国"、"岁"的后置定语,数量词"一丸"、"一升"、"十四两"分别为"药"、"漆叶屑"、"青粘屑"的后置定语。

二、省略

所谓省略,就是省掉句子里的某个结构成分。这种现象在古今汉语中都存在,只是古代汉语中的省略现象多见而复杂,几乎任何结构成分都可因上下文而省略,或者不因上下文而省略。下面简要介绍几种省略现象。

(一)主语的省略

1. 对话省略

扁鹊曰:"其死何如时?"(中庶子)曰:"鸡鸣至今。"(扁鹊)曰:"收乎?"(中庶子)曰:"未也,其死未能半日也。"(《扁鹊仓公列传》)

居三日,(仲景)见仲宣,谓曰:"服汤否?"(仲宣)曰:"已服。"(《甲乙经·序》)

在上面两例中,几乎每个分句的主语都因对话而省略了。为了便于了解,我们把它补在括号内,以下各例同。

2. 因上下文而省略

予然之,之医所。(医)切脉观色聆声,参合而后言曰……(《鉴药》)

夫任医如任将,(任医、任将)皆安危之所关。(《病家两要说》)

(扁鹊)为医或在齐,或在赵。在赵者名扁鹊。(《扁鹊仓公列传》)

七月(蟋蟀)在野,八月(蟋蟀)在宇,九月(蟋蟀)在户,十月蟋蟀入我床下。(《诗经》)

第一例的主语承上文定语"医"而省略,第二例的主语承上文主语"任医"及宾语"任将"而省略,第三例的主语蒙下文宾语"扁鹊"而省略,第四例的主语蒙下文主语"蟋蟀"而省略。

(二)述语或谓语的省略

1. 因上下文而省略

淫生六疾……阴淫(生)寒疾,阳淫(生)热疾,风淫(生)末疾,雨淫(生)腹疾,晦淫(生)惑疾,明淫(生)心疾。(《秦医缓和》)

治寒湿,加艾煎汤(淋洗);治风虚,加五枝或五加煎汤淋洗,觉效更速也。(《本草纲目·热汤》)

第一例,后面六个分句中的述语,都承句首的述语"生"而省略;第二例,前一分句的谓语蒙后文的谓语"淋洗"而省略。

2. 因不言自明而省略

至今天下言脉者,由扁鹊(始)也。(《扁鹊仓公列传》)

其寒也,不从外(入),皆自内(生)也。(《素问·厥论》)

这两例中的动词谓语,都因语义上容易体察而省略。

(三)宾语的省略

这里说的宾语,包括动词的宾语和介词的宾语。

1. 动词"使"、"令"后的宾语(兼语)常可省略

妾愿入身为官婢,以赎父刑罪,使(父)得改行自新也。(《扁鹊仓公列传》)

杞子自郑使(人)告于秦曰……(《蹇叔哭师》)

令(仲宣)服五石汤可免。(《甲乙经·序》)

愿令(之)得补黑衣之数。(《触詟说赵太后》)

2.一般动词后面如有"以……"介宾词组作补语时,动词的宾语常可省略

齐郎中令循病……臣意饮(之)以火齐汤。(《扁鹊仓公列传》)

阿从佗求可服食益于人者,佗授(之)以漆叶青粘散。(《华佗传》)

3.介词"与"、"以"、"为"后面的代词宾语常可省略

拘于鬼神者,不可与(之)言至德。(《〈素问〉三则》)

轻者以(之)重,重者以(之)死。(《温病条辨·叙》)

必其果有实邪,果有火证,则不得不为(之)治标。(《小儿则总论》)

(四)介词的省略

介宾词组在句中充当补语时,介词常可省略。

年老卒(于)官。(《郭玉传》)

参之(以)天地,验之(以)人物。(《甲乙经·序》)

昧(于)性命之玄要。(《类经·序》)

第一例,介宾词组充当不及物动词的补语,而省略介词;第二例,介宾词组充当带有代词宾语的及物动词的补语,而省略介词;第三例,介宾词组充当形容词的补语,而省略介词。

第五章　句　读

句读,也叫句逗。古人称语意已完的地方为"句",称语意未完而需要停顿的地方为"读"。但古书大多没有加句读,要靠读者自己一边读书,一边断句。因此,古人很重视句读能力的培养。医学著作直接关系到人民的生命与健康,古医籍句读正确与否,影响尤为重大。为了正确阅读未经校点的古代医书,就必须了解句读的知识,具有断句和标点的能力。

第一节　句读的名称、符号和位置

"句读"也称为"断句"。"读"在这里读作 dòu,所以"句读"在古书里也有写成"句逗"、"句投"、"句度"、"句断"的。

古书常见的句读符号有两种:点号和圈号。点号的形状有两种:一是形似芝麻,称为芝麻点,与标点符号中的顿号相似而略大;一是圆点,与标点符号中的着重号相似而略大。圈号的形状为圆圈,与标点符号中的句号相似。

点号的使用由来已久。《说文》把它作为一个字收入书中。《说文·丶部》记载:"丶,有所绝止,丶而识之也。"当表示语意未断,但在吟哦诵读需作短暂停顿时,点在上下两字的中间;当语意已完时,点在字的右下角,以表示句绝。宋代的刻板印书现在已很难见到,明代嘉靖年间顾从德《素问》翻刻本是现在能见到的最好的《素问》古本。此本王冰注大多用点号表示"句"和"读"。例如:

真牙丶谓牙之最后生者、(《上古天真论》注)

六合丶谓四方上下也、九州丶谓冀丶兖丶青丶徐丶扬丶荆丶豫丶梁丶雍也、(《四气调神大论》注)

上例"者"字右下角的点号表示句绝,称为"句";"真牙"二字下"谓"字上的点号表示语气暂短停顿,称为"读"。下例"也"字右下角的点号表示句绝,称为"句";其余的点号表示语气暂短停顿,称为"读"。

为了使表示"句"的点号与表示"读"的点号相区别,后来把表示"句"的点号改为圈号,仍然放在字的右下角。例如:

黄帝曰丶阴阳者丶天地之道也。(《阴阳应象大论》)

帝曰丶不足者丶补之奈何。(《离合真邪论》)

从这两例可以看到,点号"丶"表示"读",圈号"。"表示"句"。我们现在使用标点符号时,标点符号要占一个字的位置,古人圈点古书,点号和圈号都不占字的位置。

在阅读已断句的古书时,会发现有些古书的断句完全使用圈号,也就是说,不但句绝之处用圈号表示,而且那些应该用点号的地方也使用了圈号。例如:

衡诠者。称也。可以称量轻重。

金匮要略曰。寒令脉急。

这两段文字均见于《注解伤寒论·平脉法》成无己注。按照句读符号使用方法的要求,"衡诠者"、"称也"、"金匮要略曰"后面都应该使用点号,可是古人在刊刻书籍时,一律都改成了圈号。这在有句读的古书里是比较多见的。阅读时应该仔细分辨哪个圈号表示"读"，哪个圈号表示"句"。

第二节　句读的方法

要正确无误地给古代医书断句，应具备古代汉语、中医药与文史等各方面的知识，也可以利用和掌握一些有助于正确标点的方法，以提高标点古书的水平。

一、弄清文意

标点错误的原因固然比较复杂，但大都与没有弄清文章的意思有关。因此，给一篇白文（未经断句或标点的文章）标点时，应当逐字逐句地阅读。有时仅看文章开头可能不能理解，等到读完全文可能豁然领悟。一般可采取以下步骤：在标点之前，先阅读几遍，遇有费解之处，联系上下文思考；基本弄清文意后，再进行标点；反复阅读所断之文——如果意义明白、文句通畅，说明标点基本无误；假使意义有难通之处或前后产生矛盾，就说明标点必有差错，宜细加辨识，予以纠正。例如：

龙者鳞虫之长。王符言其形有九。似头。似驼角。似鹿眼。似兔耳。似牛项。似蛇腹。似蜃鳞。似鲤爪。似鹰掌。似虎是也。（《本草纲目》第 1574 页上栏）

这则断句，矛盾之处至少有三：说龙"其形有九"，此其一；谓龙"似头"、"似驼角"、"似鹿眼"等等，不知所云，此其二；上文既言"其形有九"，下文却有十"似"，此其三。问题的关键在于将"九似"一语分拆，"似"当属上而误属下，接着便一误到底。正确的标点是：

龙者，鳞虫之长。王符言其形有九似：头似驼，角似鹿，眼似兔，耳似牛，项似蛇，腹似蜃，鳞似鲤，爪似鹰，掌似虎是也。

又如：

虚证亦可以用攻者。有病当先去。不可以养患也。且以气相感。虚人亦能胜无虚。虚之祸也。（人民卫生出版社 1955 年影印本《理瀹骈文》第 6 页）

"虚人亦能胜无虚"已属不通，下文"虚之祸也"更是不知所云。由于句读者不知中医治病有"虚虚实实"之戒，因而点出在医理上无法自圆其说的句子来。正确的标点是：

虚证亦可以用攻者，有病当先去，不可以养患也。且以气相感，虚人亦能胜，无虚虚之祸也。

从上述数例可以看出，标点以后，若文章仍然文意不明，哪怕只有一处，也要加以检查，直到全文畅通为止。

二、利用虚词

有些虚词经常用于句首，如"夫"、"盖"、"粤"、"第"、"凡"、"设"、"而况"、"然则"等，一般可在它们的前面断句；有些虚词经常用于句尾，如"乎"、"哉"、"也"、"矣"、"耶"、"欤"、"耳"、"而已"等，一般可在它们的后面断句。例如：

岐伯答曰夫色脉与尺之相应也如桴鼓影响之相应也不得相失也此亦本末根叶之出候也故根死则叶枯矣（《灵枢·邪气藏府病形》）

句中"夫"字出现 1 次，"也"字出现 4 次，"矣"字出现 1 次。而全文只有 6 句，每句都有

虚词作为标志,十分明显。因此,我们可以把它断为:

岐伯答曰:"夫色脉与尺之相应也,如桴鼓影响之相应也,不得相失也;此亦本末根叶之出候也,故根死则叶枯矣。"

又如:

岐伯曰何物大于针者乎夫大于针者唯五兵者焉五兵者死备也非生之备也且夫人者天地之镇塞也其可不参乎夫治人者亦唯针焉夫针与五兵其孰小乎(《太素·疽痛逆顺刺》)

句中"者"字出现6次,"乎"字出现3次,"夫"字出现4次,"焉"字出现2次,"也"字出现3次,"其"字出现2次,"何"、"且"、"亦"各1次。注意利用这些虚词来断句,就不会困难了。今标点如下:

岐伯曰:"何物大于针者乎?夫大于针者,唯五兵者焉。五兵者,死备也,非生之备也。且夫人者,天地之镇塞也,其可不参乎?夫治人者,亦唯针焉。夫针与五兵,其孰小乎?"

又如:

夫阳主生。阴主杀。凡阳气不充。则生意不广。而况于无阳乎。故阳惟畏其衰。阴惟畏其盛。非阴能自盛也。阳衰由阴盛矣。凡万物之生由乎阳。万物之死亦由乎阳。非阳能死物也。阳来则生。阳去则死矣。试以太阳证之。可得其象。夫日行南陆。在时为冬。斯时也。非无日也。第稍远耳。便见严寒难御之若此。万物凋零之若此。然则天地之和者。惟此日也。万物之生者。亦惟此日也。设无此日。则天地虽大。一寒质耳。岂非六合尽冰壶。乾坤皆地狱乎。人是小乾坤。得阳则生。失阳则死。阳衰即亡阳之渐也。恃强即致衰之兆也。可不畏哉。(《类经附翼·大宝论》)

全文共38处标点,而以常用于句首和句尾的虚词(见文中加点的词)为依据来断句的超过一半,剩余部分也就不难解决。

这里所说的句首、句尾词,是指通常使用的现象,不是绝对的,应顾及例外的情况。如上文"凡万物之生由乎阳。万物之死亦由乎阳"两句,其中的"乎"就不是句尾助词,而是介词,用法如同"于",因此就不能在它的后面断句。又如"夫"经常用在句首,但在《伤寒论·序》"痛夫!举世昏迷,莫能觉悟"中,"夫"就不是用在句首,因此不能在它的前面断句。

三、分析句式

古人撰文,注重修辞,经常运用对偶、排比句式。由于对偶具有句式对称、排比具有句式整齐的特点,因而可以作为断句的依据。例如:

阳气根于阴阴气根于阳无阴则阳无以生无阳则阴无以化全阴则阳气不极全阳则阴气不穷春食凉夏食寒以养于阳秋食温冬食热以养于阴滋苗者必固其根伐下者必枯其上(《素问·四气调神大论》王冰注)

这段文字完全由以下5组对偶句式构成:

第一组:阳气根于阴,阴气根于阳。
第二组:无阴则阳无以生,无阳则阴无以化。
第三组:全阴则阳气不极,全阳则阴气不穷。
第四组:春食凉,夏食寒,以养于阳;秋食温,冬食热,以养于阴。
第五组:滋苗者,必固其根;伐下者,必枯其上。

又如:

南方生热热生火火生苦苦生心心生血血生脾其在天为热在地为火在体为脉在气为息在藏为心其性为暑其德为显其用为躁其色为赤其化为茂……（《素问·五运行大论》）

这段文字计有3组排比句，自"南方生热"至"血生脾"为第一组，"其在天为热"至"在藏为心"为第二组，"其性为暑"以下为第三组。

又如《褚氏遗书·除疾》记载：

除疾之道（断）。极其候证（断）。询其嗜好（断）。<u>察致疾之由来</u>（断）。<u>观时人之所患</u>（断）。则穷其病之始终矣。穷其病矣（断）。<u>外病疗内</u>（断）。<u>上病救下</u>（断）。<u>辨病脏之虚实</u>（断）。<u>通病脏之母子</u>（断）。<u>相其老壮</u>（断）。<u>酌其浅深</u>（断）。以制其剂。而十全上工至焉（断）。<u>制剂独味为上</u>（断）。<u>二味次之</u>（断）。<u>多品为下</u>（断）。<u>酸通骨</u>（断）。<u>甘解毒</u>（断）。<u>苦去热</u>（断）。<u>咸导下</u>（断）。<u>辛发滞</u>（断）。当验之药未验。切戒急投。大势既去。余势不宜再药（断）。<u>修而肥者饮剂丰</u>（断）。<u>羸而弱者受药减</u>（断）。<u>用药如用兵</u>（断）。<u>用医如用将</u>（断）。<u>善用兵者</u>（断）。<u>徒有车之功</u>（断）。<u>善用药者</u>（断）。<u>姜有桂之效</u>（断）。<u>知其才智</u>（断）。<u>以军付之</u>（断）。<u>用将之道也</u>（断）。<u>知其方伎</u>（断）。<u>以生付之</u>（断）。<u>用医之道也</u>（断）。<u>世无难治之病</u>（断）。<u>有不善治之医</u>（断）。<u>药无难代之品</u>（断）。<u>有不善代之人</u>（断）。民中绝命。断可识矣。

凡是下面加单横线的为对偶句，共10组；下面加双横线的为排比句，共2组。在全文总共47处句断里，可借助对偶、排比句式来帮助断句的就有40处（包括每组句式前的句断，重复的不计，皆以"断"字标明），比例高达85%。

此外，古书中还有一些固定句式，也可供断句时借用。如"何以……为"、"何……之有"、"奈……何"等，一般都在这些句式的末尾断句。

四、剖明层次

文以载意。文意必有层次之分。凡给古文断句，理应探求文章的层次，方能符合古人的本意。否则，即使是上乘的文章，也会被折腾得支离破碎、不伦不类。这一点，在进行标点时尤应注意。试看下列因不析层次而乱加标点的句子：

凡元气胜病为易治，病胜元气为难治，元气胜病者，虽误治，未必皆死；病胜元气者，稍误未有不死者。（《瘟疫论评注》第155页）

这段文字的层次是先总言，后分述，即前2句总言，后6句（"稍误"后应加逗号，意为稍误治，与前"虽误治"对言，故说6句）分述。在分述的6句中，前3句说明总言的首句，后3句说明总言的次句，层次分明。而照现在这样的标点，便是以"元气胜病者"3句来说明总言的2句，而"病胜元气者"2句便失去说明的对象。改正的方法，除了在"稍误"后加逗号外，更应把"病胜元气为难治"后的逗号改为句号。

又如：

初中末三法不可不讲也。初者病邪。初起正气尚强。邪气尚浅，则任受。攻中者受病渐久。邪气较深。正气较弱。任受且攻且补。末者病魔经久。邪气侵凌。正气消残。则任受补。（上海卫生出版社1957年版《医宗必读》第256页）

这段文字首句为总言，以下从病情发展的三个阶段予以分述，即根据初、中、末三个阶段正邪消长情况，分别采用"攻"、"且攻且补"、"补"三种不同治法。对此井然有序的层次，句读者未加剖析，致有多处误读。正确的标点是：

初、中、末三法不可不讲也。初者,病邪初起,正气尚强,邪气尚浅,则任受攻;中者,受病渐久,邪气较深,正气较弱,任受且攻且补;末者,病魔经久,邪气侵凌,正气消残,则任受补。

五、借助韵脚

凡属于韵文,如诗、词、曲、赋以及汤头歌诀等,都可以依靠韵脚来断句。韵文押韵的规律,一般都是隔句韵,即奇句不押韵,偶句才押韵。但首句则有入韵与不入韵两种方式。例如:

阳证初起焮赤痛根束盘清肿如弓七日或疼时或止二七疮内渐生脓痛随脓减精神爽腐脱生新气血充嫩肉如珠颜色美更兼鲜润若榴红自然七恶全无犯应当五善喜俱逢须知此属纯阳证医药调和自有功(《医宗金鉴·外科心法要诀·痈疽阳证歌》)

这是隔句押韵首句入韵例,文中"痛、弓、脓、充、红、逢、功"都是韵脚,共计7韵12句。按照诗歌形式排列如下:

阳证初起焮赤痛	根束盘清肿如弓
七日或疼时或止	二七疮内渐生脓
痛随脓减精神爽	腐脱生新气血充
嫩肉如珠颜色美	更兼鲜润若榴红
自然七恶全无犯	应当五善喜俱逢
须知此属纯阳证	医药调和自有功

又如:

阴证初起如粟大不红不肿疙瘩僵木硬不痛不焮热疮根平大黯无光七朝之后不溃腐陷软无脓结空仓疮上生衣如脱甲孔中结子似含芳紫黑脓稀多臭秽若见七恶定知亡须知此属纯阴证虽有岐黄命不长(《医宗金鉴·外科心法要诀·痈疽阴证歌》)

这是隔句押韵首句不入韵例,文中"僵、光、仓、芳、亡、长"都是韵脚,共计6韵12句。我们也可以按照诗歌形式将它整齐地排列起来:

阴证初起如粟大	不红不肿疙瘩僵
木硬不痛不焮热	疮根平大黯无光
七朝之后不溃腐	陷软无脓结空仓
疮上生衣如脱甲	孔中结子似含芳
紫黑脓稀多臭秽	若见七恶定知亡
须知此属纯阴证	虽有岐黄命不长

第三节　误读的原因

阅读古代医书,怎样才能做到不读破句子、不用错标点呢?分析他人误读的原因和表现是很有好处的。本节以误读的原因为纲,兼及误读的表现。

一、不辨词语意义

对原文的词义或成语的意义没有真正弄懂,就贸然句读,是造成误读的重要原因。
例一:

罗遇翁亦甚欢。即授以刘李张诸书。为之敷扬三家之旨。而一断于经。且曰尽去。而旧学非是也。(上海科学技术出版社 1959 年版《丹溪心法》第 396 页)

句读者可能对"而"字的意义没有弄懂，误把"而"看成连词，其实"而"在这里用作第二人称代词，"而旧学"的意思是"你的旧学"，当属上句。正确的标点是：

罗遇翁亦甚欢，即授以刘、李、张诸书，为之敷扬三家之旨，而一断于经。且曰："尽去而旧学，非是也。"

例二：

钱乙。字仲阳。上世钱塘人。与吴越王。有属俶纳土。曾祖赟。随以北。因家于郓。(人民卫生出版社 1958 年版《宋以前医籍考》第 367 页)

宋代名医钱乙，字仲阳，他的曾祖钱赟与吴越王钱俶有宗室之亲、君臣之谊。"有属"指有隶属关系。太平兴国三年(公元 978 年)，钱俶纳土归宋，举族归于京师。钱赟随钱俶从钱塘北上。由于句读者不明"有属"的含义，使之当属上而误属下。正确的标点是：

钱乙，字仲阳，上世钱塘人，与吴越王有属。俶纳土，曾祖赟随以北，因家于郓。

例三：

故适寒凉者胀之，温热者疮，下之则胀已，汗之则疮已。(人民卫生出版社 1958 年版《黄帝内经素问白话解》第 406 页)

"适寒凉者胀之"的"之"，既不是代词也不是助词，而是动词。《尔雅·释诂》记载："适、之，往也。"张介宾《类经》注："之亦适也。"由于标点者不知"之"是动词，遂使"之"当属下而误属上。正确的标点是：

故适寒凉者胀，之温热者疮；下之则胀已，汗之则疮已。

例四：

能使其民令行，禁止士卒无白刃之难者，非一日之教也，须臾之得也。(人民卫生出版社 1963 年版《灵枢经白话解》第 405 页)

"令行禁止"是成语，即"有令则行，有禁则止"之意。《荀子·王制》记载："令行禁止，王者之事毕矣。"由于标点者不明这一成语的含义，使"禁止"当属上而误属下。正确的标点是：

能使其民令行禁止，士卒无白刃之难者，非一日之教也，须臾之得也。

二、不明语法规律

如果缺乏古代汉语的语法知识，也往往会出现误读。

例一：

然气无形可求，无象可见，况无声复无臭，何能得睹得闻？人恶得而知是气也。其来无时，其着无方，众人有触之者，各随其气而为诸病焉。(人民卫生出版社 1977 年版《温疫论评注》第 195 页)

"人恶得而知"当断而失断，宜加问号，"是气也"下当用逗号，属下为句。之所以出现误读，与标点者对"恶"和"也"的语法作用不熟悉有关。"也"既可用在判断句的句尾表示语气的终结，也可用在叙述句的句中表示语气的停顿。标点者对前者比较熟悉，而对后者比较生疏，于是在"也"字下用了句号。"人恶得而知"一句中的"恶"是"怎么"的意思，表示疑问，标点者对它的这种用法不了解，所以只好与"是气也"误连成一句。正确的标点是：

然气无形可求，无象可见，况无声复无臭，何能得睹得闻？人恶得而知？是气也，其来无时，其着无方，众人有触之者，各随其气而为诸病焉。

例二：

大便闭结者，疫邪传里，内热壅郁，宿粪不行，蒸而为结，渐至坚硬，下之结粪一行，瘀热自除，诸证悉去。（同上，第 160～161 页）

"下之"当断而失断，宜加句号。"下之"即"使之下"的意思。"下"是方位名词的使动用法，"之"是代词，作"下"的宾语。之所以出现这样的标点错误，与标点者把"下之"理解为"下面的"有关，即误把"下"仅仅视为方位名词，把"之"看成助词，与现代汉语的"的"字相当。正确的标点是：

大便闭结者，疫邪传里，内热壅郁，宿粪不行，蒸而为结，渐至坚硬，下之。结粪一行，瘀热自除，诸证悉去。

例三：

余知其然也，不知其何由？愿闻其故。（《灵枢经白话解》第 419 页）

"不知其何由"是陈述句，不是疑问句。标点者只知道疑问代词"何"可以表示疑问，不知道当"何"处于陈述句中时，它并不提出疑问。由于标点者对"何"的这一语法作用比较生疏，以致出现错误。正确的标点是：

余知其然也，不知其何由，愿闻其故。

例四：

古圣人，立法，以三部九候决人生死，以五脏六腑，分配于六部之中，故可以验人脏腑之吉凶也。（人民卫生出版社 1959 年版《医部全录》第 3 册第 335 页）

"古圣人，立法"中的逗号应删去。"古圣人"是主语，而且字数甚少，其后不应标点。"以五脏六腑"是介宾词组，作"分配"的状语，加以字数不多，不需要作语气上的停顿，所以其后的逗号也应删除。这两处错误都属不当断而误断。正确的标点是：

古圣人立法，以三部九候决人生死，以五脏六腑分配于六部之中，故可以验人脏腑之吉凶也。

三、不晓医药道理

给古书断句或标点，如果缺乏医药知识，也往往容易造成错误。

例一：

如云："一木五香：根旃檀、节沉香、花鸡舌、叶藿、胶熏陆。"此尤谬。旃檀与沉香，两木元异。鸡舌即今丁香耳，今药品中所用者，亦非藿香，自是草叶，南方至多。熏陆，小木而大叶，海南亦有熏陆，乃其胶也，今谓之乳头香。五物迥殊，元非同类。（中华书局 1957 年版《新校正梦溪笔谈》第 223 页）

这段文字标点有许多错误。"亦非藿香"之"亦非"当属上为句，构成"今药品中所用者亦非"句；"藿香"当属下为句，构成"藿香自是草叶"句。"熏陆，小木而大叶"中的逗号应删去。"海南亦有熏陆"的"熏陆"当属下为句。由于标点者不懂药物知识，以致错误丛生。正确的标点是：

如云："一木五香：根，旃檀；节，沉香；花，鸡舌；叶，藿；胶，熏陆。"此尤谬。旃檀与沉香，两木元异。鸡舌即今丁香耳，今药品中所用者亦非。藿香自是草叶，南方至多。熏陆小木而大叶，海南亦有。熏陆乃其胶也，今谓之乳头香。五物迥殊，元非同类。

例二：

此痞本于呕。故君以半夏生姜。能散水气。干姜善散寒气。凡呕后痞硬。是上焦津液已干。寒气留滞可知。故去生姜而倍干姜。（上海科学技术出版社1978年版《伤寒来苏集·伤寒附翼》第28页）

"故君以半夏生姜"句有误，"生姜"二字当属下为句。若句读为"君以半夏生姜"，恰与末句"故去生姜而倍干姜"意思相左。此方系半夏泻心汤，即生姜泻心汤去掉生姜、倍用干姜而成。句读者由于不熟悉半夏泻心汤的配伍，又未能贯通上下文意，以致出现误读。正确的标点是：

此痞本于呕，故君以半夏。生姜能散水气，干姜善散寒气。凡呕后痞硬，是上焦津液已干，寒气留滞可知，故去生姜而倍干姜。

例三：

一用白乌骨鸡一只。杀血入瓶中。纳活水蛭数十于内。待化成水。以猪胆皮包。指蘸捻须梢。自黑入根也。（人民卫生出版社1957年影印本《本草纲目》第1536页）

断为"待化成水。以猪胆皮包"，则显然是用猪胆皮包水。其实原意是说，用猪胆皮包裹手指去蘸捻须梢。猪胆皮犹如医生常用的指套，包指以防染黑。由于句读者不熟悉医药知识，且未细读原文，致使"指"字当属上而误属下。正确的标点是：

一用白乌骨鸡一只，杀血入瓶中，纳活水蛭数十于内。待化成水，以猪胆皮包指，蘸捻须梢，自黑入根也。

例四：

睡者六字，真言之一，能睡则阴气自复，交骨亦开矣。（湖北人民出版社1977年版《中医外治法简编》第431页）

"六字"二字当属下句。清代函斋居士《达生编》主张产妇临盆时要牢记六字诀："睡、忍痛、慢临盆。"后世称之为"六字真言"。吴师机《理瀹骈文》记载："临产遵六字真言，催生滋四物大剂。"句读者不知"六字真言"是哪六个字，也不细考"睡者六字"不通，遂贸然标点，以致出现错误。正确的标点是：

睡者，六字真言之一，能睡则阴气自复，交骨亦开矣。

四、不谙文史知识

古代医籍中记载各方面的文化历史知识。如果缺乏文史知识，也会造成句读错误。

例一：

甲戌夏，员外熊可山公患痢，兼吐血不止。身热咳嗽，绕脐一块痛至死……以次调理而瘥。次年升职，方公问其故。（上海科学技术出版社1964年版《中医各家学说》第173页）

"职方"是官名，为古代掌管地图及四方职贡之官。《周礼·夏官》有职方氏，掌管天下地图及四方职贡。其后不设，后周复置之。隋初有职方侍郎。唐、宋兵部下有职方司，设职方郎中、职方员外郎。明、清兵部下设职方清吏司，掌舆图、军制、镇戍、征讨之事。熊可山出任职方，乃晋级加官，故曰"升"。由于标点者不懂古代官制知识，故将"职方"这一官名从中点断。正确的标点是：

甲戌夏，员外熊可山公患痢，兼吐血不止，身热，咳嗽，绕脐一块痛至死……以次调理而痉。次年升职方。公问其故。

例二：

医之道所以难言者,盖若此而已,乌伤? 贾思诚,濂之外弟也,性醇介,有君子之行。(人民卫生出版社1962年版《医部全录》第12册第434页)

"乌伤"后不当断而误断。乌伤系浙江义乌的古称,贾思诚为义乌人,故云"乌伤贾思诚"。相传其地有个名叫颜乌的孝子,因父亡而负土筑坟,有群乌衔土相助,乌喙皆伤,遂有"乌伤"之名。西汉末改称乌孝,唐代改为义乌。标点者因缺乏古代地理知识致误。正确的标点是：

医之道所以难言者,盖若此而已。乌伤贾思诚,濂之外弟也,性醇介,有君子之行。

例三：

比按仓公传。其学皆出于素问。论病精微九卷。是原本经脉。其义深奥。不易觉也。(人民卫生出版社1956年影印本《针灸甲乙经》第2页)

"觉"当为"览"。"九卷"是《灵枢》古名,亦称《针经》,唐代王冰《素问》注始称《灵枢》。张仲景《伤寒论·序》有"撰用《素问》、《九卷》","九卷"亦指《灵枢》。句读者由于不知《灵枢》书名的历史沿革,以"九卷"为数量词,致使其当属下而误属上。正确的标点是：

比按《仓公传》,其学皆出于《素问》,论病精微。《九卷》是原本经脉,其义深奥,不易览也。

例四：

许智藏,高阳人也,祖道,幼尝以母疾,遂览医方,因而究极,世号名医。(《医部全录》第12册第128页)

许智藏(公元537～617年),隋代医学家。《隋书·许智藏传》载许智藏的祖父名"道幼"。由于标点者不谙历史人物,又未查阅《隋书·许智藏传》,故误把"幼"字属下为句。正确的标点是：

许智藏,高阳人也,祖道幼。尝以母疾,遂览医方,因而究极,世号名医。

五、不知文字讹误

古书几经翻刻传抄,鲁鱼亥豕,在所难免。如不详加校勘,往往会因讹误而误读。

例一：

咽痛胸满心烦者。因阴并于下。而阳并于上承。不上承于心火。不下交于肾。此未济之象。(《伤寒来苏集·伤寒附翼》第62页)

"而阳并于上承,不上承于心火",殊为不通。考前一"承"字乃"水"字之讹,当属下为句;"火"字也当属下为句。如此则全句皆通。

咽痛胸满心烦者,因阴并于下,而阳并于上,水不上承于心,火不下交于肾,此未济之象。

例二：

六府之输于身者,余愿尽闻,少序别离其处。(人民卫生出版社1956年影印本《灵枢》第113页)

此段文字见于《灵枢·邪客》。"少序别离其处"颇费解。考此段文字又见于《太素·脉行同异》。"余愿尽闻,少序别离其处",《太素》作"余愿尽闻其序,别离之处",当是。《灵枢》之"少"字系"其"字之讹,当据《太素》改,并使"其序"属上为句。正确的标点是：

六府之输于身者,余愿尽闻其序,别离其处。

例三:

黄帝曰。卫气之在于身也。上下往来。不以期。候气而刺之奈何。(上海科学技术出版社 1963 年版《黄帝内经灵枢集注》第 431 页)

考此段文字又见《甲乙经》第 1 卷第 9 页,"不以期"之"不"作"无","以"作"已","期"作"其"属下。正确的标点是:

黄帝曰:"卫气之在于身也,上下往来无已,其候气而刺之奈何?"

例四:

魄伤。则狂。狂者意不存人。皮革焦。(人民卫生出版社 1955 年影印本《黄帝内经太素》第 23 页)

"狂者意不存人,皮革焦",《甲乙经》第 1 卷第 1 页作"狂者意不存,其人皮革焦",当是。《太素》"存"后脱"其"字,致使"人"字误属上,当据《甲乙经》补。杨上善注此两句云:"故狂病意不当人。又肺病皮革焦也。"则脱"其"字已久。正确的标点是:

魄伤则狂,狂者意不存,其人皮革焦。

第六章　注　释

　　为古书作注释,始于西汉初。先秦时代的古书,到了汉代,有的已经不容易看懂,这就需要加以注释。所谓"注",取义于灌注。文意艰深,需注释而后明,犹土质坚实,需灌注而柔润。《说文·水部》记载:"注,灌也。"段玉裁注:"释经以明其义曰注。"段氏还指出:"汉、唐、宋人经注之字无有作註者,明人始改注为註,大非古义也。"汉代对古书注释有"诂训"、"故训"、"笺"、"章句"等不同的称谓。毛亨、马融、郑玄、高诱、王逸等都是两汉时期著名的注释家。在医书方面,早在三国、南北朝时期,吕广、陶弘景、全元起等先后注释了《难经》、《神农本草经》、《素问》。但是作过注释的医书毕竟是少数,而且注释并非完全正确。因此,了解古书注释的内容、常用术语及体例,对增强阅读古代医书的能力是有帮助的。

第一节　注释的内容

一、解释词义

　　解释古书的词义,古人称为"训诂"。清代学者钱大昕说:"有文字而后有诂训,有诂训而后有义理。诂训者,义理之所由出,非别有义理出乎诂训之外者也。"(《经籍纂诂·叙》)清代学者陈澧对此说得更加通俗易懂。他说:"时有古今,犹地有东西、有南北。相隔远,则言语不通矣。地远,则有翻译;时远,则有训诂。有翻译,则能使别国如乡邻;有训诂,则能使古今如旦暮。"(《东塾读书记》第11卷)因此,了解注释的内涵,对阅读古书具有重要的指导意义。

　　古书词义注释,大致有以下几种类型:

　　(一)互训

　　表示被释词与释词是同义关系,其式为"某,某也"、"某,某某也"等。两个不同的词各自都具有许多义项,只要其中一个义项彼此相同,在一定的上下文里,这两个词就是同义词。采用同义词互训方式释词,在古注里是很常见的。例如:

　　至道在微,变化无穷,孰知其原?(《素问·灵兰秘典论》)王冰注:"孰,谁也。"

　　其病挛痹,其治宜微针。(《素问·异法方宜论》)王冰注:"微,细小也。"

　　用针之服,必有法则焉。(《类经·八正神明写方补圆》)张介宾注:"服,事也。法,方法。则,准则也。"

　　上述三例中的释词和被释词是同义关系。但在古注里,不是所有"某,某也"式的释词方式都构成同义关系,有时用本字解释通假字也使用这种释词方式。例如:

　　高粱之变,足生大丁。(《素问·生气通天论》)王冰注:"高,膏也。粱,粱也。"

　　"高"是"高低"的"高","膏"指油脂。"高"与"膏"不是同义关系,而是假借义与本义的关系,即"高"是通假字,"膏"是本字。"粱"与"粱"也是用本字解释通假字。如果是今人注释"高粱"这两个字,应该写:"高,通'膏'。粱,通'粱'。"这样就很明确了。古人的注释体例不如今人的注释体例严密,阅读古注时,遇到"某,某也"的注释格式应加以注意。

（二）综释全句,列举训词

"综释全句"就是串讲原文,在串讲原文的同时,把原文的字词提示出来加以解释,并使被释词的意义与串讲中的词义紧紧吻合。例如:

治之要极,无失色脉,用之不惑,治之大则。(《素问·移精变气论》)王冰注:"惑,谓惑乱。则,谓法则也。言色脉之应,昭然不欺,但顺用而不乱纪纲,则治病审当之大法也。"

寒则腠理闭,气不行,故气收矣。(《素问·举痛论》)王冰注:"腠,谓津液渗泄之所。理,谓文理逢会之中。闭,谓密闭。气,谓卫气。行,谓流行。收,谓收敛也。身寒则卫气沉,故皮肤文理及渗泄之处,皆闭密而气不流行,卫气收敛于中而不发散也。"

乱于肠胃,则为霍乱。(《太素·营卫气行》)杨上善注:"肠胃之中营卫之气相杂为乱,故为霍乱。霍乱,卒吐利也。"

上述三例,皆有释词,亦皆有串讲。首例"惑,谓惑乱。则,谓法则也"属于释词,其余是串讲原文大意的。次例在连续释词后,逐句串讲。末例"霍乱"是句中的关键词语,故加以训释。

（三）综释全句,兼寓训词

古人在注释原文时,对原文中的一些字词不特别提示出来加以解释,而是在串讲原文的过程中,把原文中某一个或某几个难懂的字词的意义反映出来。例如:

(脉)端直以长,故曰弦。(《素问·玉机真藏论》王冰注:"言端直而长,状如弦也。"

"端直而长"是对"端直以长"的串讲,在串讲中,用"而"字释"以"字。

余闻九针于夫子众多矣,不可胜数。余推而论之,以为一纪。(《太素·知官能》)杨上善注:"言道之博大不可胜数。余学之于子,推寻穷问其理,十有二载。"

杨上善在串讲中,用"十有二载"释"一纪",而不是把"一纪"提示出来加以训释。

以此养生则寿,殁世不殆。(《素问·灵兰秘典论》)王冰注:"故以此养生则寿,没世不致于危殆矣。"

王冰把"殆"与"危"连文并举,其义是以"危"释"殆"。在串讲中,把同义词与被释词连文并举,也是综释全句、兼寓训词常用的释词方法。

(脉)秋日下肤,蛰虫将去。(《素问·脉要精微论》)王冰注:"随阳气之渐降,故曰下肤。何以明阳气之渐降?蛰虫将欲藏去也。"

王冰这段注文,既有释词又有串讲。"随阳气之渐降,故曰下肤",是解释"下肤"的含义;"蛰虫将欲藏去也",是对原文"蛰虫将去"的串讲。在这句话里,最需要解释的词是"去"。"去"在古代汉语里的常用义是"离开",如《素问·汤液醪醴论》"精坏神去"之"去"即是,而"蛰虫将去"之"去"意为"藏"。《华佗传》记载:"卿今彊健,我欲死,何忍无急去药"之"去"亦训"藏"。王冰通过"藏去"这种连文并举的方式,意在以"藏"释"去"。

二、分析句读

古书的注释,基本上都是在应该句读之处作注。因此,看到有古注处,一般都宜句读。但是,古人不是对原文句句加注,而是常在几句话后加注。对这几句话应该如何句读,古注往往加以提示。例如:

肝风之状多汗恶风喜悲色微苍嗌干喜怒时憎女子诊在目下其色青(《太素·诸风状论》)杨上善注:"肝风状能有八:一曰多汗,二曰恶风,三曰喜悲,四曰面色微青,五曰咽干,六曰喜怒,七曰时憎女子,八曰所部色见也。"

根据杨上善注,这段原文的标点应是:

肝风之状:多汗,恶风,喜悲,色微苍,嗌干,喜怒,时憎女子。诊在目下,其色青。

凡治病察其形气色泽脉之盛衰病之新故乃治之无后其时(《太素·四时脉诊》)杨上善注:"形之肥瘦,气之大小,色之泽夭,脉之盛衰,病之新故,凡疗病者,以此五诊。诊病使当,为合其时;不当,为后其时也。"

杨上善这段注文,既讲解医理又说明句读。根据杨上善注,这段原文的标点应是:

凡治病,察其形、气、色泽、脉之盛衰、病之新故,乃治之,无后其时。

疟者风寒之气不常也病极则复至病之发也如火之热如风雨不可当也(《素问·疟论》)王冰注:"复谓复旧也。言其气发至极,还复如旧。"

原文的句读比较简单,王冰这段注释,重点说明应在"复"字下还是在"至"字下句读的问题。他认为应在"复"字下句读,"至"字应该属下句。根据王冰注,这段原文的标点应是:

疟者,风寒之气不常也,病极则复。至病之发也,如火之热,如风雨不可当也。

三、阐述语法

古注对词与词之间的语法关系比较重视。我国经书的古注,以《毛诗诂训传》为最早,其中不少注释阐述词性和词与词之间的语法关系。后汉郑玄的"三礼"注(《仪礼注》、《周礼注》、《礼记注》)涉及的语法问题更多。在古代医书注释中,《素问》王冰注对语法关系的解释是比较多见而突出的。

人无胃气曰逆,逆者死。春胃微弦曰平。(《素问·平人气象论》)王冰注:"言微似弦,不谓微而弦也。"

"微弦"的词义简单易懂,不需注释。比较困难的是"微弦"的语法关系。"微弦"是并列关系还是偏正关系,搞清这个问题,对于疾病的诊断有直接影响,所以王冰从语法角度对此作了说明。所谓"微似弦",表明"微"修饰"弦",二者构成偏正词组;所谓"微而弦",二者构成联合词组,所以注为"微似弦"。这是讲语法,而不是讲词义。

冬刺俞窍于分理,甚者直下。(《素问·诊要经终论》)王冰注:"直下,谓直尔下之。"

这段原文讲冬天的针刺方法。所谓"俞窍",林亿注为"即骨髓之俞窍也"。"俞"音shū。张介宾说:"孔穴之深者曰窍。冬气在骨髓中,故当深取俞窍于分理间也。"王冰把"直下"二字的语法关系解释为"直尔下之",表示"直"修饰"下",作"下"的状语,"直下"是偏正关系,"尔"通"而"。

灸之则瘖,石之则狂。(《素问·腹中论》)王冰注:"石,谓以石针开破之。"

王冰注不但说明原文的"石"指"石针",而且通过"开破之"三字,说明"石"在句中用作动词。

夫泣不出者,哭不悲也;不泣者,神不慈也。(《素问·解精微论》)王冰注:"泣不出者,谓泪也。不泣者,泣谓哭也。"

《说文·水部》记载:"无声出涕曰泣。""泣"的本义是哭泣,动词。王冰注"不泣者,泣谓哭也",不但解释了"泣"的词义,而且说明"泣"是动词。注"泣不出者,谓泪也",则说明"泣不出"的"泣"是名词,作"眼泪"讲。

四、说明修辞

古人写文章,不但重视把意思表达得明白准确,所谓"辞达而已矣"(《论语·卫灵公》),而且注意把文章写得富有文采,所以《礼记·表记》说"情欲信,辞欲巧"。要想做到"辞欲巧",就要讲究修辞。古注对原文的修辞之处往往加注说明。

夫盐之味咸者,其气令器津泄;弦绝者,其音嘶败;木陈者,其叶落发。病深者,其声哕。(《太素·知针石》)杨上善注:"言欲识病征者,须知其候。盐之在于器中,津泄于外,见津而知盐之有咸也;声嘶,知琴瑟之弦将绝;叶落者,知陈木之已蠹。举此三物衰坏之征,以比声哕,识病深之候也。"

这段原文见于《素问·宝命全形论》。林亿"新校正"引《太素》原文"木陈者,其叶落"之句无"发"字,又见杨上善注亦无"发"字,则"发"字当为衍文。杨注对原文的三个比喻作了串讲,并指出举此三喻,意在说明"声哕"的出现,反映病情已重而显现于外。

形如临深渊,手如握虎,神无营于众物。(《太素·知针石》)杨上善注:"行针专务,设二喻以比之:一如临深渊,更营异物,必有颠坠之祸;亦如握虎不坚,定招自伤之害,故行针调气,不可不用心也。"

杨上善注明确指出"如临深渊"和"手如握虎"是两个比喻,比喻行针调气不可不用心对待。原文"营于众物"之"营"当训"惑",谓为众物惑乱。《荀子·宥坐》记载:"言谈足以饰邪营众。""营众"谓惑众。

下有渐洳,上生苇蒲,此所以知形气之多少也。(《太素·五邪刺》)杨上善注:"渐洳,润湿之气也。见苇蒲之茂悴,知渐洳之多少;观人形之强弱,识血气之盛衰。"

人血气之盛衰,不能直接看到,但是可从人体的强弱推知,就如同苇蒲长得茂盛或者枯焦,可以推知它下面的水分是否充足一样。杨注通俗易懂地诠释了"下有渐洳,上生苇蒲"的比喻作用。

天之道也,如迎浮云,若视深渊。视深渊尚可测,迎浮云莫知其极。(《素问·六微旨大论》)王冰注:"深渊静滢而澄彻,故视之可测其深浅;浮云飘泊而合散,故迎之莫诣其边涯。言苍天之象,如渊可视乎鳞介;运化之道,犹云莫测其去留。六气深微,其于运化,当如是喻矣。"

如果没有王冰这段注释,欲知"视深渊尚可测,迎浮云莫知其极"的深刻含义是很困难的。王冰指出,此两句是比喻六气运化深微难测,犹如浮云聚散不定,莫知去留。王注说明修辞特点,原文的含义也便容易理解。

五、揭示章旨和剖析句段关系

揭示一段或一章的意义所在,称为揭示章旨。这种注释体例,在古注中已有。汉代赵岐《孟子章句》经常通过简练的语言综括一段或一章的主旨。后代注家也经常采用这种注释方法。这对于读者把握一段或一章的中心思想很有启发。如《论语·述而》记载:"子曰:饭疏食饮水,曲肱而枕之,乐亦在其中矣。不义而富且贵,于我如浮云。"北宋邢昺疏:"此章记孔子乐道而贱不义也。"医书注释常通过揭示章旨,说明一篇或一段的主要思想。如清代张志聪《素问集注》在每章或每篇之末基本上都有章旨,《素问》第1卷有《上古天真论》、《四气调神大论》、《生气通天论》、《金匮真言论》4篇文章。张志聪对4篇文章的主旨概括为一句话:"以上四篇,论精神气血。"在《素问·阴阳应象大论》篇末张志聪注云:"按此篇论天地人之阴阳相应,而针石诊治,亦皆法乎阴阳。"清初姚止庵《素问经注节解》很善于揭示主旨,如概括《四气调神大论》的主旨为:"四时推迁,气因时而变。人在气交之中,顺之则得其所,逆之则疾病生。通篇之旨,盖教人顺时而养其气也。"

剖析句段关系,也是古注的内容之一。例如:

胃中热则消谷,令人悬心善饥,齐以上皮热。(《太素·顺养》)杨上善注:"自此以下,广言热中寒中之状。"

杨上善此注,没有解释某一具体词义,而是从上下文的结构上说明句与句之间的关系。在"齐以上皮热"句下,原文分析了"肠中热"、"胃中寒"、"胃中寒肠中热"、"胃中热肠中寒"等多种病情及其表现。杨上善此注对于读者把握上下文的关系和文章的层次很有帮助。

《素问·金匮真言论》是一篇文字较长的论文,讲的内容很多,姚止庵分析了这篇文章的段落和每段的中心思想,指出"通篇文义"约分三段:"前段泛泛而已;中段言人身之阴阳分配天地;末段言人之五脏上应五行、配合五方、五音、五味等项,皆一定不易之理,为医宗纲领,故以金匮真言命篇,诚重之也。"

六、释音与校勘

古书注释有许多释音和校勘,阅读古注时应对此有所了解。唐初陆德明《释典释义》对众多古书中的字词都作了释音。后人把《释典释义》的释音附在有关古籍的相应句下,给读者提供了诸多方便。古书经过多次传抄和翻刻,文字的讹衍倒夺随处可见,若不加以校勘,就很难正确理解原文。清代阮元作《十三经校勘记》,把有关校勘分别附在"十三经"有关章节的后面。所以释音与校勘是古注重要而必不可少的内容。医书古注里也有许多释音和校勘,下面简要地予以介绍。

(一)释音

医书古注释音,主要采用直音法和反切法。有的释音写在注文里,如杨上善《太素》注、张介宾《类经》注的释音,与注文写在一起;有些书的释音,写在每卷的卷末,如《素问》、《灵枢》和成无己《注解伤寒论》的释音,都附于每章之末。

1. 直音法

用同音字为另一字释音,叫直音法。例如:

寒雾结为霜雪。(《素问·六元正纪大论》)王冰注:"雾音纷。寒雾,白气也,其状如雾而不流行,坠地如霜雪,得日晞也。"

瓠,音求。(《素问》第1卷《释音》)

鞕,音硬。(《注解伤寒论》第1卷《释音》)

至其当发,间不容眴。(《太素·知针石》)杨上善注:"眴,音瞬。"

用直音法释音,被释音字与释音字的读音(包括声调)要完全相同。直音法有较大局限性。或无同音字,或虽有同音字,但其是生僻字,用生僻字注音等于不注,于是又有反切法。

2. 反切法

无论是注释中的释音还是卷末的释音,反切法用得最为普遍。例如:

痱非病也,身无痛者,四支不收,知乱不甚。(《太素·热病说》)杨上善注:"痱,扶非反,风病也。"

疭风者,索刺其肿上。(《太素·杂刺》)杨上善注:"索,苏作反,散也。"

下面简要地介绍一下反切的基本原理:

用两个汉字拼出一个新的字音,这种方法叫反切法。古文都是竖行书写,相拼的两个字一个在上,一个在下,分别称为反切上字与反切下字。反切的方法,具体地说就是:只取反切上字的声母,不考虑它的韵母和声调;只取反切下字的韵母和声调,不考虑它的声母。把反切上字的声母与反切下字的韵母和声调结合起来,就拼出被反切字的读音。如"冬,都宗切","冬"是被反切字,"都"是反切上字,"宗"是反切下字。下面用汉语拼音加以表示:

$$\text{冬} \qquad \text{都} \qquad \text{宗}$$
$$\text{dōng} \qquad \text{d(ū)} \qquad \text{(z)ōng} \qquad \text{切}$$

反切上字"都"只取其声母"d",反切下字"宗"取其韵母"ong"和阴平声的声调。把反切上字的声母"d"与反切下字的韵母"ong"和声调"‒"拼合起来,就成为"冬"的读音。

反切法比直音法进步了许多,但是由于古今音变,要想正确切出古书中所有反切的准确读音,还要掌握其他许多音韵知识。但只要掌握上述反切的基本原理,古书中的大部分字都能切出它的正确读音。

(二)校勘

王冰在《素问·藏气法时论》注中说:"三坟之经,俗久沦坠,人少披习,字多传写误。"古书文字讹误较多,就必须进行校勘。近代学者陈垣在《元典章校补释例·校书四例》中将校勘方法分为4种:本校、对校、他校、理校。下面分别简要介绍。

1. 本校法

利用本书上下文或前后进行校勘,称为本校法。例如:

月满而补,血气扬溢。(《素问·八正神明论》)

"扬溢"词义难解。考《素问·移精变气论》王冰注引《八正神明论》此段文字,"扬溢"作"盈溢","盈"与"溢"在这个语言环境里是同义词,其义为盈满,故知为"盈溢"。

闵闵乎若视深渊,若迎浮云。视深渊尚可测,迎浮云莫知其际。(《素问·疏五过论》)

林亿"新校正"云:"详此文与《六微旨大论》文重。"考《六微旨大论》,"际"作"极"。在先秦、两汉时代,"极"和"际"的读音不同,"极"和上句的"测"押韵,而"际"不能与"测"押韵。由于语音的变化,加之传抄者对古音的生疏,于是改"极"为"际"。幸有《六微旨大论》引有此文,可改"际"字之讹。

2. 对校法

利用同书祖本或同书别本对照校勘的方法,称为对校法。例如:

按摩勿释,著针勿斥,移气于不足,神气乃得复。(《素问·调经论》)王冰注:"按摩其病处,手不释散,著针于病处,亦不推之,使其人神气内朝于针,移其人神气,令自充足,则微病自去,神气乃得复常。"

细读王注,王冰释"移气于不足"为"移其人神气,令自充足",可以看出王冰本必无"不"字,此"不"字乃王冰以后传抄中出现的衍文。林亿"新校正"云:"按《甲乙经》及《太素》云移气于足,无不字。"杨上善云:"按摩使气至于踵也。"此外,王冰释"足"为"充足",非也,"足"字之义当依杨上善注训为"踵"。

3. 他校法

利用他书校勘本书的方法,称为他校法。

黄帝坐明堂,召雷公而问之曰:"子知医之道乎?"雷公对曰:"诵而颇能解,解而未能别,别而未能明,明而未能彰。"(《素问·著至教论》)

雷公的答语是4个并列句,其中3句说的是"未能别"、"未能明"、"未能彰",唯第一句却说"颇能解",其中必有误字。考《太平御览》第721卷《方术部二》"颇能解"作"未能解"。"颇"字改"未"字,则上下句的意思连贯通顺。清代顾尚之《素问校勘记》改"颇"字为"未"字,人民卫生出版社《素问》横排本据《素问校勘记》亦改"颇"字为"未"字。

余闻九针于夫子,众多博大,不可胜数。(《素问·三部九候论》)

《三部九候论》论述三部脉的各种表现,全篇未言及针法,为什么却说"余闻九针于夫子"呢?北宋初编纂的《太平圣惠方》第1卷《辨九候法》引《三部九候论》之文,"针"字改"候"字,无疑是正确的。

4. 理校法

没有版本依据,唯据医理文理校勘的方法,称为理校法。例如:

东方色青,入通于肝,开窍于目,藏精于肝。其病发惊骇,其味辛。(《太素·阴阳杂说》)杨上善注:"肝味正酸而言辛者,于义不通。"

据杨上善注,"辛"当为"酸"。这是据医理校勘。

足以治群僚,不足至侯王。(《素问·著至教论》)

《素问》明朝嘉靖顾从德翻刻本、《太平御览》第721卷引文皆作"至"字,顾尚之《素问校勘记》改"至"字为"治"字。这是据文理校勘。

《素问》林亿序说:"伏念旬岁,遂乃搜访中外,蒐集众本,浸寻其义,正其讹舛,十得其三四,余不能具。"详考林亿校勘之法,亦不外上述4种。在校勘过程中,这4种方法往往综合运用,在一条校语中,有时可见2~3种甚至4种方法同时出现,从而使校勘之据更为充分而有力。

古书因传抄、翻刻而出现的讹误,主要分为5类:讹、衍、倒、夺、错简。"讹"指文字错误。《素问·征四失论》记载:"呜呼!窈窈冥冥,熟知其道?""熟"字无疑是讹字,王冰注:"今详熟当作孰。""衍"又称"衍文",即误增之字。《素问·生气通天论》记载:"因于暑,汗烦则喘喝,静则多言。""汗烦"不通,且"烦则喘喝"与"静则多言"句对;若"汗"属上,成"因于暑汗",则与上文之"因于寒"以及下文之"因于湿"、"因于气"不谐;如"汗"独词为句,亦同上下文例不谐。"汗"当为衍文。"倒"又称"倒文"。《灵枢·官能》记载:"不知所苦,两蹻之下,男阴女阳,良工所禁。"其中"男阴女阳"之"阴"、"阳"二字误倒,当作"男阳女阴"。"夺"指误脱之字,又称"脱"或"脱文"。《灵枢·邪气藏府病形》记载:"溢则水留,即为胀",《太素·府病合输》作"溢则为水,留则为胀"。由于《灵枢》上句脱一"为"字,不但句读有误,而且医理难通。"错简"指古书文字、句子甚至段落错乱颠倒。古书多将文字刻于竹简,以绳依序编联,绳断简脱,乃有错简。《内经》错简时有所见。《素问·六节藏象论》记载:"不分邪僻内生,工不能禁。"王冰注:"此上十字,文义不伦,应古人错简。"《素问·宣明五气篇》记载:"阴出之阳,病善怒不治。"林亿"新校正"云:"按'阴出之阳,病善怒',已见前条,此再言之,文义不伦,必古文错简也。"对古文之讹、衍、倒、夺、错简等,均可用校勘四法校正之。

第二节　注释的术语

前人在注释古书时,逐渐形成约定俗成的注释术语,每个术语都有其适用范围和特定含义。清代阮元主编的《经籍纂诂》把注释术语归纳为 28 种。常见的有如下几种:

一、言

"言"字主要用来说明句子的含义或比喻义。被释词放在术语之前。例如:

病人身大热,反欲得近衣者,热在皮肤,寒在骨髓也。(《伤寒论·辨太阳病脉证并治上》)成无己注:"皮肤言浅,骨髓言深;皮肤言外,骨髓言内。"

通过成无己注可知:"热在皮肤"表示其热在外,热势尚浅;"热在骨髓"表示其热在内,热势已深。注释揭示原文的含义,故用"言"字表示。

刺手太阴阳明,其血如大豆,立已。(《太素·五藏热病》)杨上善注:"出血如豆,言其少也。"

厥阴之脉,令人腰痛,腰中如张弓弦。(《素问·刺腰痛论》)王冰注:"如张弓弦,言强急也。"

以上"其血如大豆"、"如张弓弦",均为比喻句。注释揭示其比喻义,故用"言"字表示。

二、曰、为、谓之

这三个术语既可解释词义,也可用来分辨同义词或近义词之间的细微差别。被释词放在术语之后。例如:

石药发瘨,芳草发狂。(《素问·腹中论》)王冰注:"多喜曰瘨,多怒曰狂。"

痈发于嗌中,名曰猛疽。(《太素·痈疽》)杨上善注:"腐肉为痈,烂筋坏骨为疽。"

工巧神圣,可得闻乎?(《素问·至真要大论》)林亿"新校正"云:"按《难经》云:望而知之谓之神,闻而知之谓之圣,问而知之谓之工,切脉而知之谓之巧。"

首例的"瘨"与"狂",次例的"痈"与"疽",末例的"神"、"圣"、"工"、"巧",都是近义词,通过"曰"、"为"、"谓之",分辨其细微差别,同时又解释了词义。

三、谓

以具体的概念解释抽象或宽泛的概念,多用"谓"字表示。被释词放在术语之前。例如:

脾之善恶,亦可得见乎?(《太素·四时脉形》)杨上善注:"善谓平和不病之脉也。"

血菀于上。(《素问·生气通天论》)王冰注:"上谓心胸也。"

"善"本是抽象概念,说明脉象,难确指。用"平和不病之脉"加以解释,则"善"的概念较具体。"血菀于上"的"上",所指部位比较宽泛,用"心胸"解释,则"上"所指部位就具体明确。

汉人注经,"谓"字的用法比较严格,只有以具体解释抽象或以一般解释特殊时才用"谓"字表示。六朝唐宋以来,注释家除继续沿用"谓"字的传统用法以外,在释词时,也使用"谓"字。《素问》王冰注中有许多这种用法。例如:

刺针必肃。(《素问·诊要经终论》)王冰注:"肃谓静肃。"

治之以兰,除陈气也。(《素问·阴阳应象大论》)王冰注:"除谓去也。陈谓久也。"

四、貌

"貌"字一般用在动词或形容词之后,以表示某种性质或状态。"貌"可译为"……样子",亦可不译。例如:

令人洒洒时寒。(《素问·诊要经终论》)王冰注:"洒洒,寒貌。"

有病肾风者,面胕庞然壅。(《素问·评热病论》)王冰注:"庞然,肿起貌。"

"洒洒"是形容词,"肿起"是动词,"貌"字分别放在它们的后面,表示寒冷的样子和肿胀的样子。

五、犹

近义词互相解释或用引申义解释本义,多用"犹"字表示。被释词放在术语之前。例如:

以气方吸而纳针。(《素问·八正神明论》)王冰注:"方犹正也。"

此荣气之所舍也。(《素问·疟论》)王冰注:"舍犹居也。"

日中而阳气隆。(《素问·生气通天论》)王冰注:"隆犹高也、盛也。"

首例之"方"与"正"、次例之"舍"与"居"是近义词,近义词互相解释,故用"犹"表示。"隆"的本义原指山中央高起的地方,引申为高与盛。末例之"隆"用的是引申义,故通过"犹"加以解释。

古注中的声训也常用"犹"字表示。例如:

会厌为吸门。(《难经·四十四难》)滑寿注:"厌犹掩也,谓当咽物时,合掩喉咙,不使含物误入,以阻其气之嘘吸出入也。"

蓟犹髻也,其花如髻也。(《本草纲目》第 15 卷草部李时珍注)

以上"曰"、"为"、"谓之"、"谓"、"貌"、"犹"6 个术语,都是专门用来解释词义的。

六、之言、之为言

这两个术语的作用除了释义外,还进行声训。释词与被释词之间必须具有声音上的联系,或者是读音相同,或者是具有双声或叠韵的关系。例如:

豆角谓之荚。(《广雅·释草》)王念孙《广雅疏证》记载:"荚之言夹也,两旁相夹,豆在中也,豆荚长而端锐如角然,故又名豆角。"

蓍,耆也。(《广雅·释草》)王念孙《广雅疏证》记载:"蓍之言耆也,龟之言久也。龟千岁而灵,蓍百年而神。"又云:"龟之为言久也,蓍之为言耆也。"

声训的目的在于推寻命名的原因。"荚"与"夹"同音。古人认为,"荚"之所以名"荚",乃取义于"夹",豆在当中,两旁有皮相夹,故名为"荚"。"蓍"(shī)从草耆声,古音与"耆"(qí)同音。《说文·艸部》记载:"蓍,蒿属,生千岁三百茎。从草耆声。""耆"义为老。故《尚书大传》记载:"蓍之为言耆也。"由于"蓍"与"耆"古音相同,且"蓍"与"耆"皆有"老"义,故通过"之言"或"之为言"以"耆"解"蓍"。古音"龟"与"久"同音,"龟"之所以名"龟",乃取义于"久"。

医书古注也有此类声训例子。例如：

脾之为言并也，谓四气并之也。(《素问·五运行大论》王冰注)

"脾"与"并"双声。什么叫"四气并之"呢？《素问·玉机真藏论》记载："脾脉者，土也，孤藏以灌四傍者也。"王冰注："纳水谷，化津液，溉灌于肝、心、肺、肾也。"脾主运化，把物质精微输送到肝、心、肺、肾中去，这就叫"四气并之"。

凡服下药，用汤胜丸。(《伤寒论·辨可下病脉证并治》)成无己注："汤之为言荡也，涤荡肠胃。"

"荡"从草汤声，古音与"汤"相同，今音与"汤"相近，故以"荡"释"汤"，并且通过"之为言"释"汤"命名的原因。通过声训推寻命名的原因，属于语源学范畴。一个事物叫这个名称而不叫另一个名称，在绝大多数情况下是由于约定俗成而形成的，与同音字并没有必然的内在联系，如"脾"之所以发 pí 的声音而称为"脾"，并不一定由于与"并"双声而得名。所以"声训"往往有穿凿附会的毛病。汉末刘熙《释名》大量使用声训法，所用"之言"、"之为言"术语有不少穿凿附会的解释。有些词汇的名称又与同音字有关，如"荚之言夹也"即是。由于古注中有"之言"、"之为言"的术语，而且使用得相当广泛，所以对其用法不可不知。段玉裁在《说文·示部》"裸"字下注云："凡云之言者，皆通其义以为诂训，非如读为之易其字，读如之定其音。"

如果释词和被释词不具有声音上的联系，就不能使用这两个术语。下列两例属于术语的误用：

沉而石者，是肾气内著也。(《素问·示从容论》)王冰注："石之言坚也。"

愿闻五官。(《灵枢·五阅五使》)张志聪注："官之为言司也。"

七、当为、当作

这是用来校勘讹字的术语。《说文·示部》"祇"字段玉裁注："古人云当为者，皆是改其形误之字。"讹字放在术语之前。例如：

肾热者，色黑而齿熇。(《太素·五藏痿》杨上善注："熇当为槁。色黑齿枯槁也。"

血气已尽，其病不可下。(《素问·离合真邪论》)林亿"新校正"云："按全元起本作血气已虚。尽字当作虚字，此字之误也。"

八、读为、读作

用本字解释通假字多用"读为"、"读作"表示，通假字放在术语之前。例如：

厌之令人呼噫嘻。(《素问·骨空论》)吴昆注："厌读作压。"

吴昆认为"厌"是通假字，"压"是本字，故用"读作"表示。

第三节 注释实例分析

本节就注释的实例加以分析，从中可以看出古注体例、释词方法、术语运用等情形。同时对古注释词不确切处，亦加说明。

过则为菑。阴淫寒疾 寒过则为冷〇
菑音灾，下同 阳淫热疾 热过则喘渴〇
喘，昌兖反 风淫末疾 末，四支也。
风为缓急。 雨淫腹疾

雨湿之气为泄注〇
泄息列反下如字 **晦淫惑疾** 晦,夜也。为宴寝过节,则心惑乱 **明淫心疾** 明,昼也。思虑烦多,心劳生疾〇思,息利反 [疏] 过则至心疾〇正义曰:上云淫生六疾,总谓气、味、声、色。此云过则为蛊,独

谓六气耳。过即淫也。故历言六气之淫,各生疾也。此六者,阴阳风雨有多时,有少时;晦明则天有常度,无多少时也。今言淫者,谓人受用此气,有过度者也。阴过则冷,阳过则热,风多则四支缓急,雨多则腹肠泄注。此四者,虽各以其气与人为病,若其能自防护,受之不多,则得无此病也。其晦明,亦是天气,不以病

人,但人用晦明过度,则人亦为病。晦是夜也,夜当安身,女以宜宿,近女过度,则心散乱也。明是昼也,昼以营务,营务出用心,思虑烦多,则心劳敝也。阴阳风雨,当受之有节,晦明当用之有限。无节无限,必为蛊害,故过则为蛊也〇注末四至缓急〇正义曰:人之身体,头为元首,四支为末,故以末为四支,谓手足也。

风气入身,则四支有缓急。
贾逵以末疾谓风眩也。

上面是《左传·昭公元年》中的一段文字及杜预注、孔颖达疏。大字是《左传》原文。紧接原文的小字是晋代杜预注。"〇"是间隔号。间隔号后的小字是唐代陆德明在《经典释文》一书里为一些生僻字作的释音。"疏"字下面的双行小字是唐代孔颖达解释原文和杜预注的文字。"过则至心疾"是孔颖达在作义疏时写的提示语,表示他下面解释"过则为蛊"至"明淫心疾"这段原文的意义。"注末四至缓急",也是提示语。杜预注说:"末,四支也。风为缓急。"孔颖达通过提示语,表示他解释的是杜预注。通过上面这段注疏,我们看到,注和疏既解释原文的词义,也解释原文的思想内容。汉代和唐代的人注释古书,一般把重点放在训释字词和音读上。训释字词常用的办法是释字和串讲。如"晦,夜也","明,昼也",属于释字;"寒过则为冷",是对"阴淫寒疾"的串讲,串讲的同时也解释了字的含义,如"寒过则为冷"的"过"解释原文的"淫"字,"冷"解释原文的"寒"字,通过连词"则",表明"阴淫寒疾"是一个条件复句。

以五味、五谷、五药养其病。
养犹治也,病由气胜负而生,攻其赢,养其不足者。五味、醯、酒、饴蜜、姜、盐之属。五谷,麻、黍、稷、麦、豆也。五药,草、木、虫、石、谷也。其治合之齐,则存乎神农、子仪之术云〇赢音盈,后不音者同。合,如字,又音阁,下同。 [疏] 注养犹至术云〇释曰:言"养犹治也"者,病者须养之,故云养犹治也。云"病由气胜负而生"者,假令夏时热病者体寒即是水,水赢而胜也,火气负而不足也,故言犹气胜负而生。云"攻其赢,养其不足"者,夏时病者,则五味中食甘、五谷中食稷,

以甘、稷是土之谷味,土所克水,是攻其赢也。土生于火,土是火之子,食甘、稷,为子养母之道,故云养其不足也。云"五味、醯、酒、饴蜜、姜、盐之属"者,醯则酸也,酒则苦也,饴蜜即甘也,姜即辛也,盐即咸也,郑不言五味酸咸等,而言醯醯酒之属,当时医方见用醯酒之等,故以言焉也。又

云"五谷,麻、黍、稷、麦、豆也"者,此依《月令》五方之谷,此五谷据养疾而食之,非必人于药分也。又云"五药,草、木、虫、石、谷也"者,草谓麻黄、芍药之类是也,木谓朴、杜仲之类是也,虫谓吴公、螵蛸之类是也,石谓磁石、白石之类是也,谷谓五谷之中麻、豆之等有人药分者是也。云"其治合之齐,则存乎神农子仪之术

云"者,案刘向云:"扁鹊治赵太子暴疾尸蹶之病,使子明炊汤,子仪脉神,子术案摩。"又《中经簿》云:"子仪《本草经》一卷。仪与义

一人也。若然,子义亦周末时人也,并不论神农。"案张仲景《金匮》云:神农能尝百药,则炎帝者也。言此二人能合和此术耳。

这是《周礼·天官冢宰·疾医》中的一句及其注疏。注疏分为三大部分:从"养犹治也"至"则存乎神农、子仪之术云",是汉末郑玄所作的注;从"赢音盈"至"下同",是唐初陆德明《经典释文》为郑玄注作的释音;"疏"字以下,是唐初贾公彦为郑玄注所作的义疏。古代经书的注疏体例大都如此。郑玄注对"养"、"五味"、"五谷"、"五药"作了词义解释,"病由气胜负而生,攻其赢,养其不足者"这段注语,是对病因及治法的简要说明。"其治合之齐,则存乎神农、子仪之术云"则提供了医学史料。古注一般都很简单,文字很少,但包含的内容很丰富。后人阅读汉人注释,对其释词、释事,往往理解得不够深入,所以唐代经学家对汉人注释再次作注,称为"疏"或"正义"。"疏"几乎对古注进行了逐字逐句的解释。如贾公彦疏解释"养"训"治"时说:"病者须养之,故云养犹治也。"既说明"养"之训"治",用的是引申义,也反映注释术语"犹"字用得恰到好处。然后对郑玄注作了逐句的解释与发挥。贾公彦疏引《中经簿》证明《本草经》为扁鹊弟子子仪(又写作子义)所撰,子仪为周末(战国末期)人。目录书《中经簿》古代有两部:一是魏秘书郎郑默作的《魏中经簿》;一是晋秘书监荀勖作的《晋中经簿》。两书都简称为《中经簿》,均已失传。《晋中经簿》是在《魏中经簿》的基础上撰成的。贾公彦疏引《中经簿》材料说明《本草经》成于战国末期子仪之手,这在考证《神农本草经》的作者与时代上又提供了一条值得思考的材料。

经书的注释既有注又有疏,医书的注释只有注而没有释"注"的"疏"。

伤寒所致太阳病，痓湿喝三种，宜应别论。 痓，当作痉，传写之误也。痓者，恶也，非强也。《内经》曰："肺移热于肾，传为柔痓。""柔为筋柔而无力，痓谓骨痓而不随也。"痓者，强也。《千金》以强直为痓。经曰：颈项强急，口噤，背反张者，痓。即是观之，痓为痉字明矣。

这是《伤寒论·辨痓湿喝脉证》及成无己注。此注在说明"痓"是讹字，当作"痉"。这对于纠正《伤寒论》"痓"字之误，进而纠正医书所有"痓"字之误，均有重要意义。"痓"字始见于魏。张揖《广雅》第 3 卷《释诂》记载："痓，恶也。"继见《玉篇》。"痓"的本义为凶恶，特指性恶而言。"痉"字见《说文·疒部》："痉，强急也。"身体屈伸困难曰强急。由于"痓"与"痉"形相近，故传写者把"痉"误为"痓"。凡医书之"痓"皆为"痉"之讹。

神有余，则泻其小络之血，出血，勿之深斥，无中其大经，神气乃平。 邪入小络，故可泻其小络之脉，出其血，勿深推针，针深则伤肉也。以邪居小络，故不欲令针中大经也。络血既出，神气自平。斥，推也。小络，孙络也。《针经》曰："经脉为里，支而横者为络，络之别者为孙络。"平，谓平调也。"新校正"云：详此注引《针经》曰：与《三部九候论》注两引之，在彼云《灵枢》，而此曰《针经》，则王氏之意，指《灵枢》为《针经》也。按今《素问》注中引《针经》者，多《灵枢》之文，但《灵枢》今不全，故未得尽知也。

这是《素问·调经论》中的文字及王冰注与林亿"新校正"。这段注释对于考证《针经》与《灵枢》的关系十分重要，历来被考据学家重视。王冰注首先对原文进行句读。他的注释有助于我们准确地句读。王冰注"出其血"作一句来读，则原文"出血"二字下应用逗号。"斥，推也。小络，孙络也"及"平，谓平调也"属于释词。引《针经》中的一段文字，意在证明释"小络，孙络也"是有根据的，属于引文证义。王冰这段注释简练有法。林亿则通过考察王冰的前后注文，有新的发现。《素问·三部九候论》记载："孙络病者，治其孙络血，血病身有痛者，治其经络。"王冰注："《灵枢》曰：'经脉为里，支而横者为络，络之别者为孙络。'由是孙络，则经之别支而横也。"经过前后对照发现，同一段文字，前注认为出自《灵枢经》，后注认为出自《针经》，则《针经》即《灵枢》是毫无疑义的。《灵枢》汉称《九卷》，皇甫谧称《针经》，至王冰始称《灵枢》，有时又称《针经》，则一书三名。整理文献和校勘，应该重视对一部书前后文、前后注的对比，从中可以发现非常有价值的材料。上举之例，即属此类。

天地合气，别为九野，分为四时，月有小大，日有短长，万物并至，不可胜量。
从道生一，谓之朴也。一分为二，谓天地也。从二生三，谓阴阳和气也。从三以生万物，分为九野、四时、日月，乃至万物，一一诸物，皆为阴阳气之所至。故所至处，不可胜量。

这是《太素·知针石》的文字及杨上善注。"九野"古指九州。此注出现"一分为二"成语，此语今为哲学概念。若考其语源，据今所知，始于杨上善注。明代张介宾《类经·阴阳应象大论》注亦用过"一分为二"一语，而推其始用，无早于杨上善者。

邪客于足少阴之络，令人嗌痛，不可内食，无故善怒，气上走贲上。 病令人嗌干痛，不可内食，无故善怒，气上走贲上也。贲，谓气奔也。"新校正"云：详王注以贲上为气奔者，非。按《难经》"胃为贲门"，杨玄操云："贲，鬲也。"是气上走鬲上也。经既云气上走，安得更以贲为奔上之解邪？

这是《素问·缪刺论》中的文字及王冰注与林亿"新校正"。医书多以"贲"指"膈"。王冰释"贲"为"气奔"，大误。"贲"固然有"奔"义，但是把此义置于"气上走贲上"句中，则全不可解。王冰并非不知"贲"有"鬲"（即"膈"字）义，因为他在《素问·脉要精微论》注释中就曾写道："贲，鬲也。"由于在释词上没有始终把握"因文求义"，即依据言语环境确定词义这一释词的基本原则，又加以注释篇幅巨大，难以细检每词注释之正误，以致出现"贲"字的误训。林亿对王冰注的批评是中肯的，改正是正确的。

五藏绝闭，脉道不通，气不往来，辟于随溺，不可为期。 辟于随溺，辟，卑至反，除也。谓不得随意溺也，如此急虚之病，亦有生者，故不可与为死期也。

　　这是《太素·真藏脉形》中的文字及杨上善注。此注有反切释音,有词义训释,有病理说明。就其词义训释观之,杨释"随"为"随意"是错误的。"随"古音与"堕"相近,故古书多以"随"代替"堕"字。"辟于随溺"之"随"即通"堕"。《素问·玉机真藏论》及《甲乙经·经脉》上篇"随"均作"堕"。

　　从上述古注例析中可看出,古注容量很大,几乎涉及原文的所有内容。但也应注意到,古注所反映的思想观点有时会有错误,词义有时误训,需要我们运用正确的思想观点加以批判地继承,并且择善而从。

第七章　修　辞

修辞，就是修饰词句，以增强语言表达效果的一门技术。

在我国现存最古老的书籍中，出现了大量的修辞实例。东汉王充的《论衡》、南朝梁刘勰的《文心雕龙》、唐代刘知几的《史通》等著作的一些篇章中，比较集中地论述了某些修辞手法。1898 年《马氏文通》的问世，标志着我国语法学的建立，并给修辞学的发展以很大的影响。在这之后的三四十年间，出版了一批修辞学专著，其中尤以唐钺的《修辞格》、陈望道的《修辞学发凡》、杨树达的《汉文文言修辞学》为佼佼者。这些著作，旁征博引，条分缕析，有的归纳修辞现象竟达 87 种之多（陈介白的《修辞学》）。从此，修辞学作为一门独立的学科而跻身于我国的语言学之林。

随着汉语的发展，修辞手法也在不断地推陈出新。古书中运用频率较高的一些修辞手法有的已不常见，古代医学著作中的某些比较特殊的修辞现象也几乎销声匿迹，这就给我们阅读古代医书造成了一定的困难。在本章里，我们选择古代医学著作中常见的 12 种修辞现象加以例析，以期扫除障碍，提高阅读古代医书的能力。

第一节　引用与讳饰

一、引用

为了说明某一问题或证实自己的论点而援引前人的言论或事例，这种修辞手法称为引用。引用一般有两种方式：说明出处的，叫明引；不说明出处，而只将前人的言论或事例编入自己文章中的，叫暗用。

（一）明引

《老子》曰："夫唯病病，是以不病。"《易》称："其亡其亡，系于苞桑。"是故养寿之士，先病服药，养世之君，先乱任贤，是以身常安而国永久也。（《思贤》）

圣学莫如仁，先生能以术仁其民，使无夭札，是即孔子老安少怀之学也。（《与薛寿鱼书》）

这两例都明引前人的言论。前一例借《老子·七十一章》和《易经·否》中的成语，使"先病服药"方能"身常安"、"先乱任贤"得以"国永久"的观点更具说服力。后一例引孔子"老者安之"、"少者怀之"两语（《论语·公冶长》），说明薛雪医术之可贵。

惟是皮质之难窥，心口之难辨，守中者无言，怀玉者不衒，此知医之所以为难也……噫！惟是伯牙常有也，而钟期不常有；夷吾常有也，而鲍叔不常有。此所以相知之难，自古苦之，诚不足为今日怪。（《病家两要说》）

今执途之人而问之曰：一瓢先生非名医乎？虽子之仇，无异词也。又问之曰：一瓢先生其理学乎？虽子之戚，有异词也。子不以人所共信者传先人，而以人所共疑者传先人，得毋以"艺成而下"之说为斤斤乎？……燕哙、子之何尝不托尧舜以鸣高，而卒为梓匠轮舆所笑。（《与薛寿鱼书》）

这两例都明引前人的事例。前一例借知音的钟子期之难得、知人的鲍叔牙之罕遇,以证实知医之不易。后一例引战国时期燕王哙为谋高名而让君位于相国子之,遂致内乱之事,说明薛寿鱼硬置薛雪于理学一流,乃是可笑可悲之举。

(二)暗用

崇饰其末,忽弃其本,华其外而悴其内。皮之不存,毛将安附焉?(《伤寒论·序》)

今乃谨修薄礼,仰渎严颜,伏望怜鄙夫之问,为之竭焉。见互乡之童,与其进也,使得常常之见,得闻昧昧之思。(《上东垣先生启》)

《左传·僖公十四年》有"皮之不存,毛将安附"句。张仲景套用这一成语,形象地说明唯务名利而不精究方术所造成的严重后果。"见互乡之童,与其进也"语出《论语·述而》。罗天益暗用此语,希望李东垣能像孔子接纳互乡的童子那样,扶掖自己入门深造。引语恰如其分,感情更见真挚。这两例都是暗用前人的言论。

言不能传之于书,亦不能喻之于口。其精过于承蜩,其察甚于刻棘……此治疾之难,二也。(《良方·自序》)

愿陛下矜愍愚诚,听臣微志。庶刘侥幸,保卒余年。臣生当陨首,死当结草。(《陈情表》)

《庄子·达生》有痀偻老人承蜩事,言全神贯注;《韩非子·外储说左上》有卫人刻棘事,言观察精细。沈括引此两例,以证实"治疾之难"的论点。《左传·宣公十五年》记载:晋将魏颗没有听从其父魏武子临终前关于把遗妾殉葬的遗嘱,后与秦将杜回作战时,见一老人结草把杜回绊倒,因而擒获杜回。夜里他梦见结草老人,自称就是妾的父亲。李密举这个故事,说明司马炎若能让自己留在祖母身边,使祖母得以平安地度过晚年,则恩情深重,自己虽死也要报答。这两例都是暗用前人的事例。

古代医书中的引用有两点需要注意:一是所称"经曰"之"经",一般指《素问》、《灵枢》,但有时《难经》、《伤寒论》等书亦被称之为"经"。如《针灸问对》记载:"《经》曰:'知为针者,信其左,不知为针者,信其右。'"按引文,出处当为《难经·七十八难》。《伤寒明理论·方论》记载:"《经》曰:'桂枝本为解肌。'"查引语,出处乃是《伤寒论》第16条。这就需要依据引文来判定属于何"经",而不能认为凡"经"必是《内经》。二是所引出处偶有错误,需要细心核查,不可盲目转引。如有错引作者名的,《知医必辨·诊病须知四诊》记载:"虽仲景先师,谓'心中了了,指下难明',正要人细心领会耳。"引语实出王叔和的《脉经·序》。有错引书名的,《温疫论·原病》记载:"是为半表半里,即《针经》所谓'横连募原'是也。"《针经》通常指《灵枢》,"横连募原"不见于该书,而出自《素问·疟论》。有引错篇名的,《厘正按摩要术·立法》记载:"《生气通天论》:'冬不按跷,春不鼽衄。'"其实引语出于《素问·金匮真言论》。

二、讳饰

因不便直说,而用委婉的语句来修饰美化本意的修辞手法,叫讳饰。

古人讳言病,因而有关病的委婉语就使用得较多。例如:

老臣病足,曾不能疾走,不得见久矣。窃自恕,而恐太后玉体之有所郄也,故愿望见太后。(《触詟说赵太后》)

楚太子有疾,而吴客往问之,曰:"伏闻太子玉体不安,亦少间乎?"(《七发》)

刘子闲居,有负薪之忧。(《鉴药》)

兼闻稍有违和,虚火不时上升。(《张氏医通·痿痹门》)

上述数例中的"有所郄"、"不安"、"负薪之忧"、"违和",都是病的委婉说法。《太平御览》第 739 卷引《白虎通》记载:"天子疾称不豫,诸侯称负子,大夫称采薪,士称犬马。不豫者,不复豫政也;负子者,诸侯子民,今不复子民也;采薪、犬马,皆谦也。"

古人更讳言死,因而有关死的委婉语便运用得尤多。例如:

一旦山陵崩,长安君何以自托于赵?(《触詟说赵太后》)

有先生则活,无先生则弃捐填沟壑。(《扁鹊仓公列传》)

来时大夫人已不幸,陵送葬至阳陵。(《苏武传》)

生孩六月,慈父见背。(《陈情表》)

会向卒,哀帝复使向子侍中奉车都尉歆卒父业。(《〈汉书·艺文志〉序及方技略》)

子之大父一瓢先生,医之不朽者也,高年不禄。(《与薛寿鱼书》)

上述数例中的"山陵崩"、"填沟壑"、"不幸"、"见背"、"卒"、"不禄",都是死的委婉说法。《白虎通·崩薨》记载:"天子称崩"、"诸侯曰薨"、"大夫曰卒"、"士曰不禄"、"庶人曰死"。

此外,在外交辞令上也可见委婉的表达方式。例如:

夫差对曰:"寡人礼先壹饭矣。君若不忘周室而为弊邑宸宇,亦寡人之愿也。"(《勾践栖会稽》)

夫差不直说自己年长于勾践,而以"礼先壹饭"委婉地表述;不便讲不灭亡吴国,而说"为弊邑宸宇",意为给吴国留下像屋檐下那样一块小地方。

第二节 比喻与借代

一、比喻

当两个本质不同的事物之间有某点相似时,即可借助这一相似之处,用一事物来比方另一事物,这种修辞手法称为比喻。说得通俗一点,比喻就是打比方。一般来说,比喻辞格包括三种成分:正文(想说明的事物)、喻文(作比方的事物)和喻词。依据正文和喻词的出现与否,比喻大体可分为下列三种。

(一)明喻

正文、喻文和喻词都出现的比喻叫明喻。

精神之于形骸,犹国之有君也。(《养生论》)

驱驰药物,如孙吴之用兵;条派病源,若神禹之行水。(《上东垣先生启》)

在前一例中,"精神之于形骸"是正文,"国之有君"是喻文,"犹"系喻词。将比较抽象的精神与形骸的关系比作相对形象的国与君的关系。在后一例中,作者以"孙吴之用兵"比方用药的疗效,用"神禹之行水"比方辨证的精确,形象地赞誉了李杲的高超医技。"如"和"若"皆为喻词。

(二)暗喻

略去喻词,只出现正文和喻文的比喻叫暗喻。

有良言甫信,谬说更新,多歧亡羊,终成画饼。此无主之为害也。有最畏出奇,惟求稳当,车薪杯水,难免败亡。此过慎之为害也。(《不失人情论》)

故用附子肉桂之辛热,壮其少火,灶底加薪,枯笼蒸溽,槁禾得雨,生意唯新。(《医贯·消渴论》)

上一例,以"多歧亡羊"比方"良言甫信,谬说更新"之无所适从,用"车薪杯水"比方"最畏出奇,惟求稳当"之毫无效果。下一例,连用"灶底加薪"、"枯笼蒸溽"、"槁禾得雨"三条喻文,来比方"用附子肉桂之辛热,壮其少火"之得当及时,从而构成博喻的形式。

(三)借喻

喻词和正文都不出现,只用喻文来表示的比喻叫借喻。

或益之以畎浍,而泄之于尾闾。(《养生论》)

刘河间医如橐驼种树,所在全活,但假冰雪以为春,利于松柏而不利于蒲柳。(《诸医论》)

上一例的"畎浍"喻补益之少,"尾闾"喻消耗之多。下一例的"冰雪"比喻寒凉药,"春"比喻愈病之药,"松柏"比喻健壮的体质,"蒲柳"比喻虚弱的体质。

二、借代

当两个事物不相类似,却有不可分离的关系时,即可借助这一关系,用一事物代替另一事物,这种修辞手法叫借代。借代的类型较多,这里介绍古代医书中比较常见的几种现象。

(一)用事物的特征、标记代事物

深泉净滢,鳞介咸分。(《黄帝内经素问注·序》)

臣衰,窃爱怜之,愿令得补黑衣之数,以卫王宫,没死以闻。(《触詟说赵太后》)

上一例的"鳞"指代有鳞片的水族,"介"指代有介壳的水族。这是以事物的特征代事物。下一例的"黑衣"为卫士的代称,因古代卫士都穿黑衣。这是以事物的标记代事物。

(二)用事物的作者、产地代事物

孙思邈,京兆华原人,通百家说,善言老子、庄周。(《孙思邈传》)

始兴为上,次乃广、连,则不必服。(《与崔连州论石钟乳书》)

上一例的"老子"、"庄周"分别借代老子、庄周的学说。这是以事物的作者代事物。下一例的"始兴"、"广"、"连"分别指代始兴和广州、连州出产的石钟乳。这是以事物的产地代事物。

(三)用事物的所在代事物

夫一人向隅,满堂不乐。(《大医精诚》)

猥以微贱,当侍东宫。(《陈情表》)

上一例的"满堂"指代满堂之人。下一例的"东宫"为太子所居之处,指代太子。

(四)用事物的材料代事物

粟罄于惰游,货殚于土木。(《神灭论》)

迄明,始有吴鹤皋之集《医方考》,文义清疏,同人脍炙。是以梨枣再易,岂为空谷足音,故见之而喜欤?(《医方集解·序》)

上一例的"土木"指代用土木制作的佛像。下一例的"梨枣"指代书版,因为梨木、枣木是古代刻书用的材料。

（五）特定和普通相代

所从来者至深远,淹滞永久而不废,虽令扁鹊治内,巫咸治外,尚何及哉!(《七发》)

民心日离而君孤立于上,故匹夫大呼,不终日而百疾皆起,秦欲运其手足肩膂,而漠然不我应矣。(《药戒》)

上一例的"扁鹊"、"巫咸"指代像扁鹊、巫咸那样高明的医生。这是以特定代普通。下一例的"匹夫"特指陈胜。这是以普通代特定。

（六）具体和抽象相代

仆昔疾病,性命危笃,尔时虽十周程张朱何益?而先生独能以一刀圭活之。(《与薛寿鱼书》)

或尊贵执言难抗,或密切偏见难违。(《不失人情论》)

上一例的"刀圭"本为量药的工具,这里指代药物。这是以具体代抽象。下一例的"尊贵"指尊贵的人,"密切"指亲近的人。这是以抽象代具体。

（七）部分和全体相代

干戈未靖,乡村尚淹。瞻望北斗,怀想西湖。(《理瀹骈文》)

伯有被甲,彭生豕见,《坟》、《索》著其事。(《神灭论》)

《理瀹骈文》的作者吴尚先是杭州人,他怀想的是杭州,而不只是其中的西湖,所以这里的西湖指代杭州,这是以部分代全体。"伯有被甲"、"彭生豕见"两事皆出于《左传》,而《坟》、《索》本泛指古籍,这里指代《左传》,这是以全体代部分。

（八）原因和结果相代

胃既不安稼穑,何反胜任血肉之味?(《张氏医通·诸呕逆门》)

汉皇重色思倾国,御宇多年求不得。(《唐诗三首》)

上一例的"稼穑"意为播种和收藏,即农业劳动,这里指代谷物。农业劳动是产生谷物的原因,所以这里以原因代结果。下一例的"倾国"指代佳人。《汉书·孝武李夫人传》记载:"北方有佳人,绝世而独立。一顾倾人城,再顾倾人国。"佳人是原因,倾国乃其结果;以"倾国"代佳人,应看作结果代原因。

第三节 避复与复用

一、避复

为避免重复而变化其词,即上下文用不同的词句来表达相同的意义,这种修辞手法称为避复。

（一）实词避复

由是午前卯后,太阴生而疾温;离左酉南,月朔死而速冷。(《标幽赋》)

舍陟厘而取荊藤,退飞廉而用马蓟。(《新修本草·序》)

今子有大树,患其无用,何不树之于无何有之乡,广莫之野,彷徨乎无为其侧,逍遥乎寝卧其下?(《逍遥游》)

第一例中的"太阴"和"月朔"都指月亮,这是变化名词。第二例中的"舍"与"退"、"取"与"用"同义,这是变化动词。第三例中的"彷徨"与"逍遥"皆为自得之貌,这是变化形容词。

(二)虚词避复

余于冬月正伤寒,独麻黄、桂枝二方,作寒郁治,其余俱不恶寒者,作郁火治。此不佞之创论也。(《医贯·温病论》)

暴壅塞,忽喘促……骤肿暴满。(《中藏经·阳厥论》)

心小则安,邪弗能伤,易伤以忧;心大则忧不能伤,易伤于邪。(《甲乙经·五藏大小六府应候》)

其脉滑大以代而长者,病从外来。(《甲乙经·经脉上》)

是王脉耶?将病脉也?(《难经·十五难》)

第一例中的"不佞"为谦词,用作自称,与"余于冬月正伤寒"的"余"同义,这是变化代词。第二例中的"暴"、"忽"、"骤"都意为突然,这是变化副词。第三例中的"以"、"于"皆意为被,这是变化介词。第四例中的"以"与"而"全释为"又",这是变化连词。第五例中的"耶"与"也"同义,这是变化助词。

(三)词组、句子避复

八谷,生民之天,不能辨其种类;三荪,日用之蔬,罔克灼其质名。(《李时珍传》)

基本实者,得宣通之性,必延其寿;基本虚者,得补益之情,必长其年。(《中藏经·论服饵得失》)

第一例中的"不能辨"与"罔克灼"意义相同,这是变化词组。第二例中的"延其寿"与"长其年"同义,这是变化句子。

二、复用

同义、反义或连类之词复用,以协调音节、加强语势的修辞手法叫复用。

(一)同义复用

故阴阳四时者,万物之终始也,死生之本也,逆之则灾害生,从之则苛疾不起,是谓得道。(《素问·四气调神大论》)

其王阮傅戴,吴葛吕张,所传异同,咸悉载录。(《脉经·序》)

是虽相去百世,县年一纪,限隔九州,殊俗千里,然其亡征败迹,若重规袭矩,稽节合符。(《思贤》)

大庇苍生,普济黔首。(《新修本草·序》)

第一例,"灾"与"害"同义。"苛"同"疴",《说文·疒部》记载:"疴,病也。"是"苛"与"疾"义同。第二例,"咸"与"悉"、"载"与"录"分别同义。第三例,"亡征"与"败迹"、"重规"与"袭矩"、"稽节"与"合符"意义分别相同。第四例,两句一义。

(二)反义复用

即举一词而连及其反义词,复用后的词义仍偏于一词。

伤寒六七月,目中不了了,睛不和,无表里证;大便难,身微热者,此为实也。急下之,宜大承气汤。(《伤寒论》第252条)

见病者以手弊目,观其饮啖。盖目眦尽肿,不可开合也。(《医话三则》)

生子不生男,缓急无可使者!(《扁鹊仓公列传》)

夫为医之法,不得多语调笑,谈谑喧哗,道说是非,议论人物,衒耀声名,訾毁诸医,自矜

己德。(《大医精诚》)

第一例,既明言实证,宜大承气汤下之,则知"无表里证"当意为无表证,"表里"偏义于表。第二例,既说"观其饮啖"而须"以手擘目",则知病人之目不能自然张开,因此"开合"偏义为"开"。第三例,"缓急"偏义为"急"。第四例,据文意,"是非"偏义为"非"。

(三)连类复用

即举一词而连及其同类词,复用后的词义仍偏于一词。

润之以风雨。(《周易》)

补者,以谷肉果菜养口体者也。(《汗下吐三法该尽治病诠》)

喜怒不节,则阴气上逆。(《素问·调经论》)

第一例,雨可润物而风不能,是知"风雨"偏义为"雨"。第二例,"谷肉果菜"用以养体,而不是养口,所以"口体"偏义为"体"。第三例,同篇有"喜则气下"句,同书《举痛论》有"怒则气上"句,可证"喜怒"偏义为"怒"。

第四节　分承与错综

一、分承

下文数语(以两语为多,下同)分别承受上文数语,组成几套平行的结构,表示几个不同的意思,这种修辞手法叫分承,又称合叙或分系式。运用得当,既可避免文句板滞,又能收到言简意赅之效。分承的类型较多,下面例析几种。

是以八彩、重瞳,勋、华之容;龙颜、马口,轩、皞之状。(《神灭论》)

谓语"勋、华之容"分别承受主语"八彩、重瞳",组成"八彩,勋之容"和"重瞳,华之容"这两套平行的主谓结构。谓语"轩、皞之状"分别承受主语"龙颜、马口",组成"龙颜,轩之状"和"马口,皞之状"这两套平行的主谓结构。这是主谓并举的分承。

解惑者,尽知调阴阳,补泻有余不足。(《灵枢·刺节真邪》)

下文的两个宾语"有余"(指邪气有余)和"不足"(指正气不足)分别承受上文的两个动词"补"和"泻",组成"补不足"和"泻有余"这两套平行的动宾结构。这是动宾并举的分承。

繁启蕃长于春夏,畜积收藏于秋冬。(《天论》)

介宾词组"于春"、"于夏"分别承受谓语"繁启"和"蕃长","于秋"、"于冬"分别承受谓语"畜积"和"收藏"。上句组成"繁启于春"、"蕃长于夏"这两套平行的述补结构,下句组成"畜积于秋"、"收藏于冬"这两套平行的述补结构。这是述补并举的分承。

所以春夏秋冬孟月之脉,仍循冬春夏秋季月之常,不改其度。(《医门法律·秋燥论》)

"孟月"为每季第一月,"季月"为每季第三月。宾语"冬春夏秋季月之常",通过谓语"仍循",与主语"春夏秋冬孟月之脉"并举,构成四套平行结构:春孟月之脉仍循冬季月之常,夏孟月之脉仍循春季月之常,秋孟月之脉仍循夏季月之常,冬孟月之脉仍循秋季月之常。这是主宾并举的分承。

嗜酒之人,病腹胀如斗,前后溲便俱有血。(《张氏医通·诸气门》)

下文的两个中心词"溲"和"便"分别承受上文的两个定语"前"和"后",组成"前溲"和"后便"这两套平行的定(定语)心(中心词)结构。这是定心并举的分承。

补水所以制火,益金所以平木;木平则风息,火降则热除。(《菊》)

"火降则热除"承"补水所以制火","木平则风息"承"益金所以平木",构成"补水所以制火,火降则热除"和"益金所以平木,木平则风息"这两套平行的分句。这是分句分承。

高医导以药石,救以砭剂,圣人和以至德,辅以人事,故体有可愈之疾,天有可振之灾。(《孙思邈传》)

依文章意为:高医导以药石,救以砭剂,故体有可愈之疾;圣人和以至德,辅以人事,故天有可振之灾。这也属于分句分承。

在上述第一、三、五、七例中,下文两语分别顺承上文两语。如果将上文两语依次用符号 A1A2 来代替,下文两语依次用符号 B1B2 来代替,则这类分承的形式即为 A1B1、A2B2(第四例为四语顺承,其形式应为 A1B1、A2B2、A3B3、A4B4)。在第二、六两例中,下文两语分别错承上文两语,如果同样以符号代替,则这类分承的形式即为 A1B2、A2B1。

二、错综

交错使用上下文的名称或语序的修辞手法叫错综。错综可划分为错名和错序两类。

(一)错名

错名亦称两名错举,即上下文故意交错使用分属不同范畴的两名。

中古名医,在俞跗、医缓、扁鹊,秦有医和,汉有仓公。(《甲乙经·序》)

医和是春秋时秦国医学家,因此"秦"指秦国,而非嬴政所开创的秦代;仓公为西汉医学家,所以"汉"指汉代。这样,上文用国名,下文用朝代名,"秦"、"汉"遂成错举之名。

七曜纬虚,五行丽地。(《素问·天元纪大论》)

"虚"意为"天"。《前赤壁赋》"浩浩乎如冯虚御风"的"虚",各家多注为"天空",可证。下文言"地",上文不说"天",而换用另一范畴的同义词,使"虚"与"地"错名,产生一种文词变化之趣。

得病二三日,脉弱,无太阳柴胡证。(《伤寒论》第 251 条)

"柴胡"当指少阳。因为小柴胡汤是少阳病证的主方,所以少阳病证又称小柴胡汤证,简称柴胡证。这样,上文言"太阳",下文不说"少阳",而写"柴胡",使"太阳"与"柴胡"两名错举。

阴病治官,阳病治府。(《脉经·持脉轻重法》)

《素问·灵兰秘典论》有"凡此十二官者,不得相失也"句,赅脏腑而通谓之官。又,脏腑分阴阳,则脏为阴,腑属阳。可见"阴病治官"的"官"意为"脏",与下文的"府"错举。

(二)错序

所谓错序,就是交错语序的意思,即把前后词语的顺序故意安排得参差不一,以见文法之多变,语势之矫健。对这种修辞现象,前人曾给以种种命名,或谓错综其语,或曰相错成文,或言蹉对,或称拗语。在古代医书中,比较常见的是主谓错序和动宾错序两种。

主谓错序:在上下两个主谓词组中,一个是正常的语序,即主语在前,谓语在后;另一个是反常的语序,即谓语在前,主语在后,从而使两个主谓词组形成错序的现象。

伤寒热少微厥,指头寒,嘿嘿不欲食。(《伤寒论》第 339 条)

上文"热少"是主谓词组,而下文"微厥"却倒置主谓,构成错序。这是上正下倒。

空青,味甘寒,主盲目耳聋。(《神农本草经·玉石部》)

下文"耳聋"为主谓词组,上文不写"目盲",却说"盲目",遂致错序。这是下正上倒。

动宾错序:在两个动宾词组中,一个是正常的语序,即动词在前,宾语在后;另一个是反常的语序,即宾语在前,谓语在后,从而使两个动宾词组形成错序的现象。

刺针必肃,刺肿摇针,经刺勿摇。此刺之道也。(《素问·诊要经终论》)

上文"刺肿"是动宾语序,而下文"经刺"却倒置动宾,错序现象因之而生。这是上正下倒。

大风乃至,屋发折木。(《素问·六元正纪大论》)

下文"折木"为动宾语序,上文应说"发屋"(意为掀开屋顶),却写成"屋发",是为动宾错序。这是下正上倒。

第五节　举隅与互备

一、举隅

举一义或局部之义而其义周遍的修辞手法叫举隅。细论之,举隅可分为下列三类。

(一)举此赅彼

凡十一藏,取决于胆也。(《素问·六节藏象论》)

其切似履冰渊,可禁者毋妄丝毫。(《外科正宗·痈疽治法总论》)

前一例中,"十一藏"应包括五脏六腑,是合脏腑而通谓之"藏","腑"之义寓于"藏"字之中。后一例,《诗经·小雅·小旻》有"战战兢兢,如临深渊,如履薄冰"句,可见"履冰渊"是履薄冰、临深渊的意思。这是举"履"而赅"临"。

(二)举此见彼

病者腹满,按之不痛为虚,痛者为实,可下之。(《金匮要略·五藏风寒积聚病脉证并治》)

冬则闭塞。闭塞者,用药而少针石也。(《素问·通评虚实论》)

前一例,既然"(按之)痛者为实,可下之",那么"按之不痛为虚",自然不可下之。举此"可下之"之文,而见彼"不可下之"之义。后一例,举下文"少(用)针石",见上文的"用药"当为多用药的意思。因为冬时之气闭藏于体内,而针石宜治外,汤药善治内,故云。

(三)举偏概全

文中只举局部之语,而其同类之义周备的修辞手法叫举偏概全。

而五味或爽,时昧甘辛之节。(《新修本草·序》)

怀身七月,太阴当养不养。(《金匮要略·妇人妊娠病脉证并治》)

前一例,举"甘辛"而概括甘、辛、酸、苦、咸五味。后一例,虽然只说妇人怀身七月,太阴当养不养,但十月养胎之患尽孕其中。对此,清代医学家张志聪说得十分透彻:"十月之中,各分主养之藏府,而各有当养不养之患。若止以七月论之,是举一隅不以三隅反也。"(《侣山堂类辨·金匮要略论》)

二、互备

上下文各言一语而其义互相具备的修辞手法叫互备。

越女侍前,齐姬奉后,往来游醮。(《七发》)

可平五脏之寒热,能调六腑之虚实。(《标幽赋》)

第一例,上文言"越女",下文说"齐姬",而上下文皆有"越女"、"齐姬"之意,即为越女,齐姬既侍前又奉后。第二例,杨继洲说:"言针能调治脏腑之疾,有寒则温之,热则清之,虚则补之,实则泻之。"据此,以上两句意为:可平五脏六腑之寒热,能调五脏六腑之虚实。上句只讲"五脏",下句唯举"六腑"。而"五脏"与"六腑"之意上下句皆备。

第六节　倒装与省略

本节所介绍的倒装和省略,是《伤寒论》、《金匮要略》这一类古代方书中,出于修辞的需要而采取的特殊用法,与"语法"中所涉及的语序和省略问题不同。

一、倒装

为了体现方书的特点,使随证所用之方醒目易见,在古代方书中,往往将主治方剂置于条文之末,从而构成了一种特殊的倒装现象。对此,古代医学家曾予以各异的命名,或称"倒装法",或曰"兜转法"。依据主治方剂所倒叙内容的不同,可以大致分为下列四种类型。

(一)主治方剂与服用效果倒装

伤寒心下有水气,咳而微喘,发热不渴,服汤已,渴者,此寒去欲解也。小青龙汤主之。(《伤寒论》第41条)

"服汤已"之"汤"当指小青龙汤。因该汤属辛温之剂,服后寒去水散,胃阳转旺,渴象随之而生,正是"欲解"之征。据此,"小青龙汤主之"6字,在文意上应接"发热不渴"后。

(二)主治方剂与对比症状倒装

里水者,一身面目黄肿,其脉沉,小便不利,故令病水。假如小便自利,此亡津液。故令渴也。越婢加术汤主之。(《金匮要略·水气病脉证并治》)

"越婢加术汤"乃是散水之剂,如果小便自利,自非里水之证,当不可使用此汤。因此,按照文意,"越婢加术汤主之"7字应接在"故令病水"后。

(三)主治方剂与误治变证倒装

三阳合病,腹满身重,难以转侧,口不仁,面垢,谵语,遗尿。发汗则谵语,下之则额上生汗,手足逆冷。若自汗出者,白虎汤主之。(《伤寒论》第219条)

三阳经同病,而阳明经邪热独甚的病证,证候复杂,极易误治,因此条文列举汗下之禁,并指出误治后的变证,以引起人们的重视。实际上,证候虽属三阳,然而邪热聚焦胃中,故应从阳明热证主治,自然以白虎汤为允当。既然如此,"若自汗出者,白虎汤主之"10字,依照文意,应连在"遗尿"后。

(四)主治方剂与预后倒装

阳毒之为病,面赤斑斑如锦纹,咽喉痛,吐脓血,五日可治,七日不可治。升麻鳖甲汤主之。(《金匮要略·百合狐惑阴阳毒病脉证治》)

疗治阳毒,宜升麻鳖甲汤。"五日可治,七日不可治"言阳毒的预后,按文意,这两句应置于"升麻鳖甲汤主之"之后。

二、省略

中医治病，讲究辨证，因而证候的叙述一般较详，这在医案中尤为常见；而《伤寒论》、《金匮要略》属语录式文体，条文大都短小精悍，证候不便悉具。为了解决这一矛盾，张仲景往往借助修辞手法，略去一般的证候，而将其意隐含于极简练的文字中。略证法大致分为下列四种。

（一）证因病略

太阳病，发热无汗，反恶寒者，名曰刚痉。太阳病，发热汗出，而不恶寒，名曰柔痉。（《金匮要略·痉湿暍病脉证治》）

据同篇记载，痉病的证候有"身热足寒"、"颈项强急"、"恶寒"、"头热"、"面目红赤"、"头摇"、"口噤"、"背反张"等，而上面所引条文只举一二证候，就径称为痉，这是言病而略证的手法，即言痉病而略痉病之证。清代医学家徐忠可分析了不详述痉病证候的原因："痉，强直之谓也。痉病必有背项强直等证，故曰痉，即省文不言。但治痉病，刚柔之辨，最为吃紧，故特首拈无汗反恶寒为刚，有汗不恶寒为柔，以示辨证之要领耳。"（《金匮要略论注》第2卷）徐氏之说甚得略证法之真谛。

（二）证因汤略

伤寒汗出而渴者，五苓散主之；不渴者，茯苓甘草汤主之。（《伤寒论》第73条）

据同书第71条，五苓散主治的表证应为脉浮、微热、汗出，里证当是烦渴、小便不利。上述援引的经文证候不全，既以五苓散主治，则脉浮、烦渴等表里证理应俱备。经文不述，宜为言汤而略证的手法。吴谦等说："今惟曰汗出者，省文也。"（《医宗金鉴》第2卷）可证。另据同书第356条，茯苓甘草汤的主证是心下悸，原文不言，同样是言汤而略证的手法。这条经文之所以要运用略语法，是为了突出五苓散与茯苓甘草汤的辨证要点在于渴与不渴。

（三）证因脉略

太阳病，外证未解，脉浮弱者，当以汗解，宜桂枝汤。（《伤寒论》第42条）

从"外证未解"4字得知恶寒、发热、头痛等证犹在，然而只根据这些外证，不足以明白宜用桂枝汤的原因。因为若是自汗表虚，固然可用桂枝汤来解肌发汗；假如是无汗表实，则宜予麻黄汤以开腠发汗。但浮脉紧说明表实，脉浮弱反映表虚，因而经文虽不言自汗，但依"脉浮弱"3字，可知有自汗出，故宜用桂枝汤。

（四）证因证略

下利谵语者，有燥屎也，小承气汤主之。（《金匮要略·呕吐哕下利病脉证治》）

据《伤寒论》第210条"实则谵语，虚则郑声"句，则上引经文既有"谵语"一词，可见证属胃实，但阳明腑实证理应还有腹部胀痛、潮热、舌苔黄燥、小便黄赤等证候，经文之所以不一一具列，应看作是言证而略证的手法，即举谵语这一主证，而略去腹部胀痛等次证，以示辨别里实证的要领。

第八章　今　译

　　把古代汉语译为现代汉语称为今译。今译是解决阅读古代医书困难的一种重要手段和方法。通过逐字逐句的今译，不但解释了词义，而且对文章的语气、逻辑、连贯性等都能全面反映，使读者迅速而全面地掌握原文的思想内容和写作特点。经常练习今译，可以帮助我们更深入地理解原文，增强阅读古代医书的能力。

第一节　今译的标准

　　清末翻译家严复在《天演论》卷首的《译例言》中说："译事三难：信、达、雅。"提出了著名的"信、达、雅"三条标准。这三条标准，直到今天仍然为大多数人所赞同。不论是外语的翻译，还是古代汉语的今译，都大体上遵循这三条标准。

　　所谓"信"，就是要忠实地反映原文，语言准确；"达"就是要明白地表达原文，语言通顺；"雅"就是要规范地再现原文，语言优美。简言之，"信、达、雅"就是准确、通顺、优美。在这三条中，"信"是首要的标准。它要求准确无误地表达原文的思想内容，不能随心所欲地添枝加叶，更不能望文生义地穿凿附会。今译错误可产生严重的后果。例如：

　　[原文]宋建曰："……暮，要脊痛，不得溺，至今不愈。"建得之好持重。（《史记·扁鹊仓公列传》）

　　有一个注译本是这样今译的：宋建说："……傍晚，我腰脊疼痛，不能小便，到现在还没有痊愈。"宋建的病得之于性格稳重。

　　说宋建腰脊疼痛，不能小便，是因为"性格稳重"，实在让人费解。考察上文，宋建曾在雨天举弄方石，可知最后一句译文明显有误，应译为："宋建是由于喜好持举重物而得病。"

　　[原文]即今著吐汗下三篇，各条药之轻重寒温于左。仍于三法之外，别著《原补》一篇，使不预三法。

　　有一个直译本作了如下的今译：今天我编写吐、汗、下三篇，在左边分别列出药物的数量轻重、寒凉与温热。仍旧在三种治法之外，另外编写《原补》一篇，假使不预先谈此三种治法……

　　译文有三处明显的错误。首先，"于左"应译作"在下面"或"在文后"，因为古书竖排，右为上，左为下。而此处译作"在左边"。其次，"仍"义同"乃"，应译作"于是"，此处却译作"仍旧"。最后，"使不预三法"意思是"使它不牵涉三法"，译文却作"假使不预先谈此三种治法"。"使不预三法"本是一个完整的句子，译文竟与下文混在一起。这不仅谬析了句子之间的关系，而且使本句错误蜂起：动词"使"误作连词，"预"的"参预"义错为"预先"义，又谬增"谈此"二字足句。以上"左"、"仍"、"预"恰恰是这段话的重点词，均体现了古今词义的差别，结果全被译错。这样的译文有什么意义呢？只能将读者引入迷途。

　　准确是今译的生命。一定要仔细推敲，把握原文的含义，审慎地进行今译。有时看似正确，但一经推敲，便可能发现有误。例如：

　　[原文]和鹊至妙，犹或加思。（《脉经·序》）

［译文一］医和与扁鹊的医术很高明,有时还要多思考。

［译文二］医和与扁鹊的医术很高明,仍然要多思考。

按,"译文一"把"犹"译作"还",把"或"译作"有时",初看似无不可,但一经仔细推敲,便发觉欠妥。"犹或"是固定结构,"或"义同"犹",同义复用,意为"仍然"、"尚且"。以前句"和鹊至妙"为衬托,表示语意更进一步。因此"译文二"是准确的。

又如:

［原文］迨三月下旬,受敌者凡半月。解围之后,都人之不受病者,万无一二。(《内外伤辨惑》)

［译文一］等到三月下旬,蒙受敌人围困的人大约有半个月。解围以后,没有害病的京都人,万人中没有一二个。

［译文二］等到三月下旬,蒙受敌人围困的时间共有半个月。解围以后,没有害病的京都人,不到万分之一二。

"译文一"不明白"受敌者"中的"者"是指代时间,而误译为"人"。于是出现了"蒙受敌人围困的人大约有半个月"这样不合逻辑的句子。"译文二"是准确的。

当然,这绝不是说,译文只要具有准确性就行了。准确与通顺、优美是分不开的。译文诘屈聱牙或者平淡无奇,也就很难说是准确地表达了原文的思想内容和语言风格。所以"信"、"达"、"雅"三者是密不可分的,译文的通顺、优美是对准确性的更高要求。例如:

［原文］迨明,始有吴鹤皋之集《医方考》,文义清疏,同人脍炙。是以梨枣再易,岂为空谷足音,故见之而喜歟?然吴氏但一家之言,其于致远钩深,或未彻尽。(《医方集解·序》)

［译文一］到明代,才开始有吴鹤皋编集《医方考》一书,书中文字的含义清楚通疏,同行的人读着它就像品尝可口的脍炙之食,都称好,因此多次用梨木、枣木做书板进行刊刻,印了一版又一版。莫非像是空谷中的脚步声,因为它是稀罕的书,所以人们看见它就喜欢吗?然而吴氏只是一家的言论,它在从广度上探求、从深度上挖掘方面,有的没有深钻到底。

［译文二］到明代,才有吴鹤皋撰集《医方考》,文义明晰流畅,同行赞不绝口,因此多次刊刻出版。大概是难以遇到的著作,所以人们看到它就喜欢吧?然而吴氏的著作只是个人的见解,它在研究的广度和深度上,有的未能透彻详尽。

比较两种译文,明显感到"译文二"比"译文一"好。"译文一"在准确与通顺上差强人意,行文啰嗦,用词太俗,特别是对几个成语的今译过于拘泥呆板,未免不"雅"。相比之下,"译文二"不仅准确、通顺,而且简洁凝练、生动流畅,因而显得优美而有吸引力。

又如:

［原文］天覆地载,万物悉备,莫贵于人。(《素问·宝命全形记》)

［译文一］自然界天覆于上,地载于下,万物俱备,但在万物中人最宝贵。

［译文二］天地之间,万物俱备,可是什么东西都没有人宝贵。

［译文三］苍天覆盖着万物,大地托载着万物,天地之间万物齐备,可是没有什么比人更宝贵的了。

可以说三种译文都正确揭示了原文的含义,并且行文通畅,都做到了"信"和"达"。但相比之下,"译文三"显得有气势,更优美感人。

第二节 今译的类型和方法

一、今译的类型

今译不外乎两大类型,即直译和意译。

直译要求译文与原文的词性、词义、语法结构及逻辑关系一一对应,不任意改动词序和增删文字。这种方法能够忠实地再现原文的思想内容和语言风格,便于初学者古今对照、理解和掌握原著。对于古代的散文、科学论文及医学文献,一般宜采用直译的方式。例如:

[原文]故伤寒有承气之戒,呕哕发下焦之问。(《脉经·序》)

[译文一]《伤寒论》中承气汤的用法,在很多情况下须戒用;呕哕一般是属于中焦和上焦的病变,但也有因下焦气逆所致的。所以在诊治时,不应只着眼于中、上焦,还须审察下焦的情况。

[译文二]所以对伤寒(阳明病)有使用承气汤的禁忌,对呕吐呃逆病要提出下焦情况的问诊。

"译文一"从内容上看,并没有什么错误,但译者抛开原文,随意发挥医理,增添了许多不必要的文字。原文工丽整齐,如"伤寒"和"呕哕"相对,均指病证,译者却将"伤寒"译作《伤寒论》,使前后文义不谐。"译文二"采用直译的方法,紧扣原文的词义、句式逐字逐句对译。

又如:

[原文]天地之象分,阴阳之候列,变化之由表,死生之兆彰。不谋而遐迩自同,勿约而幽明斯契。(《黄帝内经素问注·序》)

[译文一]自然界的规律,阴阳征候的变化,死或生的预兆,没有预先商量而所见各种事理都相符合。

[译文二]分析了自然界的现象,列举了阴阳的征候,表述了变化的原因,指明了死生的征兆。不曾商议,可是远近的事理自然相同,不用相约,可是无形和有形的事物都能符合。

"译文一"字数和原文相当,似乎是简练了,但是对原文中的"分"、"列"、"表"、"彰"、"遐迩"、"幽明"等一系列关键词语竟舍去不译,从内容到句式均作了删改。这就有违原文,失去了真义。"译文二"采用了直译的方法,基本上做到了字、词、句落实,比较真实地再现了原文的风貌。其中把"天地之象分"等四个被动句对译成主动句,以体现现代汉语的表达方式,是合理的。

需要说明的是,不能把直译理解为字字对照的硬译。由于时代的差异,古今汉语的表达方式多有不同。比如古代汉语比较简略,有时如果字字对译,就会感到不通顺,甚至不好懂。古代有些词汇已经死亡,有的虚词业已不用,一些成语典故更是无法字字对译。在这种情况下,自然不能受原文的束缚,而应当合理地增添或删削一些词语。例如:

[原文]克期不愆,布阵有方,此又不可更仆数也。(《医学源流论·用药如用兵论》)

[译文一]限定时间,不得拖延,布阵要有方法,这些策略像更换仆人一样不能数尽的。

[译文二]严定期限,不得延误,布置阵势,有一定方案,这又不是换几个仆人可以数得清的。

[译文三]限定日期，不得失误，布列阵势，要有法度，这些问题又是数不胜数的。

"译文一"和"译文二"硬是机械地把末句中的成语"不可更仆数"逐字对译出来，结果都显得诘屈聱牙。再说"仆"也不是指仆人，而是指太仆，古代官名，掌傧相。"译文三"用"数不胜数"4字，准确地揭示了这个成语的含义，使译文简洁明了、一语中的。

从以上举例可以看出，用现代规范化的语言（普通话）今译古代汉语，要想绝对地直译是行不通的，在一定的语言环境中，可以增删个别词语。但是，这种增删必须是合理的，而且是十分谨慎的。

意译以传达原作的精神为目的，可以不受原文词序、语法结构的限制，即不要求与原文保持严格的对应关系。它是在直译基础上的一种再创造，同样以"信"为基础，而绝非脱离原文的任意发挥。

二、今译的方法

今译的方法包括直译和意译。直译的具体方法可概括为"对、换、留、删、补、移"6字。

（一）对

就是按原文的词序、结构、句式对译。由于白话文是文言文的继承和发展，所以彼此有很多相似之处。古代的单音词发展为现代的双音词，基本上都是以原来的单音词为词素而构成的双音词。这为对译带来很大的方便。今译时应将原文中的文言单音词对译为相应的以该词作词素的现代汉语双音词。例如：

[原文]郡守果大怒，令人追捉杀佗。郡守子知之，属使勿逐。（《华佗传》）

[译文]郡守果然十分恼怒，命令人追赶、捉拿、杀死华佗。郡守的儿子知道内情，嘱咐差役不要追逐。

译文注意同原文的词序、结构、句式对应，保持了原文的词性和功能。同时把原文可对译的单音词"果"、"怒"、"令"、"追"、"捉"、"杀"、"子"、"知"、"属"、"逐"等，逐一译成相应的现代汉语双音词，使其含义明确，符合现代汉语的用词习惯。

（二）换

就是把原文中不能或不宜对译的（指用它作词素组成的现代双音词来对译）古代词语，换成意义相同或相近的现代词语。由于时代的变迁，许多词的古今意义发生了变化，我们必须从现代汉语中选取恰当的词汇来翻译，而对原文中因活用而改变了词性和功能的词，更要注意从词义出发，换成相应的词语。例如：

[原文]病者一身尽疼，发热，日晡所剧者，名风湿。（《金匮要略·痓湿暍病脉证治》）

[译文]病人全身疼痛，发热，每到下午3～5时便加剧的，称为风湿病。

原文中的"晡（bū）"，在古代的地支纪时法中，指"申时"，相当于下午3～5时，"所"表示约数。而这些含义和用法，在现代汉语中已经不用了，因而换成"下午3～5时"。

又如：

[原文]近来，中国士大夫虽不涉江表，亦有居然而患之者。（《千金要方·风毒脚气状》）

[译文]近年来，中原的士大夫虽不到江南去，也有竟然而得这种病的人。

"中国"一词，在原文中指的是"中原"，而在现代汉语中，"中国"的词义已发生了变化。

又如：

[原文]同我者是之,异己者非之。(《不失人情论》)

[译文]与自己相同的意见就认为它正确,与自己不同的看法便认为它错误。

原文中的"是"、"非"都是形容词的意动用法,应分别译为"认为……正确"、"认为……错误",而不能只译为"正确"、"错误"。

（三）留

即把原文中的某些词语直接保留在译文中。主要有三方面的词语可采取这种"留"的方法。

一为专用名词术语。如书名——《素问》、《伤寒论》、《甲乙经》等,篇名——《上古天真论》、《辨少阳病脉证并治》、《藏府经络先后病脉证》等,人名——扁鹊、华佗、张仲景等,表字——明之(李杲)、东璧(李时珍)等,别号——抱朴子(葛洪)、启玄子(王冰)等,朝代名——秦、汉、南宋等,地名——邯郸、咸阳等,官名——朝议郎、太仆令、医学提举等,年号——建元、甘露、万历等,谥号——齐桓公(小白)、忠武侯(诸葛亮)等,度量衡——仞(长度)、斛(容积)、钧(重量)等,方剂名——小柴胡汤、建中丸、双解散等,药名——甘草、狗宝、冬虫夏草等,穴位名——承山、合谷、百会等,病证名——伤暑、冬温、阴阳交等,经络名——足少阴经、督脉、阳络等,脏器名——心、三焦、心包络等。

二为古今意义相同的基本词语。如马、羊、人、手、长、短、冷、热、蟋蟀、正直、主张等。基本词语一般具有全民性和稳固性,因此,《尔雅》、《方言》、《广雅》等古代辞书对基本词语不仅不加以解释,而且往往用它们来注释古语词、方言词、专门用语等。

三为常见易明的成语典故。如刻舟求剑、举一反三、班门弄斧等。

以上词语在今译时,一般都可保留在译文内。

（四）删

就是删略原文中的某些词语,不必译出。古代汉语中有些虚词,如发语词"盖"、"夫"等,结构助词"之"、"是"等,语气助词"者"、"也"等,在现代汉语里没有对应的词可译,而删去不译也不影响原文的含义。古代汉语一些表示谦敬的副词,现代汉语中往往没有相应的词对译,故也删略不译。例如:

[原文]伏念本草一书,关系颇重。(《白茅堂集·李时珍传》)

[译文]考虑本草一书,关系十分重大。

原文中的"伏"是表示谦敬的副词,常用于臣下对皇上的表章、奏折,现代已无这种用法,也没有相应的词替换,故删略不译。

又如:

[原文]谨闻命矣。(《素问·解精微论》)

[译文]我听到您的教导了。

原文中的"谨"是谦敬副词,在对话中表示对人的尊敬,对自己的谦卑,本身并没有具体的含义,可不必译出。

（五）补

就是补充译出原文里省略的成分,或根据上下文的逻辑关系,增补一些相应的词语,以求文意的畅达、完整和连贯。例如:

[原文]脾气散精,上归于肺,通调水道,下输膀胱。(《素问·经脉别论》)

[译文]脾气能输入物质的精微,(这些精微)向上输入到肺,(肺气)通调水道,又向下

输入到膀胱。

原文在第二、第三两个分句前,分别省略了主语"精"、"肺气"。今译时要把这些省略的词语补出,使文义畅达。

又如:

[原文]阳明病,面合赤色,不可攻之,必发热,色黄,小便不利也。(《伤寒论·辨阳明病脉证并治》)

[译文]阳明病,满面通红的,不可用攻下法,(若用攻下法),必定发热,面色黄,小便不通利。

详上下文,在"必发热"前,省略了"若攻之"之意。"必发热,色黄,小便不利也"本是假设复句,文中只出现推断的结果,而未出现假设的条件,所以今译时增补了"若用攻下法"一语。

又如:

[原文]黄精即钩吻,旋花即山姜,陶氏《别录》之差讹。(《白茅堂集·李时珍传》)

[译文](认为)黄精就是钩吻,旋花就是山姜,(这是)陶氏《别录》的错误。

乍一看,原文中前两个分句均是完整的判断句,似乎不需要增补什么。但是根据前后句子之间的逻辑关系,再考察药物本身,黄精并不是钩吻,旋花并不是山姜。原来这是陶氏《别录》中两个错误的判断。故今译时在句首增补"认为"二字,在末句前增补"这是"二字,遂使文意连贯通顺。

(六)移

就是移换语序。即从语义出发,按现代汉语的习惯对原文的语序、结构进行相应的调整。主要表现在,对古代汉语的几种特殊语序,如谓语置于主语前、宾语置于谓语前、定语置于中心语之后等,今译时要进行调整。此外,今译时需作语序调整的还有以下几种:

其一,介宾结构在句中作补语的,今译时将它调整到谓语之前。例如:

[原文]阿从佗求可服食益于人者,佗授以漆叶青粘散。(《华佗传》)

[原文]纵少觉悟,咸叹恨于所遇之初,而不知慎众险于未兆。(《养生论》)

第一例的介宾结构"于人"和"以漆叶青粘散"都充当补语,今译时应分别提到动词谓语"益"和"授"的前面。"益于人"译为"对于人有益","授以漆叶青粘散"译为"把漆叶青粘散传授给樊阿"。第二例的介宾词组"于所遇之初"和"于未兆"都充当补语,今译时应分别提到形容词谓语"叹恨"和由动宾词组充当的谓语"慎众险"的前面。"叹恨于所遇之初"译为"在得病时叹息悔恨","慎众险于未兆"译为"在病患未有征兆时防范各种危险"。

其二,"而"和"则"在句中作顺承连词并且位于主语之前,今译时一般要调整到该主语之后。例如:

[原文]世俗乐其浅近,相与宗之,而生民之祸亟矣。(《温病条辨·叙》)

[原文]逆之则灾害生,从之则苛疾不起。(《素问·四气调神大论》)

这两例中的"而"和"则"都是表示顺承的连词,分别出现在主语"生民之祸"和"灾害"、"苛疾"前,今译时把它们移到主语的后面,并都译为"就"或"便"。"而生民之祸亟矣"译为"人民的灾祸就频繁了","则灾害生"、"则苛疾不起"分别译为"灾害就发生"、"疾病便不出现"。

其三,数词在句中置于动词前的,今译时应调整到动词之后。例如:

[原文]岁历三十稔,书考八百余家,稿凡三易。(《本草纲目》王世贞序)

[原文]时行疫疠,非常有之病,或数年一发,或数十年一发。(《张氏医通·诸伤门》)

在第一例的"三易"中,数词"三"出现在动词"易"之前,在第二例的"一发"中,数词"一"出现在动词"发"之前,今译时应调整到动词之后。"三易"译为"修改三次","一发"译为"发作一次"。

其四,遇有下文两个词句分别承受上文两个词句的分承现象时,就依据词句间的意义联系来调整语序。例如:

[原文]耳目聪明,齿牙完坚。(《华佗传》)

[原文]夫粗工之治病,或治其虚,或治其实,有时而幸中,有时而不中。(《汗下吐三法该尽治病诠》)

第一例的"耳目聪明"和"齿牙完坚"都是词语分承:"聪"承受"耳","明"承受"目";"完"承受"齿","坚"承受"牙"。应调整为"耳聪目明"和"齿完牙坚",然后再加以今译。第二例的"或治其虚,或治其实,有时而幸中,有时而不中"为句子分承,根据作者张子和褒攻贬补的学术特点以及"粗工之治病"的上文,可知"有时而不中"承受"或治其虚","有时而幸中"承受"或治其实"。应调整为"或治其虚,有时而不中,或治其实,有时而幸中",然后再加以今译。

附录

简化字与繁体字对照表

说明:1.本表收录《简化字总表》(1986年新版)中的全部简化字,共2235个,遵照《简化字总表检字》的汉语拼音音序的排列顺序,多音字只取常用音,〔〕前为简化字,〔〕内为繁体字。2.字前标有"＊"号的是《简化字总表》规定可作偏旁用的简化字。3.《简化字总表》第二表中的14个简化偏旁,一般不能独立成字,本表未收。

A	ao	bang	贡〔貢〕	贬〔貶〕	镔〔鑌〕	钚〔鈈〕
a	鳌〔鰲〕	帮〔幫〕		辩〔辯〕	濒〔瀕〕	
锕〔錒〕	骜〔驁〕	绑〔綁〕	beng	辫〔辮〕	鬓〔鬢〕	c
	袄〔襖〕	谤〔謗〕	绷〔繃〕	变〔變〕	摈〔擯〕	cai
ai		镑〔鎊〕	镚〔鏰〕		殡〔殯〕	才〔纔〕
锿〔鎄〕	B			biao	膑〔臏〕	财〔財〕
皑〔皚〕	ba	bao	bi	镳〔鑣〕	髌〔髕〕	
霭〔靄〕	鲅〔鮁〕	鲍〔鮑〕	＊笔〔筆〕	标〔標〕		can
蔼〔藹〕	钯〔鈀〕	宝〔寶〕	铋〔鉍〕	骠〔驃〕	bing	＊参〔參〕
＊爱〔愛〕	坝〔壩〕	饱〔飽〕	贲〔賁〕	镖〔鏢〕	槟〔檳〕	骖〔驂〕
嫒〔嬡〕	＊罢〔罷〕	鸨〔鴇〕	＊毕〔畢〕	飚〔飆〕	饼〔餅〕	蚕〔蠶〕
瑷〔璦〕	耀〔耀〕	报〔報〕	哔〔嗶〕	表〔錶〕		惭〔慚〕
暖〔噯〕		鲍〔鮑〕	筚〔篳〕	鳔〔鰾〕	bo	残〔殘〕
暖〔曖〕	bai		荜〔蓽〕		馇〔餷〕	惨〔慘〕
嫒〔嬡〕	摆〔擺〕	bei	跸〔蹕〕	bie	钵〔鉢〕	穆〔穆〕
碍〔礙〕	〔襬〕	悫〔憊〕	滗〔潷〕	鳖〔鱉〕	拨〔撥〕	灿〔燦〕
	败〔敗〕	辈〔輩〕	币〔幣〕	瘪〔癟〕	鹁〔鵓〕	
an		＊贝〔貝〕	闭〔閉〕	别〔彆〕	馎〔餺〕	cang
谙〔諳〕	ban	钡〔鋇〕	毙〔斃〕		钹〔鈸〕	＊仓〔倉〕
鹌〔鵪〕	颁〔頒〕	狈〔狽〕		bin	驳〔駁〕	沧〔滄〕
铵〔銨〕	板〔闆〕	＊备〔備〕	bian	＊宾〔賓〕	铂〔鉑〕	苍〔蒼〕
	绊〔絆〕	呗〔唄〕	鳊〔鯿〕	滨〔濱〕	卜〔蔔〕	伧〔傖〕
ang	办〔辦〕		编〔編〕	槟〔檳〕		舱〔艙〕
肮〔骯〕		ben	＊边〔邊〕	傧〔儐〕	bu	
		锛〔錛〕	笾〔籩〕	缤〔繽〕	补〔補〕	

ce	诣〔詣〕	cheng	雏〔雛〕	cong	邓〔鄧〕
测〔測〕	颤〔顫〕	柽〔檉〕	储〔儲〕	聪〔聰〕	
恻〔惻〕	忏〔懺〕	蛏〔蟶〕	础〔礎〕	骢〔驄〕	di
厕〔廁〕	划〔劃〕	铛〔鐺〕	处〔處〕	枞〔樅〕	镝〔鏑〕
侧〔側〕	赪〔赬〕	赪〔赬〕	绌〔絀〕	苁〔蓯〕	觌〔覿〕
	chang	称〔稱〕	触〔觸〕	*从〔從〕	籴〔糴〕
cen	伥〔倀〕	枨〔棖〕		丛〔叢〕	敌〔敵〕
*参〔參〕	阊〔閶〕	诚〔誠〕	chuai		涤〔滌〕
	鲳〔鯧〕	惩〔懲〕	闯〔闖〕	cou	诋〔詆〕
ceng	*尝〔嘗〕	骋〔騁〕		辏〔輳〕	谛〔諦〕
层〔層〕	偿〔償〕		chuan		缔〔締〕
	鲿〔鱨〕	chi	传〔傳〕	cuan	递〔遞〕
cha	*长〔長〕	鸱〔鴟〕	钏〔釧〕	撺〔攛〕	
馇〔餷〕	肠〔腸〕	迟〔遲〕		蹿〔躥〕	dian
锸〔鍤〕	场〔場〕	驰〔馳〕	chuang	镩〔鑹〕	颠〔顛〕
镲〔鑔〕	厂〔廠〕	*齿〔齒〕	疮〔瘡〕	攒〔攢〕	癫〔癲〕
诧〔詫〕	怅〔悵〕	炽〔熾〕	闯〔闖〕	dang	巅〔巔〕
	畅〔暢〕	饬〔飭〕	怆〔愴〕	裆〔襠〕	点〔點〕
chai			创〔創〕	铛〔鐺〕	淀〔澱〕
钗〔釵〕	chao	chong		*当〔當〕	垫〔墊〕
侪〔儕〕	钞〔鈔〕	冲〔衝〕	cui	〔噹〕	电〔電〕
虿〔蠆〕		*虫〔蟲〕	缞〔縗〕	*党〔黨〕	钿〔鈿〕
	che	宠〔寵〕	chui	谠〔讜〕	
chan	*车〔車〕	铳〔銃〕	锤〔錘〕	挡〔擋〕	diao
搀〔攙〕	砗〔硨〕			档〔檔〕	鲷〔鯛〕
掺〔摻〕	彻〔徹〕	chou	cuo	砀〔碭〕	铫〔銚〕
觇〔覘〕		绸〔紬〕	鹾〔鹺〕	荡〔蕩〕	锅〔鍋〕
缠〔纏〕	chen	畴〔疇〕	错〔錯〕		鸢〔鳶〕
禅〔禪〕	谌〔諶〕	筹〔籌〕	锉〔銼〕	dao	钓〔釣〕
蝉〔蟬〕	尘〔塵〕	踌〔躊〕	chun	鱽〔魛〕	调〔調〕
婵〔嬋〕	陈〔陳〕	chuo	鲼〔鰆〕	祷〔禱〕	
谗〔讒〕	碜〔磣〕	雠〔讎〕	鹑〔鶉〕	岛〔島〕	die
馋〔饞〕	榇〔櫬〕	绸〔綢〕	纯〔純〕	捣〔搗〕	谍〔諜〕
*产〔產〕	衬〔襯〕	丑〔醜〕	莼〔蒓〕	导〔導〕	鲽〔鰈〕
浐〔滻〕	谶〔讖〕			dai	绖〔絰〕
铲〔鏟〕	称〔稱〕	ci	chuo	贷〔貸〕	de
蒇〔蕆〕	龀〔齔〕	鹚〔鷀〕	绰〔綽〕	绐〔紿〕	锝〔鍀〕
阐〔闡〕		辞〔辭〕	龊〔齪〕	*带〔帶〕	
冁〔囅〕	chu	词〔詞〕	辍〔輟〕	埭〔壔〕	deng
	出〔齣〕	赐〔賜〕			灯〔燈〕	ding
	锄〔鋤〕				镫〔鐙〕	钉〔釘〕
	*刍〔芻〕					顶〔頂〕

	dui	er	fen	〔複〕	ge	蛊〔蠱〕
订〔訂〕	怼〔懟〕	儿〔兒〕	纷〔紛〕	鳆〔鰒〕	鸽〔鴿〕	毂〔轂〕
锭〔錠〕	*对〔對〕	鸸〔鴯〕	坟〔墳〕	驸〔駙〕	搁〔擱〕	馉〔餶〕
diu	*队〔隊〕	饵〔餌〕	獖〔獖〕	鲋〔鮒〕	锅〔鍋〕	鹘〔鶻〕
铥〔銩〕		铒〔鉺〕	粪〔糞〕	负〔負〕	颌〔頜〕	谷〔穀〕
	dun	*尔〔爾〕	愤〔憤〕	妇〔婦〕	阁〔閣〕	鹄〔鵠〕
dong	吨〔噸〕	迩〔邇〕	债〔債〕	奋〔奮〕	个〔個〕	顾〔顧〕
*东〔東〕	镦〔鐓〕	贰〔貳〕			铬〔鉻〕	锢〔錮〕
鸫〔鶇〕	趸〔躉〕		F	G		
岽〔崠〕	钝〔鈍〕	F	feng	ga	gei	gua
冬〔鼕〕	顿〔頓〕	fa	*丰〔豐〕	钆〔釓〕	给〔給〕	刮〔颳〕
*动〔動〕		*发〔發〕	沣〔灃〕	gai		鸹〔鴰〕
冻〔凍〕	duo	〔髮〕	锋〔鋒〕	该〔該〕	geng	剐〔剮〕
栋〔棟〕	夺〔奪〕	罚〔罰〕	*风〔風〕	赅〔賅〕	赓〔賡〕	挂〔掛〕
胨〔腖〕	铎〔鐸〕	阀〔閥〕	沨〔渢〕	盖〔蓋〕	鹒〔鶊〕	
	驮〔馱〕		疯〔瘋〕	钙〔鈣〕	鲠〔鯁〕	guan
dou	堕〔墮〕	fan	枫〔楓〕		绠〔綆〕	关〔關〕
斜〔鈄〕	饳〔飿〕	烦〔煩〕	砜〔碸〕	gan		纶〔綸〕
斗〔鬥〕		矾〔礬〕	冯〔馮〕	干〔乾〕	gong	鳏〔鰥〕
窦〔竇〕	E	钒〔釩〕	缝〔縫〕	〔幹〕	龚〔龔〕	观〔觀〕
	e	贩〔販〕	讽〔諷〕	尴〔尷〕	巩〔鞏〕	馆〔館〕
du	额〔額〕	饭〔飯〕	凤〔鳳〕	赶〔趕〕	贡〔貢〕	鹳〔鸛〕
读〔讀〕	锇〔鋨〕	范〔範〕	赗〔賵〕	赣〔贛〕	唝〔嗊〕	贯〔貫〕
渎〔瀆〕	鹅〔鵝〕			绀〔紺〕		惯〔慣〕
椟〔櫝〕	讹〔訛〕	fang	fu		gou	掼〔摜〕
黩〔黷〕	恶〔惡〕	钫〔鈁〕	麸〔麩〕	gang	缑〔緱〕	
犊〔犢〕	〔噁〕	鲂〔魴〕	肤〔膚〕	*冈〔岡〕	沟〔溝〕	guang
牍〔牘〕	垩〔堊〕	访〔訪〕	辐〔輻〕	刚〔剛〕	钩〔鈎〕	*广〔廣〕
独〔獨〕	轭〔軛〕	纺〔紡〕	韨〔韍〕	枫〔棡〕	觏〔覯〕	犷〔獷〕
赌〔賭〕	谔〔諤〕		绂〔紱〕	纲〔綱〕	诟〔詬〕	
笃〔篤〕	鹗〔鶚〕	fei	凫〔鳬〕	钢〔鋼〕	构〔構〕	gui
镀〔鍍〕	鳄〔鱷〕	绯〔緋〕	绋〔紼〕	掆〔掆〕	购〔購〕	妫〔媯〕
	锷〔鍔〕	鲱〔鯡〕	辅〔輔〕	岗〔崗〕		规〔規〕
duan	饿〔餓〕	飞〔飛〕	抚〔撫〕		gu	鲑〔鮭〕
*断〔斷〕		诽〔誹〕	赋〔賦〕	gao	轱〔軲〕	闺〔閨〕
锻〔鍛〕	ê	废〔廢〕	赙〔賻〕	镐〔鎬〕	鸪〔鴣〕	*归〔歸〕
缎〔緞〕	诶〔誒〕	费〔費〕	缚〔縛〕	缟〔縞〕	诂〔詁〕	*龟〔龜〕
簖〔籪〕		镄〔鐨〕	补〔訃〕	诰〔誥〕	钴〔鈷〕	轨〔軌〕
			复〔復〕	锆〔鋯〕	贾〔賈〕	匦〔匭〕

		hu	hui	击〔擊〕	镓〔鎵〕	谏〔諫〕
诡〔詭〕	颌〔頜〕		挥〔揮〕	赍〔賫〕	夹〔夾〕	渐〔漸〕
鳜〔鱖〕		轷〔軤〕	辉〔輝〕	缉〔緝〕	浃〔浹〕	槛〔檻〕
柜〔櫃〕	hang	壶〔壺〕	翚〔翬〕	积〔積〕	颊〔頰〕	贱〔賤〕
贵〔貴〕	绗〔絎〕	胡〔鬍〕	诙〔詼〕	羁〔羈〕	荚〔莢〕	溅〔濺〕
刿〔劌〕	颃〔頏〕	鹕〔鶘〕	回〔迴〕	机〔機〕	蛱〔蛺〕	践〔踐〕
桧〔檜〕		鹄〔鵠〕	*汇〔匯〕	饥〔饑〕	铗〔鋏〕	饯〔餞〕
刽〔劊〕	hao	鹘〔鶻〕	〔彙〕	讥〔譏〕	郏〔郟〕	*荐〔薦〕
	颢〔顥〕	浒〔滸〕	贿〔賄〕	玑〔璣〕	贾〔賈〕	鉴〔鑒〕
gun	灏〔灝〕	沪〔滬〕	秽〔穢〕	矶〔磯〕	槚〔檟〕	*见〔見〕
辊〔輥〕	号〔號〕	护〔護〕	*会〔會〕	叽〔嘰〕	钾〔鉀〕	觇〔覘〕
绲〔緄〕			烩〔燴〕	鸡〔鷄〕	价〔價〕	舰〔艦〕
鲧〔鯀〕	he	hua	荟〔薈〕	鹡〔鶺〕	驾〔駕〕	剑〔劍〕
	诃〔訶〕	*华〔華〕	绘〔繪〕	辑〔輯〕		键〔鍵〕
guo	阁〔閤〕	骅〔驊〕	海〔海〕	极〔極〕	jian	涧〔澗〕
涡〔渦〕	阖〔闔〕	哗〔嘩〕	殨〔殨〕	级〔級〕	鹣〔鶼〕	铜〔鐧〕
埚〔堝〕	鹖〔鶡〕	铧〔鏵〕	讳〔諱〕	挤〔擠〕	鳒〔鰜〕	
锅〔鍋〕	颔〔頷〕	*画〔畫〕		给〔給〕	缣〔縑〕	jiang
蝈〔蟈〕	饸〔餄〕	婳〔嫿〕	hun	*几〔幾〕	戋〔戔〕	姜〔薑〕
*国〔國〕	合〔閤〕	划〔劃〕	荤〔葷〕	虮〔蟣〕	笺〔箋〕	将〔將〕
掴〔摑〕	纥〔紇〕	桦〔樺〕	阍〔閽〕	济〔濟〕	坚〔堅〕	浆〔漿〕
帼〔幗〕	鹤〔鶴〕	话〔話〕	浑〔渾〕	霁〔霽〕	鲣〔鰹〕	缰〔繮〕
馃〔餜〕	贺〔賀〕		珲〔琿〕	荠〔薺〕	缄〔緘〕	讲〔講〕
腘〔膕〕	吓〔嚇〕	huai		剂〔劑〕	鞯〔韉〕	桨〔槳〕
*过〔過〕		怀〔懷〕	hun	鲚〔鱭〕	*监〔監〕	奖〔獎〕
	heng	坏〔壞〕	馄〔餛〕	际〔際〕	歼〔殲〕	蒋〔蔣〕
H	鸻〔鴴〕		珲〔琿〕	绩〔績〕	艰〔艱〕	酱〔醬〕
ha		huan	诨〔諢〕	计〔計〕	间〔間〕	绛〔絳〕
铪〔鉿〕	hong	欢〔歡〕		系〔繫〕	谫〔譾〕	
	轰〔轟〕	还〔還〕	huo	骥〔驥〕	硷〔鹼〕	jiao
hai	黉〔黌〕	环〔環〕	钬〔鈥〕	觊〔覬〕	拣〔揀〕	胶〔膠〕
还〔還〕	鸿〔鴻〕	缳〔繯〕	伙〔夥〕	蓟〔薊〕	笕〔筧〕	鲛〔鮫〕
骇〔駭〕	红〔紅〕	镮〔鐶〕	镬〔鑊〕	〔穄〕	茧〔繭〕	鹪〔鷦〕
	荭〔葒〕	锾〔鍰〕	获〔獲〕	祸〔禍〕	裥〔襇〕	浇〔澆〕
han	讧〔訌〕	缓〔緩〕	〔穫〕	记〔記〕	捡〔撿〕	骄〔驕〕
预〔預〕		鲩〔鯇〕	祸〔禍〕	纪〔紀〕	睑〔瞼〕	娇〔嬌〕
韩〔韓〕	hou		货〔貨〕	继〔繼〕	俭〔儉〕	鹬〔鷸〕
阚〔闞〕	后〔後〕	huang			裥〔襇〕	饺〔餃〕
嗬〔嗊〕	鲎〔鱟〕	鳇〔鰉〕	J	jia	简〔簡〕	铰〔鉸〕
汉〔漢〕		谎〔謊〕	ji	斋〔齎〕		
			跻〔躋〕	家〔傢〕		

			kan	kua	馈〔饋〕	澜〔瀾〕
绞〔絞〕	赆〔贐〕	屦〔屨〕	龛〔龕〕	夸〔誇〕	篑〔簣〕	谰〔讕〕
侥〔僥〕	炀〔燴〕	据〔據〕	槛〔檻〕			斓〔斕〕
矫〔矯〕		剧〔劇〕		kuai	kun	镧〔鑭〕
搅〔攪〕	jing	锯〔鋸〕		㧟〔擓〕	鲲〔鯤〕	褴〔襤〕
缴〔繳〕	惊〔驚〕		kang	*会〔會〕	锟〔錕〕	蓝〔藍〕
觉〔覺〕	鲸〔鯨〕	juan	钪〔鈧〕	浍〔澮〕	壸〔壼〕	篮〔籃〕
较〔較〕	鹊〔鵲〕	鹃〔鵑〕		哙〔噲〕	阃〔閫〕	岚〔嵐〕
轿〔轎〕	泾〔涇〕	镌〔鐫〕	kao	郐〔鄶〕	困〔睏〕	懒〔懶〕
挢〔撟〕	茎〔莖〕	卷〔捲〕	铐〔銬〕	侩〔儈〕		览〔覽〕
峤〔嶠〕	经〔經〕	绢〔絹〕		脍〔膾〕	kuo	榄〔欖〕
	颈〔頸〕		ke	鲙〔鱠〕	阔〔闊〕	揽〔攬〕
jie	刭〔剄〕	jue	颏〔頦〕	狯〔獪〕	扩〔擴〕	缆〔纜〕
阶〔階〕	镜〔鏡〕	觉〔覺〕	轲〔軻〕	块〔塊〕		烂〔爛〕
疖〔癤〕	竞〔競〕	镢〔鐝〕	钶〔鈳〕		L	滥〔濫〕
讦〔訐〕	痉〔痙〕	镬〔鑊〕	颗〔顆〕	kuan	la	
洁〔潔〕	劲〔勁〕	谲〔譎〕	*壳〔殼〕	宽〔寬〕	蜡〔蠟〕	lang
诘〔詰〕	胫〔脛〕	诀〔訣〕	缂〔緙〕	髋〔髖〕	腊〔臘〕	锒〔鋃〕
撷〔擷〕	径〔徑〕	绝〔絕〕	克〔剋〕		镴〔鑞〕	阆〔閬〕
颉〔頡〕	靓〔靚〕		课〔課〕	kuang		
结〔結〕		jun	骒〔騍〕	诓〔誆〕	lai	lao
鲒〔鮚〕	jiu	军〔軍〕	锞〔錁〕	诳〔誑〕	*来〔來〕	捞〔撈〕
*节〔節〕	纠〔糾〕	鞿〔韉〕		矿〔礦〕	涞〔淶〕	劳〔勞〕
借〔藉〕	鸠〔鳩〕	钧〔鈞〕	ken	圹〔壙〕	莱〔萊〕	崂〔嶗〕
诫〔誡〕	阄〔鬮〕	骏〔駿〕	恳〔懇〕	旷〔曠〕	崃〔崍〕	痨〔癆〕
	鹫〔鷲〕		垦〔墾〕	纩〔纊〕	铼〔錸〕	铹〔鐒〕
jin	旧〔舊〕	K		邝〔鄺〕	徕〔徠〕	铑〔銠〕
谨〔謹〕		kai	keng	觊〔覬〕	赖〔賴〕	涝〔澇〕
馑〔饉〕	ju	开〔開〕	铿〔鏗〕	觋〔覡〕	濑〔瀨〕	唠〔嘮〕
觐〔覲〕	*车〔車〕	铠〔鎧〕			癞〔癩〕	耢〔耮〕
紧〔緊〕	驹〔駒〕	恺〔愷〕	kou	kui	籁〔籟〕	
锦〔錦〕	鹃〔鵑〕	垲〔塏〕	抠〔摳〕	窥〔窺〕	睐〔睞〕	le
仅〔僅〕	锔〔鋦〕	剀〔剴〕	眍〔瞘〕	亏〔虧〕	赉〔賚〕	鳓〔鰳〕
劲〔勁〕	举〔舉〕	铠〔鎧〕		岿〔巋〕		*乐〔樂〕
*进〔進〕	龃〔齟〕	凯〔凱〕	ku	溃〔潰〕	lan	饹〔餎〕
琎〔璡〕	榉〔櫸〕	闿〔闓〕	库〔庫〕	襟〔襀〕	兰〔蘭〕	
缙〔縉〕	讵〔詎〕	锴〔鍇〕	裤〔褲〕	愦〔憒〕	栏〔欄〕	lei
*尽〔盡〕	惧〔懼〕	忾〔愾〕	绔〔絝〕	聩〔聵〕	拦〔攔〕	镭〔鐳〕
浕〔濜〕	飓〔颶〕		喾〔嚳〕	匮〔匱〕	阑〔闌〕	累〔纍〕
荩〔藎〕	窭〔窶〕			蒉〔蕢〕		

缧〔縲〕
诔〔誄〕
垒〔壘〕
类〔類〕

li
*离〔離〕
漓〔灕〕
篱〔籬〕
缡〔縭〕
骊〔驪〕
鹂〔鸝〕
鲡〔鱺〕
礼〔禮〕
逦〔邐〕
里〔裏〕
锂〔鋰〕
鲤〔鯉〕
鳢〔鱧〕
*丽〔麗〕
俪〔儷〕
郦〔酈〕
厉〔厲〕
励〔勵〕
砺〔礪〕
*历〔歷〕
〔曆〕
沥〔瀝〕
坜〔壢〕
疬〔癧〕
雳〔靂〕
枥〔櫪〕
苈〔藶〕
呖〔嚦〕
疠〔癘〕
粝〔糲〕
砾〔礫〕
蛎〔蠣〕
栎〔櫟〕

轹〔轢〕
隶〔隸〕

lia
俩〔倆〕

lian
帘〔簾〕
镰〔鐮〕
联〔聯〕
连〔連〕
涟〔漣〕
莲〔蓮〕
鲢〔鰱〕
琏〔璉〕
怜〔憐〕
敛〔斂〕
蔹〔蘞〕
脸〔臉〕
恋〔戀〕
链〔鏈〕
炼〔煉〕
练〔練〕
潋〔瀲〕
殓〔殮〕
裣〔襝〕
裢〔褳〕

liang
粮〔糧〕
*两〔兩〕
俩〔倆〕
唡〔啢〕
谅〔諒〕
辆〔輛〕

liao
鹩〔鷯〕
缭〔繚〕
疗〔療〕
辽〔遼〕
了〔瞭〕
钌〔釕〕
镣〔鐐〕

lie
猎〔獵〕
䴕〔鴷〕

lin
辚〔轔〕
鳞〔鱗〕
临〔臨〕
邻〔鄰〕
蔺〔藺〕
躏〔躪〕
赁〔賃〕

ling
鲮〔鯪〕
绫〔綾〕
龄〔齡〕
铃〔鈴〕
鸰〔鴒〕
*灵〔靈〕
棂〔欞〕
领〔領〕
岭〔嶺〕

liu
飗〔飀〕
*刘〔劉〕
浏〔瀏〕
镏〔鎦〕
骝〔騮〕
馏〔餾〕

绺〔綹〕
馏〔餾〕
鹨〔鷚〕
陆〔陸〕

long
*龙〔龍〕
泷〔瀧〕
珑〔瓏〕
聋〔聾〕
栊〔櫳〕
砻〔礱〕
笼〔籠〕
茏〔蘢〕
咙〔嚨〕
昽〔曨〕
胧〔朧〕
垄〔壟〕
拢〔攏〕
陇〔隴〕

lou
瞜〔瞜〕
*娄〔婁〕
偻〔僂〕
喽〔嘍〕
楼〔樓〕
溇〔漊〕
蒌〔蔞〕
髅〔髏〕
蝼〔螻〕
耧〔耬〕
搂〔摟〕
嵝〔嶁〕
篓〔簍〕
瘘〔瘻〕
镂〔鏤〕

lu
噜〔嚕〕
庐〔廬〕
炉〔爐〕
芦〔蘆〕
*卢〔盧〕
泸〔瀘〕
垆〔壚〕
栌〔櫨〕
颅〔顱〕
鸬〔鸕〕
胪〔臚〕
鲈〔鱸〕
舻〔艫〕
*卤〔鹵〕
〔滷〕
*虏〔虜〕
掳〔擄〕
鲁〔魯〕
橹〔櫓〕
镥〔鑥〕
辘〔轆〕
辂〔輅〕
赂〔賂〕
鹭〔鷺〕
陆〔陸〕
*录〔錄〕
箓〔籙〕
绿〔綠〕
轳〔轤〕
氇〔氌〕

lü
驴〔驢〕
闾〔閭〕
榈〔櫚〕
屡〔屢〕
偻〔僂〕
褛〔褸〕

缕〔縷〕
铝〔鋁〕
*虑〔慮〕
滤〔濾〕
绿〔綠〕

luan
娈〔孌〕
栾〔欒〕
滦〔灤〕
峦〔巒〕
鸾〔鸞〕
脔〔臠〕
挛〔攣〕
孪〔孿〕
乱〔亂〕

lun
抡〔掄〕
*仑〔侖〕
沦〔淪〕
轮〔輪〕
囵〔圇〕
纶〔綸〕
伦〔倫〕
论〔論〕

luo
骡〔騾〕
脶〔腡〕
*罗〔羅〕
啰〔囉〕
逻〔邏〕
萝〔蘿〕
锣〔鑼〕
箩〔籮〕
椤〔欏〕
猡〔玀〕

荦〔犖〕
泺〔濼〕
骆〔駱〕
络〔絡〕

M
m
呒〔嘸〕

ma
妈〔媽〕
*马〔馬〕
蚂〔螞〕
玛〔瑪〕
码〔碼〕
犸〔獁〕
骂〔罵〕
吗〔嗎〕
唛〔嘜〕

mai
*买〔買〕
*麦〔麥〕
*卖〔賣〕
迈〔邁〕
荬〔蕒〕

man
颟〔顢〕
馒〔饅〕
鳗〔鰻〕
蛮〔蠻〕
瞒〔瞞〕
满〔滿〕
螨〔蟎〕
谩〔謾〕
缦〔縵〕
镘〔鏝〕

mang	谧〔謐〕	mou	铌〔鈮〕	nong	pang	ping
铓〔鋩〕	觅〔覓〕	谋〔謀〕	拟〔擬〕	*农〔農〕	鳑〔鰟〕	评〔評〕
		缪〔繆〕	腻〔膩〕	浓〔濃〕	庞〔龐〕	苹〔蘋〕
mao	mian		侬〔儂〕		鲆〔鮃〕
锚〔錨〕	绵〔綿〕	mu	nian	脓〔膿〕	pei	凭〔憑〕
铆〔鉚〕	渑〔澠〕	亩〔畝〕	鲇〔鮎〕		赔〔賠〕	
贸〔貿〕	缅〔緬〕	钼〔鉬〕	鲶〔鯰〕	nu	锫〔錇〕	po
	面〔麵〕		辇〔輦〕	驽〔駑〕	锫〔錇〕	钋〔釙〕
me		N	撵〔攆〕		pen	颇〔頗〕
么〔麼〕	miao	na		nü	喷〔噴〕	泼〔潑〕
	鹋〔鶓〕	镎〔鎿〕	niang	nü		钹〔鈸〕
mei	缈〔緲〕	钠〔鈉〕	酿〔釀〕	钕〔釹〕	peng	钷〔鉕〕
霉〔黴〕	缪〔繆〕	纳〔納〕			鹏〔鵬〕	
锚〔鎇〕	庙〔廟〕		niao	nüe		pu
鹛〔鶥〕		nan	*鸟〔鳥〕	疟〔瘧〕	pi	铺〔鋪〕
镁〔鎂〕	mie	*难〔難〕	茑〔蔦〕		纰〔紕〕	扑〔撲〕
	灭〔滅〕		袅〔裊〕	nuo	罴〔羆〕	仆〔僕〕
men	蔑〔衊〕	nang		傩〔儺〕	鲏〔鮍〕	镤〔鏷〕
*门〔門〕		馕〔饢〕	nie	诺〔諾〕	铍〔鈹〕	谱〔譜〕
扪〔捫〕	min		*聂〔聶〕	锘〔鍩〕	辟〔闢〕	镨〔鐠〕
钔〔鍆〕	缗〔緡〕	nao	颞〔顳〕		鹏〔鸊〕	朴〔樸〕
懑〔懣〕	闵〔閔〕	挠〔撓〕	嗫〔囁〕	O		
闷〔悶〕	悯〔憫〕	蛲〔蟯〕	蹑〔躡〕	ou	pian	Q
焖〔燜〕	闽〔閩〕	铙〔鐃〕	镊〔鑷〕	*区〔區〕	骈〔駢〕	qi
们〔們〕	*黾〔黽〕	恼〔惱〕	啮〔嚙〕	讴〔謳〕	谝〔諞〕	缉〔緝〕
	鳖〔鱉〕	脑〔腦〕	镍〔鎳〕	瓯〔甌〕	骗〔騙〕	桤〔榿〕
meng		闹〔鬧〕		鸥〔鷗〕		*齐〔齊〕
蒙〔矇〕	ming		ning	殴〔毆〕	piao	蛴〔蠐〕
〔濛〕	鸣〔鳴〕	ne	*宁〔寧〕	欧〔歐〕	飘〔飄〕	脐〔臍〕
〔懞〕	铭〔銘〕	讷〔訥〕	柠〔檸〕	呕〔嘔〕	缥〔縹〕	骑〔騎〕
锰〔錳〕			咛〔嚀〕	沤〔漚〕	骠〔驃〕	骐〔騏〕
梦〔夢〕	miu	nei	狞〔獰〕	怄〔慪〕	骠〔驃〕	鳍〔鰭〕
	谬〔謬〕	馁〔餒〕	聍〔聹〕			颀〔頎〕
mi	缪〔繆〕		拧〔擰〕	P	pin	蕲〔蘄〕
谜〔謎〕		neng	泞〔濘〕	pan	嫔〔嬪〕	启〔啓〕
祢〔禰〕	mo	泞〔濘〕		蹒〔蹣〕	频〔頻〕	绮〔綺〕
弥〔彌〕	谟〔謨〕		niu	盘〔盤〕	颦〔顰〕	*岂〔豈〕
〔瀰〕	馍〔饃〕	ni	钮〔鈕〕		贫〔貧〕	碛〔磧〕
猕〔獼〕	蓦〔驀〕	鲵〔鯢〕	纽〔紐〕			*气〔氣〕

讫〔訖〕
荠〔薺〕

qian
骞〔騫〕
谦〔謙〕
悭〔慳〕
牵〔牽〕
*佥〔僉〕
签〔簽〕
〔籤〕
千〔韆〕
*迁〔遷〕
钎〔釺〕
铅〔鉛〕
鹐〔鵮〕
荨〔蕁〕
钳〔鉗〕
钱〔錢〕
钤〔鈐〕
浅〔淺〕
谴〔譴〕
缱〔繾〕
堑〔塹〕
椠〔槧〕
纤〔縴〕

qiang
玱〔瑲〕
枪〔槍〕
锖〔錆〕
墙〔墻〕
蔷〔薔〕
樯〔檣〕
嫱〔嬙〕
锵〔鏘〕
羟〔羥〕
抢〔搶〕
炝〔熗〕
戗〔戧〕
跄〔蹌〕
呛〔嗆〕

qiao
硗〔磽〕
跷〔蹺〕
锹〔鍬〕
缲〔繰〕
翘〔翹〕
*乔〔喬〕
桥〔橋〕
硚〔礄〕
侨〔僑〕
鞒〔鞽〕
荞〔蕎〕
谯〔譙〕
*壳〔殼〕
窍〔竅〕
诮〔誚〕

qie
锲〔鍥〕
惬〔愜〕
箧〔篋〕
窃〔竊〕

qin
*亲〔親〕
钦〔欽〕
嵚〔嶔〕
骎〔駸〕
寝〔寢〕
锓〔鋟〕
揿〔撳〕

qing
鲭〔鯖〕
轻〔輕〕
氢〔氫〕
倾〔傾〕
赇〔賕〕
请〔請〕
顷〔頃〕
顾〔顧〕
庆〔慶〕

qiong
*穷〔窮〕
䓖〔藭〕
琼〔瓊〕
茕〔煢〕

qiu
秋〔鞦〕
鹙〔鶖〕
鳅〔鰍〕
巯〔巰〕

qu
曲〔麯〕
*区〔區〕
驱〔驅〕
岖〔嶇〕
躯〔軀〕
诎〔詘〕
趋〔趨〕
鸲〔鴝〕
龋〔齲〕
觑〔覷〕
阒〔闃〕

quan
权〔權〕
颧〔顴〕
铨〔銓〕
诠〔詮〕
绻〔綣〕
劝〔勸〕

que
悫〔愨〕
鹊〔鵲〕
阙〔闕〕
确〔確〕
阕〔闋〕

R

rang
让〔讓〕

rao
桡〔橈〕
荛〔蕘〕
饶〔饒〕
娆〔嬈〕
扰〔擾〕
绕〔繞〕

re
热〔熱〕

ren
认〔認〕
饪〔飪〕
纫〔紉〕
轫〔軔〕
纴〔紝〕
韧〔韌〕

rong
荣〔榮〕
蝾〔蠑〕
嵘〔嶸〕
绒〔絨〕

ru
铷〔銣〕
颥〔顬〕
缛〔縟〕

ruan
软〔軟〕

rui
锐〔銳〕

run
闰〔閏〕
润〔潤〕

S

sa
洒〔灑〕
飒〔颯〕
萨〔薩〕

sai
鳃〔鰓〕
赛〔賽〕

san
毵〔毿〕
馓〔饊〕
伞〔傘〕

sang
丧〔喪〕
颡〔顙〕

sao
骚〔騷〕
缫〔繅〕
扫〔掃〕

se
涩〔澀〕
*啬〔嗇〕
穑〔穡〕
铯〔銫〕

sha
鲨〔鯊〕
纱〔紗〕
*杀〔殺〕
铩〔鎩〕

shai
筛〔篩〕
晒〔曬〕
酾〔釃〕

shan
钐〔釤〕
陕〔陝〕
闪〔閃〕
镨〔鐥〕
鳝〔鱔〕
缮〔繕〕
掸〔撣〕
骟〔騸〕
镐〔鎬〕
禅〔禪〕
讪〔訕〕
赡〔贍〕

shang
殇〔殤〕
觞〔觴〕
伤〔傷〕
赏〔賞〕

shao
烧〔燒〕
绍〔紹〕

she
赊〔賒〕
舍〔捨〕
设〔設〕
滠〔灄〕
慑〔懾〕
摄〔攝〕
厍〔庫〕

shei
谁〔誰〕

shen
绅〔紳〕
*参〔參〕
糁〔糝〕
*审〔審〕
谉〔讅〕
婶〔嬸〕
沈〔瀋〕
谂〔諗〕
肾〔腎〕
渗〔滲〕
瘆〔瘮〕

sheng
声〔聲〕
渑〔澠〕
绳〔繩〕
胜〔勝〕
*圣〔聖〕

shi
湿〔濕〕
诗〔詩〕
*师〔師〕
浉〔溮〕

狮〔獅〕	shuai	颂〔頌〕	T	tao	ting	箨〔籜〕
鸼〔鵃〕	帅〔帥〕	诵〔誦〕	ta	涛〔濤〕	厅〔廳〕	筹〔籌〕
实〔實〕			铊〔鉈〕	韬〔韜〕	烃〔烴〕	
埘〔塒〕	shuan	sou	鳎〔鰨〕	绦〔縧〕	听〔聽〕	W
鲥〔鰣〕	闩〔閂〕	馊〔餿〕	獭〔獺〕	焘〔燾〕	颋〔頲〕	wa
识〔識〕		锼〔鎪〕	达〔達〕	讨〔討〕	铤〔鋌〕	娲〔媧〕
*时〔時〕	shang	飕〔颼〕	挞〔撻〕			洼〔窪〕
蚀〔蝕〕	*双〔雙〕	薮〔藪〕	闼〔闥〕	te	tong	袜〔襪〕
驶〔駛〕	泷〔瀧〕	擞〔擻〕		铽〔鋱〕	铜〔銅〕	
铈〔鈰〕			tai		鲖〔鮦〕	wai
视〔視〕	shui	su	台〔臺〕	teng	统〔統〕	㖞〔喎〕
谥〔謚〕	谁〔誰〕	苏〔蘇〕	〔檯〕	誊〔謄〕	恸〔慟〕	
试〔試〕		〔囌〕	〔颱〕	腾〔騰〕		wan
轼〔軾〕	shun	稣〔穌〕	骀〔駘〕	䲢〔鰧〕	tou	弯〔彎〕
势〔勢〕	顺〔順〕	谡〔謖〕	鲐〔鮐〕		头〔頭〕	湾〔灣〕
莳〔蒔〕		诉〔訴〕	态〔態〕	ti		纨〔紈〕
贳〔貰〕	shuo		钛〔鈦〕	锑〔銻〕	tu	顽〔頑〕
释〔釋〕	说〔説〕	sui		鹈〔鵜〕	图〔圖〕	绾〔綰〕
饰〔飾〕	硕〔碩〕	虽〔雖〕	tan	鹈〔鶗〕	涂〔塗〕	*万〔萬〕
适〔適〕	烁〔爍〕	随〔隨〕	滩〔灘〕	绨〔綈〕	钍〔釷〕	
	铄〔鑠〕	绥〔綏〕	瘫〔癱〕	缇〔緹〕		wang
		绥〔綏〕	摊〔攤〕	题〔題〕	tuan	网〔網〕
shou		*岁〔歲〕	贪〔貪〕	体〔體〕	抟〔摶〕	辋〔輞〕
兽〔獸〕	si	谇〔誶〕	谈〔談〕		团〔團〕	
*寿〔壽〕	锶〔鍶〕		坛〔壇〕	tian	〔糰〕	wei
绶〔綬〕	飔〔颸〕	sun	〔罎〕	阗〔闐〕		*为〔爲〕
	缌〔緦〕	*孙〔孫〕	谭〔譚〕		tui	沩〔潙〕
shu	丝〔絲〕	荪〔蓀〕	昙〔曇〕	tiao	颓〔頹〕	维〔維〕
枢〔樞〕	咝〔噝〕	狲〔猻〕		*条〔條〕		潍〔濰〕
摅〔攄〕	鸶〔鷥〕	损〔損〕	钽〔鉭〕	鲦〔鰷〕	tun	*韦〔韋〕
输〔輸〕	蛳〔螄〕		叹〔嘆〕	龆〔齠〕	饨〔飩〕	违〔違〕
纾〔紓〕	驷〔駟〕	suo		调〔調〕		围〔圍〕
书〔書〕	饲〔飼〕	缩〔縮〕		粜〔糶〕	tuo	涠〔潿〕
赎〔贖〕		琐〔瑣〕	tang		饦〔飥〕	帏〔幃〕
*属〔屬〕	song	唢〔嗩〕	镗〔鏜〕	tie	驼〔駝〕	闱〔闈〕
数〔數〕	松〔鬆〕	锁〔鎖〕	汤〔湯〕	贴〔貼〕	鸵〔鴕〕	伪〔僞〕
树〔樹〕	怂〔慫〕		傥〔儻〕	铁〔鐵〕	驮〔馱〕	鲔〔鮪〕
术〔術〕	耸〔聳〕		镋〔钂〕		鼍〔鼉〕	诿〔諉〕
竖〔竪〕	摐〔摐〕		烫〔燙〕		椭〔橢〕	炜〔煒〕
	讼〔訟〕					

玮〔瑋〕
苇〔葦〕
韪〔韙〕
伟〔偉〕
纬〔緯〕
炜〔煒〕
谓〔謂〕
卫〔衛〕

wen
鳁〔鰮〕
纹〔紋〕
闻〔聞〕
阌〔閿〕
稳〔穩〕
问〔問〕

wo
涡〔渦〕
窝〔窩〕
莴〔萵〕
蜗〔蝸〕
挝〔撾〕
龌〔齷〕

wu
诬〔誣〕
*乌〔烏〕
呜〔嗚〕
钨〔鎢〕
邬〔鄔〕
*无〔無〕
芜〔蕪〕
妩〔嫵〕
怃〔憮〕
庑〔廡〕
鹉〔鵡〕
坞〔塢〕
务〔務〕

雾〔霧〕
鹜〔鶩〕
骛〔騖〕
误〔誤〕

X

xi
牺〔犧〕
饻〔餏〕
锡〔錫〕
袭〔襲〕
觋〔覡〕
习〔習〕
鳛〔鰼〕
玺〔璽〕
铣〔銑〕
系〔係〕
〔繫〕
细〔細〕
阋〔鬩〕
戏〔戲〕
饩〔餼〕

xia
虾〔蝦〕
辖〔轄〕
硖〔硤〕
峡〔峽〕
侠〔俠〕
狭〔狹〕
吓〔嚇〕

xian
鲜〔鮮〕
纤〔纖〕
跹〔躚〕
锨〔鍁〕
莶〔薟〕
贤〔賢〕

咸〔鹹〕
衔〔銜〕
挦〔撏〕
闲〔閑〕
鹇〔鷳〕
娴〔嫻〕
痫〔癇〕
藓〔蘚〕
蚬〔蜆〕
显〔顯〕
险〔險〕
猃〔獫〕
铣〔銑〕
*献〔獻〕
线〔綫〕
现〔現〕
苋〔莧〕
岘〔峴〕
县〔縣〕
宪〔憲〕
馅〔餡〕

xiang
骧〔驤〕
镶〔鑲〕
*乡〔鄉〕
芗〔薌〕
缃〔緗〕
详〔詳〕
鲞〔鮝〕
响〔響〕
饷〔餉〕
飨〔饗〕
向〔嚮〕
项〔項〕

xiao
骁〔驍〕
晓〔曉〕

销〔銷〕
绡〔綃〕
嚣〔囂〕
枭〔梟〕
鸮〔鴞〕
萧〔蕭〕
潇〔瀟〕
蟏〔蠨〕
箫〔簫〕
晓〔曉〕
啸〔嘯〕

xie
颉〔頡〕
撷〔擷〕
缬〔纈〕
协〔協〕
挟〔挾〕
胁〔脅〕
谐〔諧〕
*写〔寫〕
亵〔褻〕
泻〔瀉〕
绁〔紲〕
谢〔謝〕

xin
锌〔鋅〕
䜣〔訢〕
衅〔釁〕

xing
兴〔興〕
荥〔滎〕
钘〔鈃〕
铏〔鉶〕
陉〔陘〕
饧〔餳〕

xiong
讻〔訩〕
诇〔詗〕

xiu
馐〔饈〕
鸺〔鵂〕
绣〔綉〕
锈〔銹〕

xu
须〔須〕
〔鬚〕
谞〔諝〕
许〔許〕
诩〔詡〕
顼〔頊〕
续〔續〕
绪〔緒〕

xuan
轩〔軒〕
谖〔諼〕
悬〔懸〕
选〔選〕
癣〔癬〕
旋〔鏇〕
铉〔鉉〕
绚〔絢〕

xue
学〔學〕
峃〔嶨〕
鳕〔鱈〕
谑〔謔〕

xun
勋〔勛〕
埙〔塤〕

驯〔馴〕
询〔詢〕
*寻〔尋〕
浔〔潯〕
鲟〔鱘〕
训〔訓〕
讯〔訊〕
逊〔遜〕

Y

ya
压〔壓〕
鸦〔鴉〕
鸭〔鴨〕
铔〔錏〕
氩〔氬〕
*亚〔亞〕
垭〔埡〕
挜〔掗〕
娅〔婭〕
讶〔訝〕
轧〔軋〕

yan
阏〔閼〕
阉〔閹〕
恹〔懨〕
颜〔顏〕
盐〔鹽〕
*严〔嚴〕
阎〔閻〕
厣〔厴〕
魇〔魘〕
俨〔儼〕
奁〔奩〕
谚〔諺〕
谶〔讖〕

*厌〔厭〕
餍〔饜〕
赝〔贋〕
艳〔艷〕
滟〔灧〕
谳〔讞〕
砚〔硯〕
觃〔覎〕
酽〔釅〕
验〔驗〕

yang
莺〔鶯〕
疡〔瘍〕
炀〔煬〕
杨〔楊〕
扬〔揚〕
旸〔暘〕
钖〔鍚〕
阳〔陽〕
痒〔癢〕
养〔養〕
样〔樣〕

yao
*尧〔堯〕
峣〔嶢〕
谣〔謠〕
铫〔銚〕
轺〔軺〕
疟〔瘧〕
鹞〔鷂〕
钥〔鑰〕
药〔藥〕

ye
爷〔爺〕
靥〔靨〕
*页〔頁〕

烨〔燁〕	yin	yong	驭〔馭〕	纭〔紜〕	灶〔竈〕	毡〔氈〕
晔〔曄〕	铟〔銦〕	痈〔癰〕	阃〔閫〕	涢〔溳〕		谵〔譫〕
*业〔業〕	*阴〔陰〕	拥〔擁〕	妪〔嫗〕	郧〔鄖〕	ze	斩〔斬〕
邺〔鄴〕	荫〔蔭〕	佣〔傭〕	郁〔鬱〕	殒〔殞〕	责〔責〕	崭〔嶄〕
叶〔葉〕	龈〔齦〕	镛〔鏞〕	谕〔諭〕	陨〔隕〕	赜〔賾〕	盏〔盞〕
谒〔謁〕	银〔銀〕	鳙〔鱅〕	鹆〔鵒〕	恽〔惲〕	啧〔嘖〕	辗〔輾〕
	饮〔飲〕	颙〔顒〕	饫〔飫〕	晕〔暈〕	帻〔幘〕	绽〔綻〕
yi	*隐〔隱〕	踊〔踴〕	狱〔獄〕	郓〔鄆〕	箦〔簀〕	颤〔顫〕
铱〔銥〕	瘾〔癮〕		预〔預〕	运〔運〕	则〔則〕	栈〔棧〕
医〔醫〕	螾〔螾〕	you	滪〔澦〕	酝〔醞〕	泽〔澤〕	战〔戰〕
鹥〔鷖〕		忧〔憂〕	蓣〔蕷〕	韫〔韞〕	择〔擇〕	
祎〔禕〕	ying	优〔優〕	鹬〔鷸〕	缊〔縕〕		zhang
颐〔頤〕	应〔應〕	鱿〔魷〕		蕴〔蘊〕	zei	张〔張〕
遗〔遺〕	鹰〔鷹〕	*犹〔猶〕	yuan		贼〔賊〕	*长〔長〕
仪〔儀〕	莺〔鶯〕	莸〔蕕〕	渊〔淵〕	Z	鲗〔鰂〕	涨〔漲〕
诒〔詒〕	罂〔罌〕	铀〔鈾〕	鸢〔鳶〕	za		帐〔帳〕
贻〔貽〕	婴〔嬰〕	邮〔郵〕	鸳〔鴛〕	臜〔臢〕	zen	账〔賬〕
饴〔飴〕	璎〔瓔〕	铕〔銪〕	鼋〔黿〕	杂〔雜〕	谮〔譖〕	胀〔脹〕
蚁〔蟻〕	樱〔櫻〕	诱〔誘〕	园〔園〕			
钇〔釔〕	撄〔攖〕		辕〔轅〕	zai	zeng	zhao
谊〔誼〕	嘤〔嚶〕	yu	员〔員〕	载〔載〕	缯〔繒〕	钊〔釗〕
瘗〔瘞〕	鹦〔鸚〕	纡〔紆〕	圆〔圓〕		赠〔贈〕	赵〔趙〕
镒〔鎰〕	缨〔纓〕	舆〔輿〕	缘〔緣〕	zan	锃〔鋥〕	诏〔詔〕
缢〔縊〕	荧〔熒〕	欤〔歟〕	橼〔櫞〕	趱〔趲〕		
勚〔勩〕	莹〔瑩〕	余〔餘〕	远〔遠〕	攒〔攢〕	zha	zhe
怿〔懌〕	茔〔塋〕	觎〔覦〕	愿〔願〕	錾〔鏨〕	铡〔鍘〕	谪〔謫〕
译〔譯〕	萤〔螢〕	谀〔諛〕		暂〔暫〕	闸〔閘〕	辙〔轍〕
峄〔嶧〕	萦〔縈〕	*鱼〔魚〕	yue	赞〔贊〕	轧〔軋〕	蛰〔蟄〕
绎〔繹〕	营〔營〕	渔〔漁〕	约〔約〕	瓒〔瓚〕	鲝〔鮺〕	辄〔輒〕
*义〔義〕	赢〔贏〕	歔〔歔〕	哕〔噦〕		鲊〔鮓〕	詟〔讋〕
议〔議〕	蝇〔蠅〕	*与〔與〕	阅〔閱〕	zang	诈〔詐〕	折〔摺〕
轶〔軼〕	瘿〔癭〕	语〔語〕	钺〔鉞〕	赃〔贓〕		锗〔鍺〕
*艺〔藝〕	颍〔潁〕	龉〔齬〕	跃〔躍〕	脏〔臟〕	zhai	这〔這〕
呓〔囈〕	颕〔穎〕	伛〔傴〕	*乐〔樂〕	〔髒〕	斋〔齋〕	鹧〔鷓〕
亿〔億〕		屿〔嶼〕	钥〔鑰〕	驵〔駔〕	债〔債〕	
忆〔憶〕	yo	誉〔譽〕				zhen
诣〔詣〕	哟〔喲〕	钰〔鈺〕	yun	zao	zhan	针〔針〕
镱〔鐿〕		吁〔籲〕	*云〔雲〕	凿〔鑿〕	鹯〔鸇〕	贞〔貞〕
		御〔禦〕	芸〔蕓〕	枣〔棗〕	鳣〔鱣〕	帧〔幀〕

	zhi	zhong	zhu		zhun	
浈〔湞〕	只〔隻〕	终〔終〕	诸〔諸〕	啭〔囀〕	谆〔諄〕	枞〔樅〕
祯〔禎〕	〔衹〕	钟〔鐘〕	槠〔櫧〕	赚〔賺〕	准〔準〕	总〔總〕
桢〔楨〕	织〔織〕	〔鍾〕	朱〔硃〕	传〔傳〕		纵〔縱〕
侦〔偵〕	职〔職〕	种〔種〕	诛〔誅〕	馔〔饌〕		
缜〔縝〕	踯〔躑〕	肿〔腫〕	铢〔銖〕		zhuo	zou
诊〔診〕	絷〔縶〕	众〔眾〕	烛〔燭〕	zhuang	锗〔鐯〕	诹〔諏〕
轸〔軫〕	纸〔紙〕		嘱〔囑〕	妆〔妝〕	浊〔濁〕	鲰〔鯫〕
鸩〔鴆〕	挚〔摯〕	zhou	瞩〔矚〕	装〔裝〕	诼〔諑〕	驺〔騶〕
赈〔賑〕	贽〔贄〕	诌〔謅〕	贮〔貯〕	庄〔莊〕	镯〔鐲〕	邹〔鄒〕
镇〔鎮〕	鸷〔鷙〕	赒〔賙〕	驻〔駐〕	桩〔樁〕		
纼〔紖〕	掷〔擲〕	鸼〔鵃〕	铸〔鑄〕	戆〔戇〕	zi	zu
阵〔陣〕	滞〔滯〕	轴〔軸〕	筑〔築〕	壮〔壯〕	谘〔諮〕	镞〔鏃〕
	栉〔櫛〕	纣〔紂〕		状〔狀〕	资〔資〕	诅〔詛〕
zheng	轾〔輊〕	荮〔葤〕	zhua		镃〔鎡〕	组〔組〕
钲〔鉦〕	致〔緻〕	骤〔驟〕	挝〔撾〕	zhui	龇〔齜〕	
征〔徵〕	帜〔幟〕	皱〔皺〕		骓〔騅〕	辎〔輜〕	zuan
铮〔錚〕	制〔製〕	绉〔縐〕	zhuan	锥〔錐〕	锱〔錙〕	钻〔鑽〕
症〔癥〕	*质〔質〕	帱〔幬〕	*专〔專〕	赘〔贅〕	缁〔緇〕	躜〔躦〕
*郑〔鄭〕	踬〔躓〕	伷〔儔〕	砖〔磚〕	缒〔縋〕	鲻〔鯔〕	缵〔纘〕
证〔證〕	锧〔鑕〕	昼〔晝〕	䏝〔膞〕	缀〔綴〕	渍〔漬〕	赚〔賺〕
诤〔諍〕	骘〔騭〕		颛〔顓〕	坠〔墜〕		
阐〔闡〕			转〔轉〕		zong	zun
					综〔綜〕	鳟〔鱒〕

异体字整理表

　　说明:1. 本表根据中华人民共和国文化部、中国文字改革委员会1955年发布的《第一批异体字整理表》,遵照该表的原编排顺序,按汉语拼音音序排列,并参照《普通话异读词审音表》(1985年12月修订版)按统读音编排。2. 根据国家语言文字工作委员会1986年10月10日重新发表的《简化字总表》的说明,恢复《第一批异体字整理表》淘汰的"诉、谦、晔、誊、诃、鳍、绌、划、鲙、诓、雠"11个类推简化字为规范字。3. 根据国家语言文字工作委员会与中华人民共和国新闻出版署1988年3月25日发布的《现代汉语通用字表》恢复《第一批异体字整理表》淘汰的"剪、邱、於、澹、骼、彷、菰、涸、徼、薰、黏、桉、愣、晖、凋"15个异体字为规范字。4. 本表参照上述调整,收录了异体字796组,计1027个。

A
an
庵〔菴〕
暗〔闇晻〕
鞍〔鞌〕
岸〔屵〕

ao
坳〔垇〕
拗〔抝〕
鳌〔鼇〕
翱〔翺〕

B
ba
霸〔覇〕

bai
柏〔栢〕
稗〔粺〕

ban
坂〔岅〕

bang
帮〔幫幇〕
膀〔髈〕
榜〔牓〕

bao
刨〔鉋鑤〕
褓〔緥〕
宝〔寶〕
褒〔襃〕

bei
背〔揹〕
备〔俻〕
悖〔誖〕

杯〔盃桮〕
布〔佈〕

ben
奔〔犇奔逩〕

beng
绷〔繃〕

bi
痹〔痺〕
逼〔偪〕
毙〔獘〕
秘〔祕〕
弊〔獘〕
秕〔粃〕

bian
遍〔徧〕

biao
膘〔臕〕

bie
鳖〔鼈〕
瘪〔癟〕

bing
冰〔氷〕
并〔併並竝〕
禀〔稟〕

bo
钵〔缽盋〕
博〔愽〕
驳〔駁〕
脖〔頸〕

bu

C
cai
睬〔保〕

can
惭〔慙〕
参〔叅〕

cao
草〔艸〕
操〔撡撬〕

ce
册〔冊〕
厕〔廁〕
策〔筞筴〕

cha
碴〔鏙〕
查〔查〕
察〔詧〕

chan
鏟〔剗〕

chang
尝〔嚐甞〕
肠〔膓〕
场〔塲〕

che
扯〔撦〕

chen
嗔〔瞋〕
趁〔趂〕

cheng
乘〔乗椉〕
撑〔撐〕
澄〔澂〕
塍〔䏶〕

chi
吃〔喫〕
翅〔翄〕
耻〔恥〕
痴〔癡〕
敕〔勅勑〕
鶒〔鷘〕

chou
仇〔讐〕
瞅〔䁠䀵〕
酬〔酧詶醻〕

chu
锄〔鉏耡〕
躇〔躕〕
橱〔櫥〕
厨〔廚厨〕

chuan
船〔舩〕

chuang
创〔剏刱〕
窗〔牕窻窓牎〕

床〔牀〕

chui
捶〔搥〕
棰〔箠〕
锤〔鎚〕

chun
唇〔脣〕
春〔旾〕
醇〔醕〕
蠢〔惷〕
淳〔湻〕
莼〔蒪〕

ci
词〔䛐〕
辞〔辝辤〕
糍〔餈〕
鹚〔鶿〕

cong
匆〔怱忩〕
葱〔蓯〕

cou
凑〔湊〕

cu
粗〔觕麤〕
蹴〔蹵〕

cuan
篡〔簒〕

cui
脆〔脃〕
悴〔顇〕

cun
村〔邨〕

cuo
锉〔剉〕

D
da
瘩〔㾂〕

dai
呆〔獃騃〕
玳〔瑇〕

dan
啖〔啗噉〕
耽〔躭〕

dang
挡〔攩〕
荡〔盪潒〕

dao
捣〔擣搗〕
岛〔嶋〕

de
德〔悳惪〕

deng
凳〔櫈〕

di
堤〔隄〕
抵〔牴觝〕
蒂〔蔕〕

diao
雕〔彫鵰
琱〕
吊〔弔〕

die
蝶〔蜨〕
叠〔疊曡疉疊〕
喋〔啑〕

ding
碇〔椗矴〕

dong
动〔働〕

dou
兜〔兠〕
斗〔鬥鬦鬪鬬〕
豆〔荳〕

du
睹〔覩〕
妒〔妬〕

dun
敦〔憞〕
惇〔憞〕
遁〔遯〕
墩〔墪〕

duo
朵〔朶〕
垛〔垜〕
跺〔跥〕

E
e
额〔頟〕

扼〔搹〕
萼〔蕚〕
峨〔峩〕
鹅〔鵞鵝〕
婀〔娿媕〕
厄〔阨戹〕
鳄〔鱷〕
腭〔齶〕
讹〔譌〕

en
恩〔㤙〕

er
尔〔尒〕

F

fa
罚〔罸〕
筏〔栰〕
法〔灋佱〕
珐〔琺〕

fan
繁〔緐〕
翻〔飜繙〕
凡〔凢〕
帆〔帄颿〕
泛〔汎氾〕

fang
仿〔髣倣〕

fei
痱〔痹〕
废〔廢〕

fen
氛〔雰〕

feng
蜂〔螽蠭〕
峰〔峯〕

fu
俯〔俛頫〕
佛〔彿髴〕
妇〔媍〕
附〔坿〕
麸〔粰麱〕

G

ga
嘎〔嘠〕

gai
丐〔匄匃〕
概〔槩〕

gan
赣〔贑灨〕
秆〔稈〕
杆〔桿〕
乾〔乹乾〕
干〔榦〕

gang
杠〔槓〕
扛〔摃〕
肛〔疘〕

gao
皋〔皐皐〕
糕〔餻〕
稿〔稾〕

ge
阁〔閣〕

胳〔肐〕
歌〔謌〕
个〔箇〕

gen
亘〔亙〕

geng
耕〔畊〕
粳〔秔秔〕
鲠〔骾〕

gong
躬〔躳〕

gou
够〔夠〕
钩〔鈎〕
构〔搆〕

gu
雇〔僱〕
鼓〔皷〕

gua
挂〔掛罣〕

guai
拐〔枴〕
怪〔恠〕

guan
管〔筦〕
馆〔舘〕
罐〔鑵〕

gui
规〔槼〕
瑰〔瓌〕

guo
果〔菓〕
椁〔槨〕

H

han
函〔圅〕
悍〔猂〕
焊〔釬銲〕
捍〔扞〕

hao
嗥〔嗅獥〕
皓〔皜暠〕
蚝〔蠔〕

he
盉〔盇〕
核〔覈〕
和〔龢咊〕

heng
恒〔恆〕

hong
哄〔閧鬨〕

hou
糇〔餱〕

hu
呼〔虖嘑謼〕
糊〔粘餬〕
胡〔衚〕

hua
话〔話〕
哗〔譁〕

花〔苍蒍〕

huan
獾〔貛獾〕
欢〔懽讙驩〕
浣〔澣〕

huang
恍〔怳〕
晃〔提〕

hui
毁〔燬譭〕
蛔〔蛕蚘痐蝐〕
辉〔煇〕
汇〔滙〕
迴〔廻迴〕
徽〔微〕

hun
魂〔寬〕
昏〔昬〕

huo
祸〔旤〕

J

ji
羁〔覊〕
鸡〔雞〕
楫〔檝〕
绩〔勣〕
迹〔跡蹟〕
期〔朞〕
赍〔賫齎〕

jin
斤〔觔〕

jia
假〔叚〕
夹〔袷袼〕
戛〔戞〕

jian
篯〔牋椾〕
剑〔劍〕
鉴〔鑑鑒〕
缄〔械〕
奸〔姦〕
鹻〔鹸〕
碱〔堿〕

jiang
缰〔韁〕
僵〔殭〕
奖〔奬〕

jiao
侥〔僥〕
叫〔呌〕
剿〔勦剿〕
脚〔腳〕

jie
秸〔稭〕
届〔屆〕
阶〔堦〕
洁〔絜〕
劫〔刦刼刔〕
杰〔傑〕
捷〔捷〕

晋〔晉〕
紧〔緊繄〕

jing
阱〔穽〕
径〔逕〕
净〔淨〕
胫〔踁〕

jiong
炯〔烱〕
迥〔逈〕

jiu
韭〔韮〕
救〔捄〕
纠〔糺〕
揪〔揫〕
厩〔廐厩〕

ju
巨〔鉅〕
矩〔榘〕
局〔侷跼〕
据〔據〕
举〔舉〕
飓〔颶〕

juan
狷〔獧〕
眷〔睠〕
倦〔勌〕

jue
橛〔欉〕
撅〔噘〕
决〔決〕

jun	ku	lei	ling	mai	冥〔寞冥〕	niang
俊〔儁儁〕	褲〔袴〕	泪〔淚〕	菱〔薐〕	脉〔脈衇衇〕	mo	娘〔孃〕
浚〔濬〕	kuan	leng	liu	mao	馍〔饝〕	niao
隽〔雋〕	款〔欵〕	棱〔稜〕	留〔畱畾罶〕	冒〔冐〕	谟〔謩〕	裊〔嫋嬝裊〕
K	矿〔鑛〕	li	琉〔瑠瑠〕	帽〔㡌〕	mu	nie
kai	kui	厘〔釐〕	瘤〔瘤〕	卯〔夘戼〕	幕〔幙〕	嗫〔囁嵒〕
慨〔嘅〕	馈〔餽〕	裏〔裡〕	柳〔桺栁〕	猫〔貓〕	畝〔畂晦畆畮畞〕	捏〔揑〕
kan	愧〔媿〕	历〔歷歷〕	long	牦〔犛氂〕	N	涅〔湼〕
刊〔栞〕	窥〔闚〕	历〔厤〕	弄〔衖挵〕	mei	na	孽〔孼〕
瞰〔矙〕	kun	莅〔涖泣〕	lu	梅〔楳槑〕	拿〔舒拲拏〕	ning
侃〔偘〕	昆〔崑崐〕	犁〔犂〕	橹〔艪樐艣艪〕	meng	nai	宁〔寍甯〕
坎〔埳〕	捆〔綑〕	狸〔貍〕	碌〔磟〕	虻〔蝱〕	奶〔嬭妳〕	nong
kang	坤〔堃〕	梨〔棃〕	戮〔剹勠〕	mi	乃〔迺逎〕	农〔辳〕
糠〔穅粇〕	kuo	隶〔隸隷〕	炉〔鑪〕	幂〔冪〕	nan	nü
炕〔匟〕	阔〔濶〕	藜〔蔾〕	虏〔虜〕	眯〔瞇〕	楠〔枏柟〕	衄〔衂魶〕
kao	括〔挌〕	栗〔溧慄〕	lü	觅〔覔〕	nao	nuan
考〔攷〕	L	璃〔琍瓈〕	绿〔菉〕	mian	闹〔閙〕	暖〔煖暖煗〕
ke	la	荔〔茘〕	lüe	绵〔緜〕	nen	nuo
咳〔欬〕	辣〔辢〕	lian	略〔畧〕	麺〔麪〕	嫩〔嫰〕	糯〔稬穤〕
疴〔痾〕	腊〔臘〕	廉〔亷廉〕	lun	miao	ni	挪〔捼捼〕
剋〔尅〕	lai	镰〔鐮鎌〕	仑〔崘崙〕	眇〔䏚〕	霓〔蜺〕	P
ken	赖〔賴〕	奁〔匲匳籢〕	luo	渺〔淼森〕	你〔妳〕	pao
肯〔肎〕	lan	炼〔鍊〕	裸〔躶臝〕	妙〔玅〕	昵〔暱〕	疱〔皰〕
keng	懒〔嬾〕	敛〔歛〕	骡〔騾贏〕	mie	拟〔儗〕	炮〔砲礮〕
坑〔阬〕	婪〔惏〕	liang	M	咩〔哶咩〕	nian	pei
kou	lang	梁〔樑〕	ma	min	拈〔撚〕	胚〔肧〕
寇〔宼冦〕	螂〔蜋〕	凉〔涼〕	骂〔罵傌〕	泯〔冺〕	念〔唸〕	
叩〔敂〕	琅〔瑯〕	lin	麻〔蔴〕	ming	年〔秊〕	
扣〔釦〕		麟〔麐〕	蟆〔蟇〕	命〔龠〕		
		吝〔恡〕				
		邻〔隣〕				
		淋〔痳〕				
		磷〔燐舜〕				

玩〔翫〕	xian	凶〔兇〕	yan	yin	yue	zhai
碗〔盌椀	衔〔御啣〕	胸〔胷〕	赝〔贋〕	因〔囙〕	岳〔嶽〕	寨〔砦〕
瓮〕	弦〔絃〕		雁〔鴈〕	殷〔慇〕		齋〔斋〕
	仙〔僊〕	xiu	验〔驗〕	饮〔歙〕	yun	
wang	鲜〔尠尟	修〔脩〕	烟〔煙菸〕	淫〔婬滛〕	韵〔韻〕	zhan
亡〔亾〕	尠〕	绣〔繡〕	胭〔臙〕	喑〔瘖〕		盏〔琖醆〕
望〔朢〕	闲〔閒〕	锈〔鏽〕	燕〔鷰〕	堙〔陻〕	Z	毡〔氊〕
往〔徃〕	娴〔嫻〕		鼹〔鼴〕	吟〔唫〕	za	占〔佔〕
罔〔罔〕	涎〔次〕	xu	腌〔醃〕	荫〔廕〕	杂〔襍〕	崭〔嶄〕
	线〔線〕	叙〔敘敍〕	咽〔嚥〕	姻〔婣〕	匝〔帀〕	沾〔霑〕
wei	籼〔秈〕	勖〔勗〕	檐〔簷〕			
喂〔餵餧〕		恤〔邺賉	岩〔巖巌	ying	zai	zhang
猥〔猚〕	xiang	卹〕	嵒〕	嚣〔嚻〕	灾〔災裁	獐〔麞〕
	享〔亯〕	婿〔壻〕	焰〔燄〕	颖〔穎〕	菑〕	
wen	饷〔餉〕		艳〔豓豔〕	映〔暎〕	再〔𠕞再〕	zhao
吻〔脗〕	鲞〔鯗〕	xuan	宴〔醼〕	鹦〔鸚〕		照〔炤〕
蚊〔螡蟁〕		喧〔誼〕			zan	棹〔櫂〕
	xiao	楦〔楥〕	yang	yong	咱〔喒喒偺	
weng	笑〔咲〕	萱〔蕿蘐蘐	扬〔颺敭〕	咏〔詠〕	偺〕	zhe
瓮〔甕罋〕	效〔効傚〕	蕙〕		涌〔湧〕	瓒〔瓚讚〕	浙〔淛〕
		璇〔璿〕	yao	恿〔慂恩〕	簪〔簮〕	辄〔輙〕
wu	xie		淆〔殽〕	雍〔雝〕	暂〔蹔〕	谪〔讁〕
污〔汙污〕	胁〔脇〕	xue	肴〔餚〕			哲〔喆〕
坞〔塢〕	邪〔衺〕	靴〔鞾〕	耀〔燿〕	you	zang	
忤〔牾〕	蟹〔蠏〕		咬〔齩〕	游〔遊〕	葬〔塟塟〕	zhen
	燮〔爕〕	xun	窑〔窰窯〕			针〔鍼〕
X	蝎〔蠍〕	熏〔燻〕	夭〔殀〕	yu	zao	鸩〔酖〕
xi	泄〔洩〕	徇〔狥〕		寓〔庽〕	唣〔唕〕	砧〔碪〕
嘻〔譆〕	绁〔紲〕	勋〔勳〕	ye	欲〔慾〕	糟〔蹧〕	珍〔珎〕
溪〔谿〕	鞋〔鞵〕	埙〔壎〕	野〔埜壄〕	逾〔踰〕	噪〔譟〕	侦〔遉〕
晰〔晳皙〕	携〔攜擕撍	寻〔尋〕	夜〔亱〕	愈〔癒瘉〕	皂〔皁〕	
席〔蓆〕	攜〕	巡〔巡〕	烨〔燁〕	郁〔鬱欝〕		zhi
熙〔熙熙〕					zha	卮〔巵〕
戲〔戱〕	xing	Y	yi	yuan	札〔劄劄〕	帙〔袠袟〕
膝〔厀〕	幸〔倖〕	ya	瘗〔瘞〕	冤〔寃宛〕	闸〔牐〕	址〔阯〕
		鸦〔鵶〕	异〔異〕	猿〔猨蝯〕	榨〔搾〕	置〔寘〕
xia	xiong	丫〔枒椏〕	咿〔吚〕		扎〔紮紥〕	跖〔蹠〕
狭〔陿〕			移〔迻〕		咤〔吒〕	栀〔梔〕
	洶〔洶〕		以〔叺㠯〕			祇〔祇秖〕

	zhou	注〔註〕	zhuang	zi	踪〔蹤〕	钻〔鑽〕
志〔誌〕	周〔週〕	猪〔豬〕	妆〔粧〕	姊〔姉〕	棕〔椶〕	
纸〔帋〕	咒〔呪〕			资〔貲〕	粽〔糉〕	zui
稚〔稺稺〕	帚〔箒〕	zhuan	zhuo	眦〔眥〕		最〔寂冣〕
侄〔姪姪〕		砖〔甎塼〕	斫〔斮斵		zu	罪〔辠〕
	zhu	撰〔譔〕	斲〕	zong	卒〔卆〕	
zhong	煮〔煑〕	专〔耑〕	桌〔槕〕	偬〔傯〕		zun
冢〔塚〕	箸〔筯〕	馔〔籑〕		鬃〔騌騣	zuan	樽〔罇〕
衆〔眾〕	伫〔竚佇〕			鬉〕	纂〔篹〕	